山西医科大学第二医院

心血管内科 疑难病例精解

总 主 编	李 保 赵长青
主 编	李 保 高 奋 柴婵娟
主 审	杨志明
副主编	边云飞 申晓彧 杨 滨 朱国斌 王瑞英
编 委	（按姓氏音序排列）

白春林 曹慧丽 高东来 巩书文 郭惠欣
黄淑田 李 瑾 李海文 李彦红 刘改珍
荣书玲 岳莉英 张雪娥 周 华 周 荣

学术秘书 郭惠欣

科学技术文献出版社
SCIENTIFIC AND TECHNICAL DOCUMENTATION PRESS
·北京·

图书在版编目（CIP）数据

山西医科大学第二医院心血管内科疑难病例精解/李保，高奋，柴婵娟主编. —北京：科学技术文献出版社，2020.12

ISBN 978-7-5189-6673-8

Ⅰ.①山…　Ⅱ.①李…　②高…　③柴…　Ⅲ.①心脏血管疾病—疑难病—病案—分析　Ⅳ.①R54

中国版本图书馆 CIP 数据核字（2020）第 069710 号

山西医科大学第二医院心血管内科疑难病例精解

策划编辑：胡　丹　　责任编辑：胡　丹　张博冲　　责任校对：王瑞瑞　　责任出版：张志平

出　版　者	科学技术文献出版社
地　　　址	北京市复兴路 15 号　邮编 100038
编　务　部	（010）58882938，58882087（传真）
发　行　部	（010）58882868，58882870（传真）
邮　购　部	（010）58882873
官　方　网　址	www.stdp.com.cn
发　行　者	科学技术文献出版社发行　全国各地新华书店经销
印　刷　者	北京虎彩文化传播有限公司
版　　　次	2020 年 12 月第 1 版　2020 年 12 月第 1 次印刷
开　　　本	787×1092　1/16
字　　　数	216 千
印　　　张	18.75
书　　　号	ISBN 978-7-5189-6673-8
定　　　价	128.00 元

版权所有　违法必究

购买本社图书，凡字迹不清、缺页、倒页、脱页者，本社发行部负责调换

主 编 简 介

李　保　山西医科大学第二医院党委书记，教授，主任医师，博士研究生导师，享受国务院政府特殊津贴专家。从事心血管内科工作 30 余年，擅长冠心病介入治疗，是山西省冠心病介入治疗的开拓者，率先在省内开展了冠状动脉内支架置入术、冠状动脉内切割球囊成形术、冠状动脉内超声诊断术、急性心肌梗死急诊介入治疗等

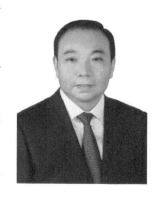

诊疗工作，填补了山西省心血管内科学在该领域的多项空白。中华医学会心血管病学分会委员，山西省医学会心血管病学专业委员会主任委员，《中华心血管病杂志》《中国循环杂志》等多种期刊的编委。承担国家自然科学基金项目 1 项、省部级科研项目 9 项。以第一完成人获山西省科技进步奖 8 项，其中二等奖 5 项、三等奖 3 项。在国内外发表论文百余篇，其中 SCI 期刊收录 10 余篇；主编著作 4 部；参与全国多个医学指南的制定。

杨志明　山西医科大学第二医院心血管内科主任，教授，主任医师，博士研究生导师，享受国务院政府特殊津贴专家。擅长冠心病及心力衰竭的诊断与治疗。中国医师协会心血管内科医师分会委员，中国医师协会心力衰竭专业委员会常务委员，中华医学会心血管病学分会心力衰竭学组

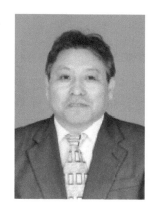

委员，中国医药信息学会心脏监护专业委员会常委，中国控制吸烟协会心血管疾病防治控烟专业委员会委员。《中华心力衰竭和心肌病杂志》编委。承担国家自然科学基金项目1项。获得山西省科技进步奖二等奖3项。在国内外发表学术论文70余篇，其中SCI期刊收录8篇。

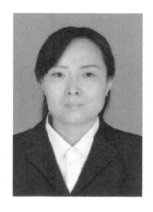

高　奋　山西医科大学第二医院心血管内科党支部书记，医学博士，副教授，硕士研究生导师。从事高血压病、冠心病、高脂血症、心力衰竭、心律失常的诊疗工作，尤其擅长冠心病介入治疗。中华医学会心血管病学分会青年委员。《中国动脉硬化杂志》常务编委。获山西省科技进步奖2项。发表论文20余篇；参编著作4部。

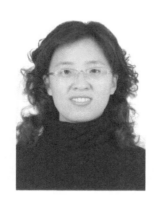

柴婵娟　山西医科大学第二医院心血管内科副主任医师，医学博士。对心律失常、冠心病、心力衰竭、高血压、高血脂等疾病的诊疗有丰富的经验，擅长心律失常介入技术，对起搏器植入术、起搏器程控及随访有较深研究，在电生理标测及射频消融术技术方面有独到之处。山西省医师协会房颤专业委员会委员，山西省医师协会高血压分会青年委员，山西省心电与起搏专业委员会青年委员。获山西省科技进步奖2项。发表论文20余篇，其中SCI期刊收录1篇；参编著作1部。

序 1

医疗技术的突飞猛进和交叉融合给健康带来了福音,大数据和人工智能的开发利用把医疗技术推向一个以往难以企及,但如今却可能成为现实的时代。随着这些新理念、新技术的落地,医疗健康日益受到人们的重视。毋庸置疑,这些技术都是借助医务人员的智慧与汗水,通过一个个具体的案例完成的。如果能把这些案例加以归类、总结、提炼和升华,那么这些案例将不再仅仅是存在于医院病案室的档案,而是可以借助出版平台进一步传播,让更多的临床医师快速掌握疾病的诊疗思路、提高诊疗水平的阶梯。如此,原本局限于某家医院某个科室的一个案例,完全有可能通过多层次大范围的链接,延伸为可供临床借鉴和参考的范例,最大限度地发挥其示范效应,最终使患者获得最大的受益,即临床治疗的效果。这一实践也正好符合分级诊疗和医疗资源下沉的顶层设计。

随着诊疗技术的发展和对疾病诊疗精准化的要求越来越高,专业的划分也越来越细,因此,一本书中难以包罗万象。我们以丛书的形式,将临床多个学科的案例进行分门别类地梳理,以便最大限度地展示相关学科精彩纷呈的工作。阅读这套丛书,读者会从另一个侧面感受到医务人员鲜为人知的故事,如为了开展一项新技术,如何呕心沥血,千里迢迢甚至远涉重洋,学习交流取经;为了治疗一种复杂疾病,如何组织多学科协作公关等。有时风平浪静,有时惊涛骇浪,无论遇到什么情况,作为实施医疗工作的一线人员,总是犹如千里走单骑,又犹如弹奏钢琴曲,可谓剑胆琴心。

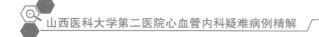

这套丛书的一个亮点是按照病历摘要、病例分析和专家点评的编排体系，把每个病例按照临床实践中三级医师负责制的实际工作场景真实地予以再现，从中可以看到专业理论、医疗技术、临床思维有机结合的精彩画面。这样编排的好处是有利于临床医师和有一定文化背景的非专业人士，对某一疾病透过现象看本质，从疾病的主诉入手，利用现有的和可以进一步检查得到的资料，由浅入深，由此及彼，最终获得规律性的素材，据此抽丝剥茧，通过逻辑推断，获得正确的认识和结论，即临床诊断；接下来进行相关的个性化治疗，为广大患者造福。可以毫不夸张地讲，疾病诊断和治疗的过程有时候丝毫不亚于福尔摩斯对复杂案例的侦探和破解。

值此山西医科大学第二医院百年华诞之际，我们策划出版《山西医科大学第二医院病例精解》系列丛书，通过病例这个媒介，记录下我们医院百年来各科室的优秀学术思想和成果。如果把一个个的案例比作鲜花丛中的一朵朵蓓蕾的话，那么该系列丛书必将喷薄出醉人的芳香，将为实现人人健康、全民健康、全程健康的顶层设计做出贡献。

李保 赵长青

二〇一九年一月十九日

序 2

　　临床医师需要理论知识和长期临床实践经验的积累，才能对诊治各种病例得心应手。随着时代的发展和人民生活水平的提高，心血管内科疑难病例较以往更为常见，且诊断较困难，对疑难病例的梳理和总结可以为医师的临床实践提供参考。本书由山西医科大学第二医院心血管内科经验丰富的临床医师提供病例并整理，希望读者通过阅读，将临床与实践结合，拓宽思路，更好地服务于临床工作。

　　本书编写特点有：①全书分为冠心病、心力衰竭、心律失常、心肌病、心血管内科介入技术及其他6类，包括55个病例，病种丰富，技术新颖，涵盖面广；②每个疑难病例分别从病历摘要、病例分析、专家点评这3个方面介绍，可使读者详尽地了解疾病的发生、发展、诊治及预后，病例的分析和点评从理论和实践两方面进行总结，加深了读者对该疑难病例的认识；③病例描述与检查报告图片结合，文末辅以参考文献，增加了本书的客观准确性。

　　鉴于此，将本书推荐给心血管内科、其他相关科室临床医师及医学院校学生，希望可以帮助读者提升临床思维能力和理论技术水平，为临床实践提供帮助。

　　由于编者时间和水平有限，经验不足，书中难免有不足甚至错误之处，欢迎各位读者批评指正并提出宝贵意见。

　　最后，向为本书编撰做出贡献的所有人表示感谢，没有你们的付出，就没有这本书的问世。

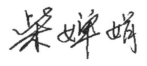

前 言

近年来，随着时代的进步和科学技术的发展，医学领域也迎来了前所未有的发展，疑难危重病例诊治水平也不断提高，心血管内科的疾病亦不例外，疑难、复杂、不易诊治的情况很多见，给临床工作带来了极大的困扰。正值我院百年院庆，编者将我院心血管内科疑难病例做一汇总及分析，以期各级医师不断提高心血管疾病的诊治能力，也可为一线临床医师、基层医师、医学规培生等甄别诊治疑难杂症提供参考和帮助。希望读者通过阅览这些病例后，能引发对心内科更多知识的理解和兴趣，进而掌握心血管先进知识、理论和技术，更好地为临床服务。

本书共包含 6 个部分、55 个疑难病例。这些病例均由山西医科大学第二医院心血管内科经验丰富的临床医师们搜集整理而来。既包括在本院明确诊断、及时治疗及追踪预后的，也有未在本院得到明确诊断、症状缓解后转至上级医院明确诊治的。最难能可贵的是有不少病例的治疗技术是属于在我国率先开展、在山西省首次进行的，填补了我省技术空白，带动了我省医疗技术发展。编者分别从病历摘要、病例分析、专家点评 3 个方面向读者介绍每个病例。首先详尽地说明了患者的症状、病情发展过程、临床检查、诊断及治疗，之后对病例进行了系统的分析和点评，理论和实践相结合，使读者对心血管内科疾病有了一个宏观的全新认识和启发。"医理博精，德能高邃"是我们附属院校校训，我院一代代心血管内科工作者正是本着这样的理念，不断建树与突破，才使我院心血管内科久盛不衰。

居里夫人说过："科学家的天职叫我们继续奋斗，彻底解释自然界的奥秘，掌握这些奥秘以便能在将来造福人类。"这本书纵然不能解释所有心血管疾病的奥秘，但衷心希望所有阅读者有所受益，更好地服务于临床！

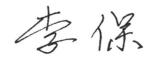

目　录

1

第六部分　其他

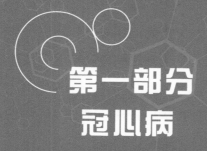

第一部分
冠心病

001 急性下壁心肌梗死合并三度房室传导阻滞

病历摘要

患者，女，59岁。主因间断头晕、恶心2天，晕厥2次，于2012年3月14日常诊入院。患者2012年3月12日晚静息状态下出现头晕、恶心，未呕吐，无视物旋转、抽搐，无大汗、胸憋、胸痛、心悸、气促、口唇发绀。次日晨起头晕加重，后出现短暂意识丧失，约1分钟后意识自行恢复，就诊于当地县医院，行检查考虑为下壁心肌梗死，测血压90/50 mmHg，给予输液治疗（具体不

笔记

详）。输液过程中再次出现晕厥，持续约 1 分钟后自行恢复，不伴大汗、胸憋、胸痛、气促，当地医院建议转上级医院治疗，后转入我院重症医学科。

[**入院查体**]　血压 95/53 mmHg，心率 35 次/分，心律不齐，心音弱，各瓣膜未闻及心脏杂音。

[**辅助检查**]　①心电图示窦性心律，三度房室传导阻滞，交界性逸搏心律，心电轴不偏，Ⅱ、Ⅲ、aVF 导联 ST 段抬高 0.3 mV，Ⅰ、aVL 导联 ST 段下移 0.2 mV。②心肌 4 项：心肌肌钙蛋白 I（cardiac troponin I，cTnI）11.3 ng/mL，肌酸激酶同工酶（creatine kinase isoenzyme-MB，CK-MB）48.3 ng/mL。

[**既往史**]　高血压病史 10 余年，最高达 185/96 mmHg，平素口服苯磺酸左旋氨氯地平片，血压控制不详。糖尿病病史 8 年余，平素口服药物治疗（具体不详），空腹血糖控制于 7.0 mmol/L。

[**入院诊断**]　冠心病，急性下壁心肌梗死，心律失常，三度房室传导阻滞，交界性逸搏心律，临时起搏器植入术后，高血压病 3 级（极高危），2 型糖尿病。

经重症医学科给予临时起搏器等对症治疗病情平稳，于 3 月 16 日转入我科进一步治疗。

[**入科查体**]　血压 105/75 mmHg，心率 60 次/分，心律不齐，心音弱，各瓣膜未闻及病理性杂音。

[**辅助检查**]　①心电图示起搏器心律，心率 55 次/分。3 月 18 日心电图示窦性心律，心率 62 次/分，三度房室传导阻滞，交界性逸搏心律。给予地塞米松 5 mg 静推改善房室传导。3 月 19 日复查动态：窦性心律，二度Ⅱ型房室传导阻滞，室性期前收缩，偶有起搏器心律。3 月 20 日心电图示窦性心律，心率 66 次/分，V$_2$ ~ V$_5$ 导联 ST 段压低，T 波倒置，一度房室传导阻滞。3 月 21 日心电图示窦性心律，心率 71 次/分，一度房室传导阻滞，V$_2$ ~ V$_5$ 导联 ST 段压低，

T波倒置。②3月19日复查心肌梗死标志物：CK-MB＜1.0 ng/mL，肌红蛋白（myoglobin，Myo）64.9 ng/mL，cTnI 2.39 ng/mL。

［术前诊断］ 同前。

［治疗经过］ 给予抗凝、抗血小板、降脂、扩张冠状动脉血管（以下简称"扩冠"）、改善循环、营养心肌等药物对症支持治疗。3月23日窦性心律，心率63次/分，一度房室传导阻滞消失，心律齐，V₂～V₅导联ST段压低，T波倒置。关闭临时起搏器，严密观察心电监护变化。同时复查动态，考虑是否撤掉临时起搏器。3月24日动态：窦性心律，平均心率60次/分，偶发多源性房性期前收缩、室性期前收缩，室性期前收缩有时频发，最多35次/分，起搏器全程未见起搏信号，急性下壁心肌梗死，ST-T段异常改变。当日摘除临时起搏器，给予参松养心胶囊3粒/次，3次/日，口服，改善期前收缩。3月28日行冠状动脉造影术＋经皮冠状动脉介入治疗（percutaneous coronary intervention，PCI），回报示前降支近端弥漫性狭窄50%～70%，回旋支近端狭窄70%，远端弥漫性病变，右冠状动脉完全闭塞。球囊扩张后植入2.75 mm×28.00 mm EXCEL支架1个，在行球囊扩张后血流恢复，出现三度房室传导阻滞，室性逸搏，心率20～30次/分，给予静脉推注阿托品1 mg及地塞米松10 mg后约15分钟心率及传导阻滞恢复，后安返病房，测血压86/60 mmHg，心电图示加速性交界性逸搏心律。给予心电监护，5%葡萄糖100 mL＋多巴胺40 mg静点后约15分钟测血压为70/55 mmHg，随后增加多巴胺20 mg，约1小时心电图示窦性心律，心律齐，心率86次/分，V₂～V₄导联ST段压低，T波倒置，血压120/75 mmHg。3月29日因前降支近端及回旋支远端弥漫性病变，故增加阿托伐他汀40 mg以稳定斑块。3月31日好转出院。

病例分析

急性心肌梗死（acute myocardial infarction，AMI）是指冠状动脉急性、持续性闭塞所引起的心肌缺血性坏死。临床上多有剧烈而持久的胸骨后疼痛，休息及硝酸酯类药物不能完全缓解，伴有血清心肌损伤标志物增高和特征性改变及演变，可并发心律失常、休克或心力衰竭，常可危及生命。

三度房室传导阻滞是 AMI 常见的一种严重并发症，以急性下壁心肌梗死合并三度房室传导阻滞最为常见。其根据阻滞位置的高低可以合并交界性逸搏心律或室性逸搏心律，严重的室性逸搏心律可能出现意识丧失、抽搐，甚至猝死。

右冠状动脉完全闭塞易引起下壁、后壁或右心室心肌梗死。本例患者为中老年女性，既往多年高血压、糖尿病病史，平素控制欠佳，本次因急性下壁心肌梗死入院，考虑为右冠状动脉闭塞。右冠状动脉闭塞会影响窦房结支和房室结支供血，所以易合并缓慢心律失常，如窦性心动过缓、窦性停搏或三度房室传导阻滞。本例患者有反复晕厥史，入院示急性下壁心肌梗死合并三度房室传导阻滞，心率缓慢，给予临时起搏器及血运重建后，三度房室传导阻滞消失。

患者病情稳定后，给予冠状动脉介入治疗，血运重建时再次出现三度房室传导阻滞，室性逸搏心律，考虑再灌注性心律失常，及时对症处理后，传导阻滞消失。再灌注性心律失常是指冠状动脉内血栓形成后自溶或药物溶栓、经皮冠状动脉内成形术等方法使闭塞的冠状动脉再通及冠状动脉痉挛的缓解等恢复心肌再灌注所致的心律失常。其常发生于冠状动脉再通的瞬间，是一种严重的心律失常。急性下壁心肌梗死合并三度房室传导阻滞多数经血运重建后可恢复，不需安置永久起搏器，但病情凶险，需要及时对症处理。本例患者血运重建后传导阻滞消失，临时起搏器拔除。

专家点评

右冠状动脉闭塞时易导致房室结缺血和迷走神经张力增高造成三度房室传导阻滞，因此下壁心肌梗死并发三度房室传导阻滞者，远比前壁梗死发生的多，一般右冠状动脉闭塞发生在房室结营养动脉远端血管，间接引起房室结及房室束缺血、水肿及炎症，所以发生三度房室传导阻滞为暂时的、可逆的。给予临时起搏器及血运重建后，大多数三度房室传导阻滞会消失。但阻滞部位若在希氏束以下者会出现严重的心动过缓，可以使患者出现晕厥、心源性休克等症状，危及生命，故急性下壁心肌梗死者若存在心动过缓时，用β受体阻滞剂应格外小心，应严密监测心率变化。急性下壁心肌梗死合并三度房室传导阻滞，首先严密观察变化，当出现晕厥、心源性休克、阿-斯综合征或严重心动过缓（心率低于40次/分）时，应及时安装临时起搏器；对于病情相对稳定者，可暂时给予相应药物治疗。

治疗方法有以下几种：①药物治疗，应用提高心室率药物以改善血流动力学，防治恶性心律失常。②人工心脏起搏器，如阻滞区在希氏束下；持续高度房室传导阻滞患者若有症状，如心脑供血不足（晕厥）、活动量受限或有过阿-斯综合征，均是起搏器治疗的适应证。③急性下壁心肌梗死合并三度房室传导阻滞，若逸搏心率在50～60次/分，且心室率恒定，QRS波群不宽者，不需要特殊处理，但要严密监护。若病情似有进行性发展，心室率低于40次/分，出现室性逸搏心律或心源性休克等症状时，可用阿托品或必要时用异丙肾上腺素缓慢静注，必要时可安置临时起搏器或永久起搏器。

（白春林）

002 急性下壁心肌梗死合并反复心室颤动

病历摘要

患者，男，55 岁。主因发作性咽喉部憋气 3 天，于 2017 年 12 月 4 日入住我科。期间仅在室外冷空气刺激时出现上述症状，不伴咳嗽、咳痰症状，与劳累无明显关系，院内完善心肌酶学及肺功能检查，均未见异常。12 月 6 日 11:30 自行回家，爬 5 层楼进入家门即出现咽喉部紧缩感，伴胸憋、气紧、大汗、恶心、呕吐，呼 120 急救中心，心电图示急性下壁心肌梗死，给予阿司匹林 300 mg 嚼服治疗，12:40 入我院急诊。

[入院查体]　意识不清，口唇、面色重度发绀，双侧瞳孔散大（约 5 mm），对光反射不存在，血压、心率测不到，呈叹息样呼吸，心电监护示心室颤动。

[治疗经过]　立即给予双相波 200 J 电除颤，持续胸外心脏按压，简易呼吸器辅助呼吸，复苏过程中心室颤动多次发作，反复电击有效但不能维持，间断给予肾上腺素静推，胺碘酮静脉应用抗心律失常，多巴胺、间羟胺升压治疗，极化液改善心肌细胞极化状态，考虑存在交感风暴，给予艾司洛尔静脉应用，13:20 左右复苏成功。患者意识恢复，但烦躁不安，心电监护示窦性心律（心率 80 次/分），短阵室性心动过速，呼吸浅快 32 次/分，立即测血压为 96/60 mmHg，心率为 80 次/分，心电图示窦性心律，Ⅱ、Ⅲ、aVF 导联 ST 段抬高，支持 AMI 诊断。立即给予阿替普酶溶栓治疗，期

 笔记

间数次心室颤动，给予双相波 200 J 电除颤有效，同时给予阿司匹林 300 mg、替格瑞洛 180 mg "一包药" 口服，13∶45 意识清楚。病情相对稳定后，在医护陪同下急送心脏导管室行冠状动脉造影，前降支近段狭窄 50%~60%，回旋支近段狭窄 30%~40%，右冠状动脉近段狭窄 40%~50%，中段狭窄 99%，右冠状动脉中段植入 3.5 mm × 24.0 mm EXCEL 支架 1 枚，手术过程中未发生室性心动过速、心室颤动，安返病房。复查心电图示窦性心律，Ⅱ、Ⅲ、aVF 导联 ST 段抬高（图 2 - 1）。血压 116/68 mmHg，心率 98 次/分。术后 4 小时复查示窦性心律，Ⅱ、Ⅲ、aVF 导联 ST 段较前明显回落。转住院病房继续治疗，急性冠状动脉综合征（acute coronary syndrome，ACS）危险评分得 253 分属极高危（Grace 评分），出血评分得 25 分属低危（Crusade 评分），血栓风险明显高于出血风险，且术后心电监护提示频发室性期前收缩，故继续采取抗凝（肝素 + 替罗非班）、抗血小板、调脂稳斑、抗心律失常（胺碘酮），监测血常规、凝血及肝肾功能治疗。

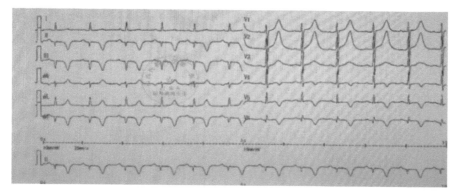

图 2 - 1 窦性心律，Ⅱ、Ⅲ、aVF ST 段抬高

12 月 7 日出现血尿、下腹及尿道口疼痛，化验血常规示血象偏高（白细胞数 25.58×10^9/L，中性粒细胞百分比 93.6%），不除外应激因素，同时仍需注意感染可能。请泌尿外科医师会诊后建议拔除尿管继续观察。此外，肝酶异常（AST 556.9 U/L），考虑胺碘酮

副作用，回放心电监护，心律失常明显缓解，停止泵入胺碘酮。12
月 8 日出现咳嗽、咳痰（为黄痰），下腹部疼痛症状仍明显，肺部
听诊可闻及啰音，腹部无阳性体征，胸部 X 线检查提示肺部感染，
结合患者病情，暂时给予头孢西丁抗感染治疗，同时给予氨溴索祛
痰、呋塞米湿化气道，避免吸入性肺炎加重病情，肝素治疗已达 48
小时，复查凝血系列，指导下一步抗凝药物的选择。12 月 9 日尿培
养提示屎肠球菌感染存在，咳嗽、咳痰、下腹部疼痛、血尿常规均
好转，继续治疗。心肌梗死后急性期且化验回报脑自然肽 N 端前体
蛋白（NT-proBNP）1252.10 pg/mL（正常 <900 pg/mL），采取新活
素泵入防心力衰竭治疗。12 月 11 日血气分析提示呼吸性碱中毒合
并代谢性酸中毒，将鼻导管吸氧改为面罩吸氧以改善过度通气。12
月 15 日痰培养提示肺炎克雷伯杆菌感染，调整抗菌药物为美罗培
南 0.5 g，1 次/8 小时。12 月 16 日夜间出现胸憋、气紧，无明显变
化，考虑心力衰竭进展，加用左西孟旦、螺内酯等药物治疗；患者
对多种抗菌药物过敏，停用后咳嗽、咳痰明显，最终调整为大环内
酯类阿奇霉素治疗，抗感染治疗效果可，未再出现过敏反应。12 月
23 日复查心电图（图 2-2），完善心脏彩超，提示左心室下壁阶段
性室壁运动异常。12 月 28 日病情稳定出。

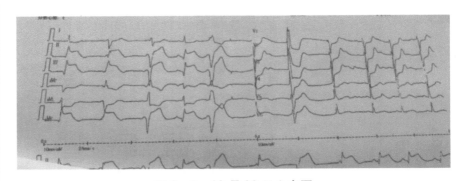

图 2-2　12 月 23 日心电图

[**出院诊断**]　冠心病，急性下壁心肌梗死，心室颤动，心源性
休克，心肺复苏术后 Killip Ⅳ级，PCI 后，频发室性期前收缩；急

性肾功能不全；肺部感染；泌尿系感染；脂肪肝。

[转归]　住院期间心肌酶学渐降至正常范围；出院时，胸憋气紧、肺部感染、泌尿系感染及肝功能损坏均得以明显缓解。院外规范冠心病二级预防药物治疗，随访至今，病情稳定。门诊复诊（2018 年 9 月 17 日）提示血脂水平达标（1.78 mmol/L），心脏彩超相较之前未见心脏扩大等不良进展。

病例分析

ACS 是一组由急性心肌缺血引起的临床综合征，主要包括不稳定型心绞痛、ST 段抬高型心肌梗死（ST-elevated myocardial infarction，STEMI）及非 STEMI。动脉粥样硬化不稳定斑块破裂或糜烂导致冠状动脉内血栓形成，被认为是大多数 ACS 发病的病理基础。STEMI 是指急性心肌缺血性坏死，大多是在冠状动脉病变的基础上，发生冠状动脉血供急剧减少或中断，使相应的心肌严重而持久的缺血所致。急性下壁心肌梗死（有时合并正后壁、右心室心肌梗死）Ⅱ、Ⅲ、aVF 导联 ST 段弓背向上抬高，Ⅲ导联 ST 段抬高幅度大于Ⅱ导联且 aVL 导联 ST 段压低时，90% 为右冠状动脉闭塞，如影响到房室结及窦房结动脉血供，在血运重建之前，常会引起房室传导阻滞、低血压及心室颤动。部分患者心室颤动前无典型心肌梗死样胸痛症状，发病不久就出现头晕、晕厥、意识丧失，检查常提示心室颤动。右冠状动脉病变更容易发生心源性休克及更早的电风暴，早期应用 β 受体阻滞剂能减少心肌耗氧和改善供血区的氧供失衡，缩小梗死面积，减少复发性心肌缺血、再梗死、心室颤动及其他恶性心律失常，对降低急性期病死率有肯定的疗效。急性下壁心肌梗死发生心室颤动，除颤成功后再发心室颤动概率较大，不适于转运，采取溶栓治疗更稳妥，溶栓成功后择期补救 PCI 为上策。

本例患者在 AMI 早期即出现心源性休克，及时给予了心肺复苏，建立高级生命支持，溶栓治疗减少心肌坏死面积，待病情稳定后尽早行梗死相关动脉的血运重建，可缓解重度残余狭窄导致的心肌缺血，降低再梗死的发生。稳定的血管造影最佳时机是溶栓成功后 3～24 小时，该患者发病至血运重建完成共计 6 小时左右，符合指南。反复心室颤动可能是由于交感神经异常兴奋诱发，当出现血压降低，心肌灌注不足，尤其左主干或左前病变存在时，更易导致左降支冠状动脉血流不足；心肌缺血范围扩大，更易诱发心室颤动。

专家点评

对于不典型心绞痛患者要重视、加强宣传教育，积极交代病情并禁止外出，此患者住院期间私自外出，院外发生 AMI 伴心源性休克、心室颤动，经医护人员全力救治最终得到及时诊断和治疗。

对 STEMI 患者及早进行血运重建才是其根本治疗措施，该患者心肺复苏、溶栓过程中多次发生心室颤动等恶性心律失常，PCI 后病情趋于稳定就充分证明了此观点。

对于以心源性休克、心室颤动为首发症状的急性下壁心肌梗死患者，心肺复苏术后要密切关注其并发症的发生，要进行积极预防和治疗，提高抢救成功率的同时改善患者生存率，该患者住院期间出现合并心力衰竭（急性心力衰竭在 AMI 后的发生率高达 32%～48%）、肺部感染、泌尿系感染，经积极对症治疗后好转出院。

该患者院外遵医嘱行冠心病二级预防，随访至今，病情稳定，故而对于已有冠心病和 MI 病史患者进行预防再次心肌梗死和其他心血管事件的规律二级预防显得尤为重要。

（黄淑田）

003　急性心肌梗死合并横纹肌溶解反复室性心动过速

病历摘要

患者，男，64 岁。因眼睑下垂 2 月余，肌痛 13 天，气短、双下肢水肿 7 天于 2017 年 11 月 1 日就诊于我院风湿科。

[既往史]　冠心病，陈旧性心肌梗死，支架植入，2 型糖尿病病史。

[入院查体]　院外化验肌酶进行性增高，病程中有口干、眼干，牙齿块状脱落、口腔及生殖器反复溃疡，风湿科考虑为横纹肌溶解征。入院后急查肌钙蛋白明显升高，心电图提示 $V_1 \sim V_5$ 导联 ST 段抬高，Ⅱ、Ⅲ、aVF 导联呈 QS 波（图 3 - 1）。

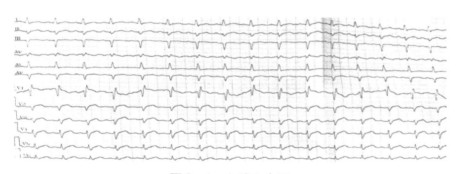

图 3 - 1　入院心电图

[诊断]　经我科会诊，AMI 诊断明确。

[治疗经过]　11 月 2 日转入心内科治疗，给予抗血小板聚集、抗凝、抗感染、化痰、雾化、营养心肌、利尿、扩冠、控制血糖等

对症治疗，予新活素改善心功能。11 月 3 日心电监护发现短阵室性心动过速，心率为 160～170 次/分，行心电图检查示短阵室性心动过速（图 3 - 2），发作时患者自觉气紧稍加重，无胸闷、心悸，持续约 30 秒，自行转为窦性心律，考虑肝功能异常，给予利多卡因控制室性心律失常，此后仍间断出现阵发性室性心动过速，加用口服胺碘酮＋静脉泵入利多卡因 2.6 mg/min，同时加用比索洛尔、美西律，逐渐减少利多卡因泵速。11 月 7 日肌酶、肝酶均恢复正常。11 月 10 日行冠状动脉造影提示未见血管闭塞及重度狭窄，暂不考虑急性心肌缺血引起室性心动过速，建议予莫雷西嗪治疗，未购得此药。患者于 11 月 12 日气促、双下肢水肿较前好转，肌痛缓解，肌酶恢复正常，肾功能未继续恶化，但仍有反复室性心动过速发作，给予多种抗心律失常药物效果差，办理出院，建议至上级医院就诊，进一步明确室性心动过速原因。

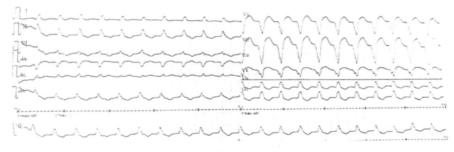

图 3 - 2　室性心动过速发作时

病例分析

　　1. 横纹肌溶解综合征是指一系列影响横纹肌细胞膜、膜通道及其能量供应的多种遗传性或获得性疾病导致的横纹肌损伤，细胞膜完整性改变，细胞内容物（如肌红蛋白、肌酸激酶、小分子物质等）漏出，多伴有急性肾衰竭及代谢紊乱。临床表现为肌肉疼痛、压痛、肿胀及无力等肌肉受累的情况，亦可有发热、全身乏力、白细胞和（或）中性粒细胞比例升高等炎症反应的表现。尿外观：呈茶色或红葡萄酒色尿。该病约 30% 患者会出现急性肾衰竭，当急性肾衰竭病情较重时，可见少尿、无尿及其他氮质血症的表现。生化检查示血清肌酶及其他肌酶（肌酸激酶、转氨酶、醛缩酶、乳酸脱氢酶等）增高；肌酐、尿素氮、尿酸水平升高，高钾、高磷，代谢性酸中毒；可伴血小板减少及弥散性血管内凝血等血液系统异常；肌红蛋白血症。尿常规中常有蛋白尿，尿沉渣中无红细胞或少量红细胞、颗粒管型，尿肌红蛋白升高，尿二羧基酸排泄。治疗方面主要是保护肾功能，稳定生命体征，注意出入量的监测；去除横纹肌溶解症的诱因；避免加重横纹肌溶解的危险因素；预防急性肾小管坏死碱化尿液；应用抗氧化剂保护肾小管细胞；血液透析或血液滤过；若已发生急性肾衰竭则可能需要肾脏替代治疗直至肾功能恢复。

2. 室性心动过速是起源于希氏束分支以下的特殊传导系统或心室肌连续 3 个或 3 个以上的异位心搏，常发生于各种器质性心脏病患者。最常见的为冠心病，特别是曾有心肌梗死的患者，其次是心肌病、心力衰竭、二尖瓣脱垂、心脏瓣膜病等，其他病因包括代谢障碍、电解质紊乱、长 QT 综合征等。室性心动过速可发生在无器质性心脏病者，发作时临床表现因心室率、持续时间、基础心脏病变和心功能状况不同而异。非持续性室性心动过速（发作时间短于 30 秒，能自行终止）的患者通常无症状。持续性室性心动过速（发作时间超过 30 秒，需药物或电复律终止）常伴有明显血流动力学障碍与心肌缺血，临床症状包括低血压、少尿、晕厥、气促、心绞痛等。表现为：①3 个或 3 个以上的期前收缩连续出现；②QRS 波群形态畸形，时限超过 0.12 秒，ST-T 波方向与 QRS 波群主波方向相反；③心室率通常为 100～250 次/分，心律规则，也可略不规则；④心房独立活动与 QRS 波群无固定关系，形成房室分离，偶尔个别或所有心室激动逆传夺获心房；⑤通常发作突然开始；⑥心室夺获与室性融合波，室性心动过速发作时少数室上性冲动可下传心室，产生心室夺获，表现为在 P 波之后，提前发生一次正常的 QRS 波。

关于室性心动过速的治疗，目前除了 β 受体拮抗剂、胺碘酮以外，尚未能证实其他抗心律失常药物能降低心脏猝死的发生率，甚至抗心律失常药物本身亦会导致或加重原有的心律失常。

目前针对室性心动过速的治疗原则：①有器质性心脏病或有明确诱因应首先给以针对性治疗；②无器质性心脏病患者发生非持续性短暂室性心动过速，若无症状或血流动力学影响，处理原则与室性期前收缩相同；若无明显症状，不必使用药物治疗；若患者症状明显，治疗以消除症状为目的，应特别注意对患者做好耐心解释，说明这种情况的良性预后，减轻其焦虑与不安。避免诱发因素，如吸烟、咖啡、应激等。药物宜选用 β 受体拮抗剂、美西律、普罗帕酮、莫雷西嗪等。持续性室性心动过速发作，无论有无器质性心脏病，应给予复律治疗。若无显著血流动力学障碍，首先给予静脉注射利多卡因或普鲁卡因胺，同时静脉持续滴注。静脉注射普罗帕酮也十分有效，但不宜用于心肌梗死或心力衰竭患者，其他药物治疗无效时，可选用胺碘酮静脉注射或改用直流电复律。若患者已发生低血压、休克、心绞痛、充血性心力衰竭或脑血流灌注不足等症状时，应迅速实施电复律。洋地黄中毒引起的室性心动过速，不宜用电复律，应选用药物治疗。预防复发：应努力寻找或治疗诱发室性心动过速持续的可逆性病变，如缺血、低血压及低血钾等。治疗充血性心力衰竭有助于减少室性心动过速发作。

3. 约半数以上的 AMI 患者，在起病前 1~2 天或 1~2 周有前驱症状，最常见的是原有的心绞痛加重，发作时间延长，或对硝酸甘油效果变差；或继往无心绞痛者，突然出现长时间心绞痛。典型的心肌梗死症状包括：①突然发作剧烈而持久的胸骨后或心前区压榨性疼痛，休息和含服硝酸甘油不能缓解，常伴有烦躁不安、出汗、恐惧或濒死感；②少数患者表现为休克或急性心力衰竭；③部分患者疼痛位于上腹部，可能误诊为胃穿孔、急性胰腺炎等急腹症；④少数患者表现颈部、下颌、咽部及牙齿疼痛，神志障碍及全身症状，如难以形容的不适、发热或恶心、呕吐、腹胀等；⑤75%～95%患者，可在起病的1～2周内发生心律失常，以24小时内多见，前壁心肌梗死易发生室性心律失常，下壁心肌梗死易发生心率减慢、房室传导阻滞；⑥在起病的最初几小时内易发生急性左心衰竭，也可在发病数日后发生，表现为呼吸困难、咳嗽、发绀、烦躁等症状；⑦低血压、休克，AMI时，由于剧烈疼痛、恶心、呕吐、出汗、血容量不足、心律失常等可引起低血压，大面积心肌梗死（梗死面积大于40%）时心排血量急剧减少，可引起心源性休克，收缩压＜80 mmHg，面色苍白，皮肤湿冷，烦躁不安或神志淡漠，心率增快，尿量减少（＜20 mL/h）。其特征性改变为新出现Q波及ST段抬高和ST-T段动态演变。

检查：①心电图，特征性改变为新出现Q波及ST段抬高和ST-T动态演变。②心肌坏死血清生物标志物升高，CK-MB及cTn（T或I）升高是诊断AMI的重要指标。可于发病3～6小时开始增高，CK-MB于3～4天恢复正常，cTn于11～14天恢复正常。GOT和LDH诊断特异性差，目前已很少应用。③检测心肌坏死血清生物标志物，采用cTnI/Myo/CK-MB的快速诊断试剂，可作为心肌梗死突发时的快速的辅助诊断，已被广泛应用。④其他，白细胞数、中性粒细胞数增多，嗜酸性粒细胞数减少或消失，血沉加快，血清肌凝蛋白轻链增高。

4. AMI发病突然，应及早发现，及早治疗，并加强入院前处理。治疗原则为挽救濒死的心肌，缩小梗死面积，保护心脏功能，及时处理各种并发症。

（1）无并发症者，急性期绝对卧床1～3天，给予吸氧、持续心电监护，观察心率、心律变化及血压和呼吸，低血压、休克患者必要时监测肺毛楔入压和静脉压。低盐、低脂、少量多餐、保持大便通畅。

（2）可给予小量吗啡静脉注射镇痛，也可用哌替啶。烦躁不安、精神紧张者可给予地西泮（安定）口服。

（3）入院后尽快建立静脉通道，前 3 天缓慢补液，注意出入量平衡。

（4）再灌注治疗，缩小梗死面积。再灌注治疗是急性 ST 段抬高心肌梗死最主要的治疗措施。在发病 12 小时内开通闭塞冠状动脉，恢复血流，可缩小心肌梗死面积，减少死亡。越早使冠状动脉再通，患者获益越大。时间就是心肌，时间就是生命。因此，对所有急性 STEMI 患者就诊后必须尽快做出诊断，并尽快做出再灌注治疗的策略。可通过以下 2 种方式：①行直接 PCI，条件允许，对所有发病 12 小时以内的急性 STEMI 患者均应行直接 PCI。急性期只对梗死相关动脉进行处理，对心源性休克患者不论发病时间都应行直接 PCI。②溶栓治疗，若无急诊 PCI 条件，或不能在 90 分钟内完成第 1 次球囊扩张，且患者无溶栓治疗禁忌证，对发病 12 小时内的急性 STEMI 患者应进行溶栓治疗。常用溶栓剂包括尿激酶、链激酶和重组组织型纤溶酶原激活剂（rt-PA）等静脉注射给药。非 STEMI 患者不应进行溶栓治疗。

（5）药物治疗，持续胸痛患者若无低血压可静脉滴注硝酸甘油。所有无禁忌证的患者均应口服阿司匹林，植入药物支架患者应服用氯吡格雷 1 年，未植入支架患者可服用 1 个月。应用 rt-PA 溶栓或未溶栓治疗的患者可用低分子肝素皮下注射或肝素静脉注射 3~5 天。对无禁忌证的患者应给予 β 阻滞剂。对无低血压的患者应给予血管紧张素转化酶抑制剂（ACEI），对 ACEI 不能耐受者可应用血管紧张素受体拮抗药（ARB）。对 β 受体阻滞剂有禁忌证（如支气管痉挛）而患者持续有缺血或心房颤动、心房扑动伴快速心室率，而无心力衰竭、左心室功能失调及房室传导阻滞的情况下，可给予维拉帕米或地尔硫䓬。所有患者均应给予他汀类药物。

（6）抗心律失常，偶发室性期前收缩可严密观察，不需用药；频发室性期前收缩或室性心动过速时，立即用利多卡因静脉注射继之持续静脉点滴；效果不好时可用胺碘酮静脉注射。室性心动过速引起血压降低或发生心室颤动时，尽快采用直流电除颤。对缓慢心律失常，可用阿托品肌内注射或静脉注射；二至三度房室传导阻滞时，可安置临时起搏器。室上性心律失常：房性期前收缩不需特殊处理，阵发性室性心动过速和快速心室率心房颤动可给予维拉帕米、地尔硫䓬、美托洛尔、洋地黄制剂或胺碘酮静脉注射。对心室率快、药物治疗无效而影响血流动力学者，应直流电同步电转复。

（7）AMI 合并心源性休克和泵衰竭的治疗，肺水肿时应吸氧，静脉注射吗啡、呋塞米，静脉点滴硝普钠。心源性休克可用多巴胺、多巴酚丁胺或间羟胺静脉滴注，如能维持血压，可在严密观察下加用小量硝普钠。药物反应不佳时应在主动脉内球囊反搏术支持下行直接 PCI，若冠状动脉造影病变不适于 PCI，应考虑急诊冠状动脉搭桥手术。

（8）出院前可进行 24 小时动态心电监测、超声心动图、放射性核素检查，发现有症状或无症状性心肌缺血和严重心律失常，了解心功能，从而估计预后，决定是否需血管重建治疗，并指导出院后活动量。出院后 2 ~ 3 个月，可酌情恢复部分工作或轻工作。

（9）家庭康复治疗。AMI 患者，在医院度过了急性期后，对病情平稳、无并发症的患者，医师会允许其回家进行康复治疗，但要注意：①按时服药，定期复诊；保持大便通畅；坚持适度体育锻炼。②不要情绪激动和过度劳累；戒烟限酒和避免吃得过饱。在上述原则中，坚持合理适当的体育锻炼是康复治疗的主要措施。因为心肌梗死后 1 ~ 2 个月心肌坏死已愈合，此时促进体力恢复、增加心脏侧支循环、改善心肌功能、减少复发及危险因素是康复治疗的目的。应做到：①在医师指导下选择适宜运动方式和方法，根据病情轻重、体质强弱、年龄大小、个人爱好等，选择能够坚持的项目，如步行、打太极拳等。②掌握好运动量是一个关键问题，运动量必须与医师协商决定，运动量过小，尽管比不运动好，但起不到应有作用；过大则可能有害。运动中若有心前区不适发作，应立即终止运动。③运动量增加要循序渐进，尤其出院早期运动量一定要适当，根据体力恢复情况及心功能情况逐步增加运动量。需要再次强调的是，心肌梗死后每个患者的情况都不相同，运动康复必须个体化，必须在医师指导下进行，并应有家属陪伴进行。

专家点评

患者因眼睑下垂2个月，肌痛13天，气短、双下肢水肿7天就诊于风湿科，院外化验肌酶进行性增高，结合症状考虑为多发性肌炎。心电图示 $V_1 \sim V_5$ 导联 ST 段抬高，Ⅱ、Ⅲ、aVF 导联呈 QS 波，急查回报肌钙蛋白明显增高，及时请心内科会诊，进而 AMI 诊断明确，病情危重，随时有再次梗死、恶性心律失常、心力衰竭加重、心源性休克的可能，立即给予心电、血压、血氧监测，给予抗血小板聚集、抗凝、改善心功能等药物对症支持治疗，相对多发性心肌炎，AMI 更危及生命，及时转入心内科治疗。

AMI 患者随时可能因心力衰竭加重、心源性休克、心脏破裂，再次出现恶性心律失常而危及生命，且症状发作已超过24小时，不宜立即行冠状动脉造影＋PCI。横纹肌溶解结合化验肌炎抗体谱、抗 ENA 多肽谱均阴性，血沉不快，一过性肌酶增高，且下降较快，考虑自身免疫系统疾病可能性不大，考虑可能与感染或抗感染药物及他汀类降脂药物有关，降脂药物可待患者病情稳定后换用其他汀类药物，从小剂量用起。横纹肌溶解随时可能累及呼吸肌，同时肌红蛋白可能堵塞肾脏血管引起呼吸衰竭、肾功能不全等，治疗上暂时给予抗凝、抗血小板、扩冠、利尿、减轻心脏负荷、抗感染、保肝、护胃、控制血糖等药物治疗。

患者于 11 月 3 日出现短阵室性心动过速，未引起明显血流动力学改变，考虑原因可能为心肌梗死后室性心动过速、心功能不全相关室性心动过速或横纹肌溶解累及心肌引起室性心动过速，结合患者存在结构性心脏病，应使用胺碘酮控制室性心律失常，但入院后查肝功能异常，且 AMI 后室性心动过速可能性较大，给予利多卡因控制室性心律失常。该患者使用利多卡因期间室性心动过速仍频繁，结合利多卡因剂量过大容易引起中枢神经系统不良反应，在加用保肝药物的同时改用胺碘酮口服 + 静脉泵控制室性心律失常。患者使用胺碘酮期间仍频发室性心动过速，考虑胺碘酮起效较慢，再次改用利多卡因 2.6 mg/min 泵入，同时加用比索洛尔、美西律，逐渐减少利多卡因量，仍间断发作室性心动过速；考虑患者存在结构性心脏病不宜长期使用利多卡因及美西律，再次改为胺碘酮口服 + 静脉泵。

11 月 10 日行冠状动脉造影术未见血管闭塞及重度狭窄，暂排除心肌缺血引起室性心动过速，曾给予利多卡因、胺碘酮、比索洛尔、美西律等多种抗心律失常治疗，室性心动过速仍反复发作，建议使用莫雷西嗪，未购得，但气促、双下肢水肿症状较前明显好转，肌痛缓解，肌酶恢复正常，肾功能未在继续恶化，病情暂时平稳，但仍有室性心动过速间断发作，未能明确原因，建议转入上级医院行电生理检查及射频治疗，明确室性心动过速原因。

对于诊断 AMI 的患者，应及时监护、抗凝、抗血小板、扩冠、利尿、减轻心脏负荷，条件允许时及时行 PCI。横纹肌溶解的患者，应积极寻找、去除原发病因。此例患者同时合并横纹肌溶解、AMI 及阵发性室性心动过速，横纹肌及室性心动过速原因较复杂，在临床上较为棘手，希望得到广大心内科医师的重视。

（高奋）

004. 急性心肌梗死合并左心室血栓形成

病历摘要

　　患者，男，63 岁。间断性胸憋 7 天，门诊以急性广泛前壁心肌梗死 Killip Ⅱ 级收入院。患者在前往西藏途中出现胸痛，伴全身大汗、气短、头晕、黑蒙，向左肩背部放射，持续不缓解，当地医院诊断为高原反应，给予输液治疗（具体药物不详）后好转出院。此后上述症状间断发作，轻微活动即可诱发。

　　[入院查体]　血压 99/69 mmHg，心率 85 次/分，心律齐，二尖瓣听诊区可闻及舒张期奔马律。心电图示窦性心律，$V_1 \sim V_5$ 导联 ST 段广泛抬高，$V_1 \sim V_5$ 导联异常 Q 波（图 4-1）。心肌 4 项示超敏肌钙蛋白 14.13 ng/mL，B 型钠尿肽 617.03 pg/mL，乳酸脱氢酶 604.70 U/L，羟丁酸脱氢酶 519.40 U/L。给予扩冠、抗血

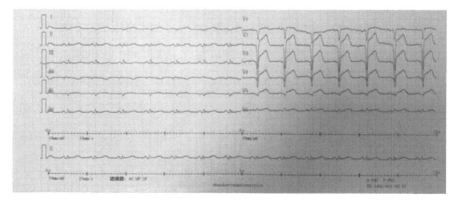

图 4-1　入院第 1 天心电图

小板聚集、抗凝、降脂稳斑、预防心室重构、补钾等治疗。入院第3天心脏彩超示左心室壁节段性运动异常（广泛前壁），左心房、左心室增大，左心室收缩功能正常，心脏射血分数（ejection fraction，EF）58%。当天给予冠状动脉造影，影像学表现为前降支近中段狭窄99%，对角支开口狭窄99%；右冠状动脉近中段斑块，右心室后支近段狭窄50%；并于前降支植入支架1枚。

[治疗经过]　患者行PCI，术后胸憋仍间断发作，血压水平偏低，波动于90/60 mmHg左右。心电图示 $V_1 \sim V_5$ 导联抬高的ST段未见明显回落，肌钙蛋白回落明显。入院第15天心脏彩超示心尖部血栓形成（约22 mm × 18 mm大小），左心房、左心室增大，三尖瓣轻度关闭不全，左心室舒张功能减低，左心室收缩功能正常低值，EF 50%。该患者明确诊断为急性广泛前壁心肌梗死，术后常规给予阿司匹林联合替格瑞洛抗血小板治疗，但患者出现左心室附壁血栓（left ventricular mural thrombus，LVMT）形成，根据当时情况采取三联抗凝治疗，将替格瑞洛换用氯吡格雷后联合阿司匹林、华法林抗凝治疗2天后，患者出现球结膜出血、恶心、呕吐等不良反应，患者拒绝使用华法林继续抗凝治疗，后再次更改为阿司匹林和替格瑞洛二联抗血小板治疗。出院第9天门诊复查心脏彩超示心尖部血栓略缩小（约22 mm × 14 mm大小）。出院第48天患者胸憋症状明显缓解，遗留Q波，抬高的ST段明显回落，复查心脏彩超示心尖部血栓消失。

病例分析

早期研究发现AMI并发附壁血栓的发生率为20%～40%，大面积前壁心肌梗死，附壁血栓的发生率可高达60%。AMI直接行PCI或溶栓治疗后附壁血栓发生率在2.5%～15%。LVMT最常发生于AMI后1周内，尤其是急性ST段抬高型前壁心肌梗死患者易伴发。

LVMT 的发病机制尚有争议，多数认为 LVMT 的发生与血流瘀滞、内膜损伤、血液高凝状态有关。AMI 早期易损斑块破裂激活凝血机制，血液处于高凝状态，随着缺血加重，心肌细胞出现损伤、坏死，心内膜受损激活炎症反应，促发血小板聚集，随着坏死面积扩大，心肌失去正常收缩功能，室壁运动异常，致心室局部血流缓慢，形成涡流。LVMT 多见于左心室心尖部，因该部位心肌最薄，肉柱细小，血流最慢。抗栓治疗是预防 LVMT 患者发生栓塞的有效措施。AMI 应积极实施血运重建治疗，对血栓 - 栓塞风险进行评估，必要的抗凝治疗可有效预防栓塞发生。AMI 患者一旦发现 LVMT 形成，建议联合使用华法林，通常为 3 ~ 6 个月；3 个月内新发生的 LVMT，有动脉栓塞病史，经过超声、心脏 MRI 检查评价血栓形态，明显突出心腔、较细蒂部联结、血栓摆动幅度较大、脱落风险较高的患者，应积极使用华法林抗凝治疗，使国际标准化比值（international normalized ratio，INR）达到 2.0 ~ 3.0；PCI 术后患者，联合双联抗血小板治疗，出血的风险增加，应调整抗凝强度，使 INR 维持于 1.5 ~ 2.5 为宜。多数患者 LVMT 在 3 个月内逐渐消失。

一些特殊情况下的抗凝治疗需特殊对待。若 LVMT 合并较大室壁瘤，对心功能产生较大影响，或动脉系统反复出现栓塞，或血栓有高危脱落迹象，需外科手术切除室壁瘤和血栓以杜绝栓塞。心肌梗死后超过 3 个月慢性左心室室壁瘤合并 LVMT 者，有血栓机化证据，不必使用华法林抗凝治疗。也有文献报道阿司匹林、氯吡格雷等三联抗凝治疗出血风险较高，对于个别出血风险较高不适宜三联抗凝治疗的患者，可酌情考虑使用双抗，即抗血小板治疗。

专家点评

本例患者诊断明确，但因心肌梗死时间过长，早期未能及时获得血运重建治疗，使心肌出现较大面积的不可逆的坏死，形成室壁瘤及 LVMT。根据以往多个病例的长期观察，发现该类血栓脱落引起其他器官栓塞的概率很低，该类血栓经过一段时间后，多数消失，少部分机化。理论上应给予三联抗凝治疗预防栓塞发生，但本例患者出血风险较高，给予阿司匹林、氯吡格雷、华法林三联抗凝治疗后出现眼球结膜出血、恶心、呕吐等，患者拒绝使用华法林抗凝治疗，单纯应用阿司匹林和替格瑞洛按照支架植入术后常规的双联抗血小板治疗，防止支架内血栓形成。出院 9 天后复查心脏彩超显示血栓较入院时略减小；出院 48 天后显示血栓消失。目前对于 AMI 伴发 LVMT，是否要三联抗凝治疗尚无定论。本例患者双联抗血小板治疗亦取得良好疗效，提示经过积极的血运改善及积极的抗血小板治疗后，LVMT 亦可消失，这对于出血风险较高的患者值得借鉴。

（王瑞英）

005　嗜铬细胞瘤致急性心肌梗死

病历摘要

患者，男，62 岁。主因间断上腹部胀痛 5 年，加重伴头痛、呕吐 3 天入院。

[现病史]　患者于 2013 年 3 月 30 日下午搬重物时出现上腹部胀痛，伴心悸、气短、大汗、呕吐，呕吐物为胃内容物，不伴发热、腹泻、黑便等症状，症状持续 10 余小时不缓解，就诊于当地

笔记

某医院，行胸部 X 线检查等相关检查后，诊断为肺部感染，抗感染治疗效果不佳。为明确诊治，4 月 3 日就诊于山西省某医院急诊科，心电图检查示Ⅱ、Ⅲ、aVF 导联 T 波由直立变为倒置，Ⅲ、aVF 导联 Q 波形成，心肌梗死标志物示 CK-MB、肌红蛋白升高，肌钙蛋白正常。胸部 CT 示肺部感染。心脏彩超示下壁节段性室壁运动异常，全心扩大，三尖瓣轻度关闭不全。诊断为 AMI、心功能不全、肺部感染。在该院住院期间给予抗血小板、扩冠、稳定斑块、利尿、抗感染等药物治疗 7 天（具体用药：阿司匹林、阿托伐他汀氯吡格雷、呋塞米、头孢哌酮等），胸痛、剑突下憋痛、心悸、气短症状缓解出院，住院期间监测血压 90/60 mmHg 左右。院外未规律服用药物治疗。出院后逢劳累、情绪激动、均可出现心悸、头晕、意识模糊及饱餐后上腹胀痛。为明确诊治于 7 月 30 日入住我院心内科，入院检查心电图提示Ⅲ、aVF 导联呈 QS 型。住院期间行冠状动脉造影检查未见异常，诊断为冠心病急性下壁心肌梗死恢复期。给予抗血小板、抗凝、营养心肌、改善微循环等治疗后出院，住院期间未出现心悸、头晕、上腹胀痛等不适。院外规律口服阿司匹林、阿托伐他汀、氯吡格雷、美托洛尔、单硝酸异山梨酯治疗，病情平稳。

2016 年下半年，无诱因出现间断头痛，患者以为药物副作用，自行停服以上药物。2017 年下半年，无诱因出现间断头晕、心悸，未做诊治。

2018 年 4 月 22 日劳累、受凉后出现上腹胀痛，伴心悸、头痛、恶心、呕吐，呕吐物为胃内容物，呕吐后头痛症状可减轻，无视物模糊、意识障碍、言语不利及肢体活动障碍，以感冒在家输液治疗，无效，为求诊治于 4 月 25 日入我科。自发病以来，精神、食欲、睡眠欠佳，大、小便正常，体重无明显变化。

[既往史]　否认高血压、糖尿病史，否认肝炎、结核等传染病史，否认手术外伤史及输血史，否认食物药物过敏史。吸烟 20 年，

1包/日，已戒烟5年。不饮酒。

[查体]　体温36.2 ℃，脉搏98次/分，呼吸20次/分，血压178/127 mmHg。发育正常，营养中等，急性病容，神志清楚，自由体位，言语流利，对答切题，查体合作。双肺呼吸音清，未闻及干湿啰音，叩诊心界不大，心率98次/分，律齐，各瓣膜听诊区心音正常，未闻及杂音，未闻及心包摩擦音。腹软，全腹无压痛、反跳痛，肋下未触及肝、脾，未触及肿块。双下肢无水肿。

[辅助检查]　①（4月25日）心肌4项示肌酸激酶同工酶MB 35.36 ng/mL，肌红蛋白（myoglobin，Myo）461.74 ng/mL，超敏肌钙蛋白3.20 ng/mL，B型钠尿肽测定1069.50 pg/mL（表5－1）。②（4月25日）心电图示窦性心律，心电轴左偏，Ⅰ、Ⅱ、V_2～V_6导联ST段抬高0.05～0.3 mV（图5－1A，图5－1B）。③（4月25日）白细胞数13.25×10^9/L，红细胞数6.23×10^{12}/L，血红蛋白浓度199.0 g/L，血小板数292.00×10^9/L，中性粒细胞绝对值11.48×10^9/L。

表5－1　入院第1天心肌4项检查结果

行	项目	检验结果	单位	参考区间
1	肌酸激酶同工酶MB（CK-MB）	35.36	▲ng/mL	0.6～6.3
2	肌红蛋白（Myo）	461.74	↑ng/mL	17.4～105.7
3	超敏肌钙蛋白（cTnI）	3.20	▲ng/mL	0～0.04
4	B型钠尿肽测定（BNP）	1069.50	▲ng/mL	0～100

[初步诊断]　冠心病，急性广泛前壁心肌梗死，Killip Ⅱ级。

[诊疗过程]　给予阿司匹林、氯吡格雷、低分子肝素、β受体阻滞剂等药物治疗。2天后，患者腹部胀痛、心悸、头痛、恶心、呕吐等症状完全缓解，复查心电图结果显示Ⅰ、Ⅱ、V_2～V_6

导联 ST 段降至等电位线，$V_2 \sim V_6$ 导联 T 波变为倒置（图 5 - 1C，图 5 - 2）。随后的几天复查心电图结果显示 $V_2 \sim V_6$ T 波倒置逐渐加深（图 5 - 3）。入院第 3 天（4 月 27 日）心脏彩超检查结果显示各房室腔大小正常，EF 53%，左心室壁节段性室壁运动异常（心尖部），心尖部附壁血栓形成（符合超声危急值），左心室松弛型减低，左心室收缩功能正常低值（图 5 - 4）。2018 年 5 月 2 日复查心肌 4 项结果示 CK-MB 明显下降（表 5 - 2）。继续同前治疗，2018 年 5 月 3 日行冠状动脉造影检查示冠状动脉造影未见异常（图 5 - 5）。2018 年 5 月 7 日复查超声心动图示左心室壁节段性室壁运动消失，心尖部附壁血栓形成消失（图 5 - 6）。结合患者反复发生心肌梗死，2 次冠状动脉造影正常，一过性节段性室壁运动减低，考虑患者可能出现反复冠状动脉痉挛。结合入院时血压高、心率快、血肌酐轻度增高，化验尿潜血(3 +)、尿蛋白(3 +)（表 5 - 3，表 5 - 4，表 5 - 5，表 5 - 6），治疗 2 天后血压、心率恢复正常，血肌酐及尿常规化验正常，考虑患者可能患嗜铬细胞瘤，故于 2018 年 5 月 9 日行双侧肾上腺 CT 检查，结果显示①右肾上腺结节，考虑肾上腺腺瘤；②右肾囊肿；③右侧肾动脉形成（图 5 - 7A）。2018 年 5 月 11 日行肾上腺 MRI 检查提示①右肾上腺异常信号影，考虑肾上腺腺瘤；②右肾囊肿（图 5 - 7B，图 5 - 7C）。2018 年 5 月 13 日泌尿外科会诊建议：①检测肾上腺激素（肾上腺素、去甲肾上腺素、尿VAM、肾素、血管紧张素、醛固酮、皮质醇、促肾上腺皮质激素）；②口服药物（盐酸酚苄明片）术前准备 1 个月，手术治疗。2018 年 5 月 14 日从心内科出院。2018 年 6 月 18 日在我院泌尿外科手术切除右肾上腺肿块（图 5 - 8A），右肾上腺送检组织病理结果回报：符合嗜铬细胞瘤。免疫组化结果：AE1/AE3（－），Vimentin（＋），Cga（＋），Syn（＋），CD56（＋），S-100（＋），Ki-67（＋约 1%），CD34(血管 ＋)，EMA（－），符合嗜铬细胞瘤（图 5 - 8B）。

笔记

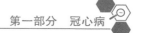

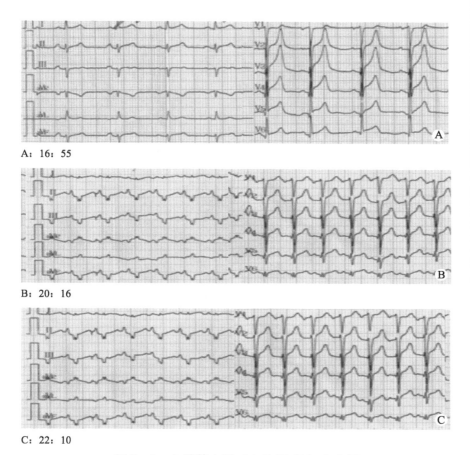

A：16：55

B：20：16

C：22：10

图5-1　入院第1天（4月25日）心电图

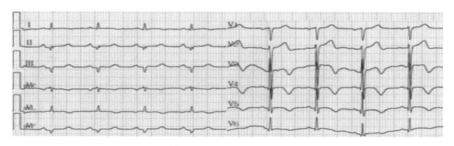

图5-2　入院第2天（4月26日）17：50心电图

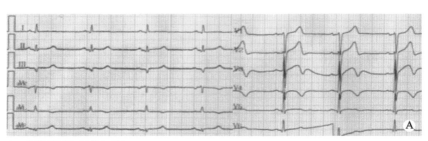

A：入院第3天（4月27日）

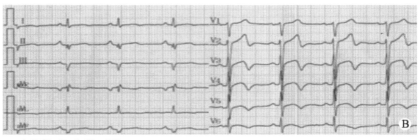

B：入院第4天（4月28日）

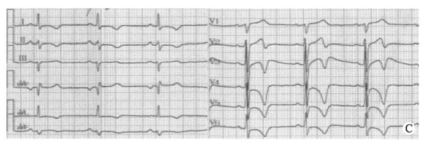

C：入院第6天（4月30日）

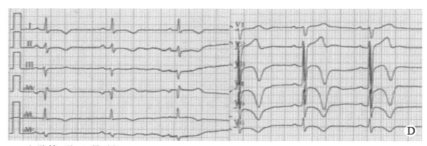

D：入院第8天（5月2日）

图5-3　入院后连续监测心电图

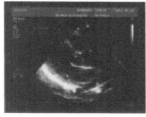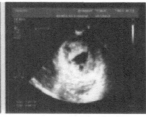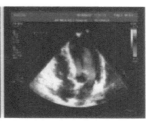

图 5-4　入院第 3 天超声心动图

表 5-2　入院第 8 天心肌 4 项检测结果

行	项目	检验结果	单位	参考区间
1	肌酸激酶同工酶 MB（CK-MB）	6.04	↑ng/mL	0～5
2	肌红蛋白（Myo）	34.41	ng/mL	0～103
3	肌钙蛋白（TnI）	1.15	▲ng/mL	0～0.1
4	脑自然肽 N 端前体蛋白（NT-proBNP）	7212.00	ng/mL	排除节点＜300 诊断节点 50～75 岁＞900

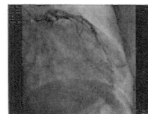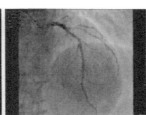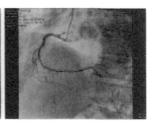

图 5-5　入院第 9 天冠状动脉造影

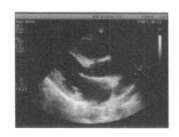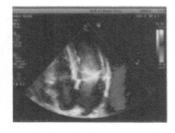

图 5-6　入院第 13 天（5 月 7 日）超声心动图示三尖瓣
关闭不全（轻度），左心房稍大，左心室松弛型
减低，左心室收缩功能正常

表 5-3　入院第 2 天尿常规检测结果

行	项目名称	检验结果	参考区间	单位
1	颜色	深黄色	黄色	
2	清晰度	微浑	透明	
3	★葡萄糖（GLU）	阴性（-）	阴性（-）	
4	★潜血（BLD）	+++	阴性（-）	
5	白细胞（WBC）	阴性（-）	阴性（-）	
6	★蛋白质（PRO）	+++	阴性（-）	
7	★亚硝酸盐（NIT）	阴性（-）	阴性（-）	
8	尿胆原（URO）	阴性（-）	阴性（-）	
9	★胆红素（BIL）	+++	阴性（-）	
10	★酮体（KET）	阴性（-）	阴性（-）	
11	★酸碱度（pH）	5	晨尿：5.5~6.5 随机尿：4.5~8.0	

表 5-4　入院第 4 天尿常规检测结果

行	项目名称	检验结果	参考区间	单位
1	颜色	黄色	黄色	
2	清晰度	透明	透明	
3	★葡萄糖（GLU）	阴性（-）	阴性（-）	
4	★潜血（BLD）	±	阴性（-）	
5	白细胞（WBC）	阴性（-）	阴性（-）	
6	★蛋白质（PRO）	阴性（-）	阴性（-）	
7	★亚硝酸盐（NIT）	阴性（-）	阴性（-）	
8	尿胆原（URO）	阴性（-）	阴性（-）	
9	★胆红素（BIL）	阴性（-）	阴性（-）	
10	★酮体（KET）	阴性（-）	阴性（-）	
11	★酸碱度（pH）	5	晨尿：5.5~6.5 随机尿：4.5~8.0	

笔记

表5-5　入院第2天肾功能检测结果

行	项目名称	检验结果	参考区间	单位
1	★尿素氮（BUN）	13.01	男（20~59）3.1~8.0 男（60~79）3.6~9.5 女（20~59）2.6~7.5 女（60~79）3.1~8.8	mmol/L
2	★肌酐（CREA）	212.50	男（20~59）57~97 男（60~79）57~111	μmol/L

表5-6　入院第4天肾功能检测结果

行	项目名称	检验结果	参考区间	单位
1	★尿素氮（BUN）	9.01	男（20~59）3.1~8.0 男（60~79）3.6~9.5 女（20~59）2.6~7.5 女（60~79）3.1~8.8	mmol/L
2	★肌酐（CREA）	90.89	男（20~59）57~97 男（60~79）57~111	μmol/L

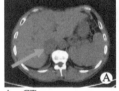 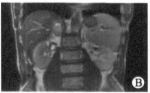 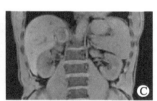

A：CT　　　　　　B：MRI（T₁WI）　　　　C：MRI（T₂WI）

图5-7　影像学检查示右肾上腺腺瘤

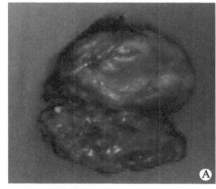 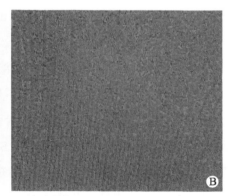

A：右肾上腺送检组织　　　　　B：免疫组化，×100

图5-8　病理样本及结果

病例分析

嗜铬细胞瘤为起源于神经外胚层嗜铬组织的肿瘤，主要分泌儿茶酚胺，2004 年世界卫生组织（World Health Organization，WHO）将嗜铬细胞瘤定义为起源于肾上腺产生儿茶酚胺的嗜铬细胞的肿瘤。肾上腺外交感及副交感神经节的肿瘤为肾上腺外副神经节瘤。与肾上腺及肾上腺外交感神经节起源的肿瘤不同，副交感组织来源的肿瘤极少分泌儿茶酚胺。

在所有嗜铬组织来源的肿瘤中，嗜铬细胞瘤占 80%～85%，其余 15%～20% 临床表现为副神经节瘤。嗜铬细胞瘤的临床表现主要取决于儿茶酚胺的分泌类型、释放模式及个体对儿茶酚胺的敏感性。嗜铬细胞瘤间断或持续地释放大量儿茶酚胺，可引起阵发性或持续性高血压和多器官功能及代谢紊乱，其引起的继发性高血压的典型临床表现为阵发性血压升高伴有"头痛、心悸、多汗"三联征，高血压可因剧烈运动、体位改变、情绪波动、挤压或按摩腹部、灌肠、排尿等诱发。血压升高时可伴恶心、呕吐、面色苍白、焦虑、恐惧感、视力模糊。另外，由于大量儿茶酚胺释放，可引起全身其他各系统功能障碍，如心肌病、心肌梗死、心律失常、心源性休克、肺水肿、急性呼吸窘迫综合征、咯血、脑卒中、椎动脉夹层、急性肾损伤、急性肝损伤、肠梗阻、肠缺血、肠穿孔、血糖异常、乳酸性酸中毒、酮症酸中毒、横纹肌溶解、血栓症、肾上腺出血等。

嗜铬细胞瘤引起心肌缺血或坏死的主要原因为嗜铬细胞瘤释放大量儿茶酚胺特别是去甲肾上腺素引起冠状动脉痉挛及心肌耗氧量增加所致，表现为左心室高电压、ST 段抬高或压低，T 波低平或倒置，冠状 T 波，少数患者还出现病理性 Q 波，常误诊为 ACS。这种的异常一般可以恢复，若持续时间长，亦可以出现 ST-T 动态演变，但冠状动脉造影无明显狭窄，属继发性心肌梗死。诊断为心肌梗死的临床表现不能被心脏彩超及冠状动脉造影解释时，应考虑嗜铬细胞瘤可能。

嗜铬细胞瘤误诊为心肌梗死的病例已有报道，但是嗜铬细胞瘤引起心肌梗死的临床表现却多种多样，有的病例表现为心前区紧迫感，还有的以胸痛、腹痛起病。本例患者5年内发生2次AMI，起病均表现为腹痛。2次发病冠状动脉造影均显示正常，病情发作时心脏彩超检查发现节段性室壁异常，经积极的治疗后节段性室壁运动异常在数天内消失，诊疗过程中曾考虑应激性心肌病，然而应激性心肌病的临床诊断应排除嗜铬细胞瘤，结合患者病情发作时出现间断心悸、恶心，同时伴间断血压高、心率快、一过性血肌酐轻度增高、一过性的尿蛋白（+++），我们认为嗜铬细胞瘤的诊断不能除外，随后的肾上腺CT和MRI检查及病理检验进一步证实了嗜铬细胞瘤的诊断。

嗜铬细胞瘤治疗常用的药物有α-受体阻滞剂，可阻断儿茶酚胺对心肌的毒性作用，降低心肌耗氧量，用于术前准备及高血压、急性肺水肿的抢救。治疗嗜铬细胞瘤是否应用β-受体阻滞剂仍有争论，但当心脏受累合并快速心律失常时，使用β-受体阻滞剂可降低心肌兴奋性、防止心律失常、降低心肌耗氧。手术治疗被认为是最有效的治疗方法，能根治嗜铬细胞瘤。

专家点评

临床工作中遇到AMI血压波动较大时，需警惕嗜铬细胞瘤的可能，应行儿茶酚胺、肾上腺超声、肾上腺CT或MRI检查排除嗜铬细胞瘤，以免漏诊。该患者未行儿茶酚胺测定，但肾上腺CT和MRI发现右侧肿瘤，手术病理检验最终证实患者心脏病变为嗜铬细胞瘤所致，而非冠心病、原发性AMI。这是探讨分析本病例应吸取的经验。

（边云飞　荣书玲）

33

006　急性心肌梗死合并天疱疮

病历摘要

　　患者，女，52 岁。于 2016 年 5 月 1 日因情绪激动出现胸憋、心悸、呼吸困难，无胸痛、肩背部疼痛，持续 10 分钟后自行缓解。5 月 7 日活动时再次出现胸憋、心悸、呼吸困难、双下肢无力，随即发生晕厥，伴双眼上吊，四肢抽搐，持续约 20 秒，无口吐白沫、大小便失禁，无发热、出汗，无恶心、呕吐、腹痛、腹胀。一天内间断发作 3 次，遂就诊于山西省某医院，行心电图示 Ⅱ、Ⅲ、aVF、$V_1 \sim V_6$ ST 段抬高 0.3 mV（图 6-1）。考虑急性下壁、前壁心肌梗死，因患者有风湿病及皮肤病，建议至综合医院进一步就诊。病程中有头晕、视物模糊进行性加重，有自杀行为。自发病以来，精神、睡眠、食欲差，饮食摄入量为平时的 1/3，大便干结，小便正常，体重近 1 年下降 15 kg。

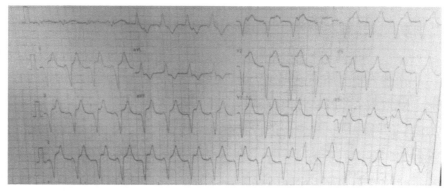

图 6-1　外院心电图（2016 年 5 月 7 日）

笔记

[既往史]　2016年3月于北京某医院诊断为天疱疮，口服甲泼尼龙 24 mg/d。1989年于太谷县某医院诊断为重度失眠、产后抑郁。否认高血压、糖尿病、冠心病病史。

[查体]　血压 119/73 mmHg，神志清楚，对答切题，言语欠流利，发育正常，营养中等，痛苦面容，查体合作。口腔黏膜及唇部多发水疱和糜烂，胸背部、双上肢及会阴部分布散在、大小不等、压之可褪色的红色皮疹，伴瘙痒，无脱屑及色素沉着，全身皮肤黏膜未见黄染，全身浅表淋巴结未触及肿大。双肺呼吸音清，右下肺呼吸音弱，未闻及干、湿啰音。心率 60 次/分，心律不齐，各瓣膜听诊区未闻及病理性杂音。腹软，无压痛、反跳痛，移动性浊音阴性，双下肢无水肿。

[辅助检查]　①（2016年5月7日，山西省某医院）心肌酶谱：LDH 951 U/L，AST 252 U/L，HBDH 809 U/L，CK 2750 U/L，CK-MB 163 U/L；血清肌钙蛋白 8.81 μg/L；心脏彩超：左心房内径 29 mm，左心室舒张末期内径 43 mm，EF 70%，心脏形态结构未见异常，二三尖瓣轻度关闭不全，左心室收缩功能未见异常，舒张功能减低。②（2016年5月8日，山西省某医院）心肌酶谱：LDH 950 U/L，AST 189 U/L，HBDH 818 U/L，CK 2262 U/L，CK-MB 128 U/L；糖化血红蛋白 8.0%，总胆固醇 5.75 mmol/L；便常规：便潜血（+）；胸部X线检查：右下肺野可见球形密度增高影，边界尚可，两下肺纹理增重，两肺门影不大。心影各房室缘尚规则。双侧膈面光整，双侧肋膈角存在，各肋骨骨质连续。右下肺占位。③（2016年5月9日，山西省某医院）血常规：WBC 13.4×10^9/L，RBC 4.45×10^{12}/L，Hb 124 g/L，PLT 367×10^9/L；血清肌钙蛋白 13.17 μg/L。④（2016年5月9日，我院）血常规：WBC 15.15×10^9/L，RBC 4.8×10^{12}/L，Hb 133.9 g/L，PLT 395.4×10^9/L；尿常规：GLU（+），潜血（－），WBC（+）；镜检白细胞 0~2/HP。⑤（2016年5月10日，我院）肝功能：ALT 194.6 U/L，AST 186.1 U/L，白蛋白 29.1 g/L；心肌 4

项：CK-MB 115.25 ng/mL，Myo 932.56 ng/mL，cTnI 12.13 ng/mL，BNP 575.15 pg/mL。⑥（2016 年 5 月 11 日，我院）心肌 4 项：CK-MB 89.50 ng/mL，Myo 943.31 ng/mL，cTnI 9.03 ng/mL，BNP 159.83 pg/mL；C-反应蛋白 9.55 mg/L；心电图：电轴左偏，频发室性早搏，$V_1 \sim V_3$、Ⅱ、Ⅲ、aVF 导联 ST 段弓背向上抬高 1.3 mV，室内传导阻滞（图 6 – 2）；胸部 CT：双肺纹理紊乱，双侧胸腔积液伴肺不张，右下肺可见一团块状软组织密度影，密度不均，边界清晰，最大截面面积约 9.7 cm × 6.1 cm，余肺野内未见明显异常，肺门及纵隔未见肿大淋巴结，考虑肺占位中纵隔来源，建议增强扫描，穿刺活检明确诊断。⑦（2016 年 5 月 12 日，我院）动态心电图：窦性心律，三度房室传导阻滞，交界性逸搏心律伴完全性右束支传导阻滞，室性逸搏心律；心室率 50 ~ 112 次/分，平均 68 次/分；多源室性期前收缩，双向性室性心动过速；病理性 Q 波；ST-T 明显异常改变。

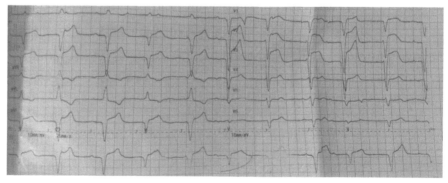

图 6 – 2　本院心电图（2016 年 5 月 11 日 18:39）

[治疗经过]　入院给予依诺肝素钠抗凝、阿司匹林、氯吡格雷抗血小板、极化液营养心肌、调脂稳斑、降压、补充营养对症支持治疗。患者于 2016 年 5 月 12 日 19:30 放弃继续治疗，签字出院，建议转上级医院进一步治疗，明确胸部占位性质。

病例分析

患者为中老年女性，情绪激动时间段胸憋 1 周，心悸伴呼吸困难，持续约 10 分钟，心电图示 $V_1 \sim V_3$ 导联、Ⅱ、Ⅲ、aVF 导联 ST 段弓背向上抬高 $1 \sim 3$ mV，心肌酶学指标逐渐升高，AMI 诊断明确。入院给予依诺肝素钠抗凝、阿司匹林、氯吡格雷抗血小板、极化液营养心肌、调脂稳斑、降压、补充营养对症支持治疗。患者近期肌力 2 级，肝酶明显增高，考虑到阿托伐他汀可能致肝损伤及横纹肌溶解的不良反应，停用他汀类药物，并给予多烯磷脂酰胆碱、L-谷氨酰胺保肝治疗。有相关文献报道长期随访服用他汀类药物的患者接触他汀类药物可能引发自身免疫反应。他汀类药物诱导的自身免疫反应的确切机制尚不清楚。他汀类药物作为促凋亡剂，将核抗原释放到循环中并可诱导致病性自身抗体的产生。

大疱性类天疱疮多见于老年人，可以合并多种神经系统疾病，如痴呆、脑血管病、癫痫、震颤、多发性硬化、帕金森病、偏瘫、周围神经病变等，均有不同程度的肌张力障碍。考虑患者目前情况结合化验结果不建议行冠状动脉造影术，根据目前检查结果冠心病、心肌梗死已诊断明确，因患者有严重的自身免疫性疾病，支架内再狭窄（in-stent restenosis，ISR）发生率明显升高，不适合行支架植入术。

患者于 2016 年 5 月 7 日发病时，伴晕厥、双下肢无力，双眼上吊、四肢抽搐，持续时间约 20 秒，听诊心律不齐，各瓣膜听诊区未闻及病理性杂音，结合动态心电图表现，考虑患者有心律失常，三度房室传导阻滞，交界性逸搏伴完全性右束支传导阻滞，室性逸搏心律，频发室性期前收缩，短阵室性心动过速，给予药物干预维持，考虑患者皮肤散在破溃，心脏起搏器可能引起菌血症或败血症，给予心电、血压、血氧监护，心率不稳定时可安装临时心脏起搏器。

天疱疮是一种慢性、复发性、严重的表皮内棘刺松解性大疱性皮肤病，自身免疫性疾病可引起，在正常皮肤和黏膜上出现松弛性水疱，重型可表现为水疱破裂后颗粒状的糜烂面，很容易出血，病程长，在糖皮质激素应用前很难自行缓解。患者有严重自身免疫疾病史，平素口服甲泼尼龙片 24 mg（1 次/日），伴口腔黏膜多发水疱、糜烂及出血结痂，双上肢及会阴部散在大小不等红色丘疹，伴瘙痒，压之褪色，请风湿科会诊，建议目前暂维持原激素用量，不除外皮肌炎可能，完善相关抗体、类风湿筛查、抗 ENA 多肽谱、肌炎相关抗体、免疫功能、CD4$^+$T 细胞亚群、血管炎筛查、肌电图检查，患者因经济原因拒绝行相关检查。因长期服用激素类药物，出血风险大，给予胃黏膜保护治疗。便潜血阳性，给予复查便潜血，若为阴性，继续双抗血小板治疗；若为阳性，停用阿司匹林，将依诺肝素换为磺达肝葵钠抗凝 1 周，减少出血风险。患者口唇及全身皮肤黏膜多发溃疡、糜烂，给予庆大霉素、制霉菌素及康复新液漱口，适量口服康复新液促进溃疡愈合。

患者胸部 X 线检查示右下肺占位性病变，恶性肿瘤不除外，血常规示白细胞增高，行胸部 CT 示双肺纹理紊乱，双侧胸腔积液伴肺不张，右下肺可见一团块状软组织密度影，密度不均，边界清晰，最大截面面积约 9.7 cm×6.1 cm，余肺野内未见明显异常，肺门及纵隔未见肿大淋巴结，考虑肺占位中纵隔来源，建议增强扫描，穿刺活检明确诊断。给予头孢哌酮舒巴坦抗感染治疗。

专家点评

此患者发生心肌梗死的病因考虑：炎性皮肤病是心血管疾病的早期风险因素；炎性皮肤病和心血管风险可能是多因素的；继发于炎症的长期影响和不健康的行为因素。天疱疮与类天疱疮患者组织和血浆中发现 IL-17、IL-22、TNF-α 上调，长期激活不同的炎症途径可能导致心血管风险。免疫系统心脏受累表现多样，可引起心包炎、心肌炎、瓣膜异常、传导系统异常及冠状动脉疾病等。该患者使用激素治疗，可引起脂质代谢紊乱，继发抗磷脂抗体的高凝状态，诱发早期动脉粥样硬化，天疱疮患者内皮功能异常，导致 AMI 发生。其中以左前降支累及多见。自身免疫病合并 AMI 的机制可能与动脉粥样硬化、冠状动脉瘤、冠状动脉炎、冠状动脉痉挛有关。该患者未查明相关自身免疫抗体，血管炎不能除外，CRP 高于正常范围，说明可能由于自身免疫性疾病处于活动期引发冠状动脉炎所致，不能除外抗心磷脂抗体导致微血栓和直接损伤血管导致冠状动脉病变。自身免疫性炎症性皮肤病常伴发紧张、烦躁、抑郁等症状。研究显示紧张、抑郁是心血管疾病发生、发展的独立危险因素。抑郁患者更容易发生心肌梗死及心肌梗死后再发。其机制可能是抑郁患者心率易变低，内皮功能和血小板功能异常。此病例提示临床医师注意免疫因素异常也可导致冠状动脉病变，引起 AMI。

（高奋）

007　经皮冠状动脉介入治疗术后垂体危象

病历摘要

患者，女，53 岁。2016 年 9 月发生 AMI，10 月 12 日行冠状动脉造影并于右冠状动脉及前降支行 PCI，术后规律口服阿司匹林、氯吡格雷、阿托伐他汀等药物治疗。院外胸憋、胸痛症状未再发作。10 月 17 日受凉后出现乏力，咳嗽、咳痰，痰液为白色泡沫痰，量少，伴发作性气促，多由平卧位坐起时出现，持续数分钟后可自行缓解，夜间、白天均可发作。曾自服"白加黑"后出现恶心、呕吐，呕吐物为胃内容物。10 月 23 日夜间上述症状再次出现且加重，伴大汗，自测血糖 1.8 mmol/L，为进一步诊治入院。

[既往史] 高血压病史 15 年，糖尿病病史 15 年。2002 年 9 月行垂体瘤切除术。

[辅助检查] 窦性心律、心率 72 次/分，普遍导联 T 波低平；即刻血糖 <1.1 mmol/L；离子：钾 4.10 mmol/L，钠 119.00 mmol/L，氯 86.00 mmol/L；血气：pH 7.327，PCO_2 30.5 mmHg，PO_2 12.2 mmHg，SO_2 71%；心肌 4 项：CK-MB 12.06 ng/mL，Myo 196.72 ng/mL，超敏肌钙蛋白 0.09 ng/mL，B 型钠尿肽 2344.04 pg/mL；皮质醇节律：0 点 201.02 nmol/L，8 点 149.21 nmol/L，16 点 >1655.31 nmol/L；性激素：睾酮 0.01 nmol/L，黄体酮 0.44 nmol/L，促黄体生成素 0.15 IU/L，血清卵泡刺激素 0.53 IU/L；甲状腺功能：血清游离三碘甲状原氨酸 1.86 pmol/L，血清游离甲状腺素 6.30 pmol/L，高灵敏血清促甲状腺激素 2.51 mIU/L；肝功：丙氨酸氨基转移酶 1609.20 U/L，门冬氨酸氨基转移酶 657.60 U/L（考虑药物性肝损害不除外，给予保肝治疗后，肝酶明显下降）。

[初步诊断] 垂体危象？冠心病，不稳定性心绞痛，陈旧性心肌梗死，PCI 术后，心力衰竭，心功能Ⅳ级，高血压病 1 级（很高危），上呼吸道感染，2 型糖尿病，垂体瘤术后，Ⅰ型呼吸衰竭，电解质紊乱，低钠血症，低氯血症，代谢性酸中毒，急性肾功能不全。

[治疗经过] 给予氢化可的松 100 mg，每日 1 次，优甲乐替代治疗；纠正电解质紊乱：高浓度氯化钠持续泵入纠正低钠血症；给予托伐普坦利尿治疗；多烯磷脂酰胆碱注射液保肝治疗；抗感染治疗；吸氧、强心、利尿、抗血小板聚集、抑酸护胃、营养心肌、止

吐等药物对症治疗。治疗后患者症状明显缓解，餐后 2 小时血糖波动于 20 mmol/L 左右，邀请内分泌科会诊，给予胰岛素调控血糖。复查化验检查，结果回报：心肌 4 项、离子、肝功能、皮质醇节律、性激素大致正常。考虑垂体危象已基本纠正后，停止注射用氢化可的松，改为醋酸泼尼松片长期替代治疗，加服维 D 咀嚼片、骨化三醇胶囊剂预防骨质疏松。

[**出院诊断**]　冠心病，不稳定型心绞痛，陈旧性心肌梗死，PCI 术后，心功能Ⅲ级，高血压病 1 级（很高危），上呼吸道感染，垂体瘤术后，垂体危象，电解质紊乱，低钠低氯血症，代谢性酸中毒，甲状腺功能低下，急性肾功能不全，急性肝损伤，低蛋白血症，2 型糖尿病。

病例分析

垂体危象多发生于垂体功能减退的患者，在手术、感染等应激下可诱发，主要表现在两个方面：①肾上腺皮质功能不全或肾上腺皮质危象（抵抗力下降、易感染、乏力、进食少，易腹泻、电解质紊乱、糖原合成降低）；②甲状腺功能低下或黏液性水肿昏迷（不耐寒，镇痛、镇静药敏感性增加，排水障碍，代谢缓慢），临床特点如下：低血糖昏迷型，最多见，以低血糖为主要临床症状。严重者烦躁不安、昏厥、昏迷，甚至癫痫样发作及低血压。有垂体功能减退病史。该类患者由于升糖和拮抗胰岛素作用缺失，肝糖原储备少，胰岛素敏感性增加，如果同时合并甲状腺功能不足，极易出现低血糖，而且不易纠正。若糖代谢血糖降低，甚至低于 2.5 mmol/L，一般见于低血糖昏迷型，要注意抢救低血糖。电解质及水代谢：血清钠、氯水平偏低，注意维持水电解质平衡。内分泌功能测定：由于患者发生危象时需要积极进行抢救，特别是内分泌激素的及时补充，会对内分泌激素的检测结果产生干扰，因此可在怀疑垂体危象患者进行激素替代治疗前行内分泌激素的急查。影像学监测：对怀疑垂体瘤和垂体卒中的患者可行 MRI 检查，在 T_1 和 T_2 加权图像上，可显示病灶内为高信号区。

垂体危象的治疗中要注意：①在治疗垂体危象过程中要注意监测电解质、生命体征、血糖、出入量、内分泌功能情况等，所有病例明确诊断后根据危象的病因和类型，加强针对性治疗；②低钠血症的纠正应缓慢进行，一般在 3 天以上，每天提高血钠不超过 10 mmol/L；③糖皮质激素的应用也以少量为佳，以免诱发脑桥中央髓鞘溶解症的发生；④垂体危象解除后，继续应用小剂量糖皮质激素及甲状腺素口服替代治疗；⑤去除诱因，抗感染及对症支持治疗。

专家点评

垂体危象多发生于垂体功能减退的患者，在手术、感染等应激下可诱发。该患者垂体瘤切除术后 14 年，垂体瘤切除可能损伤正常垂体组织，患者可有垂体功能减退。患者在本次发病前曾因 AMI 行 PCI 术，同时本次发病前有明确的上呼吸道感染病史，考虑本次垂体危象系由多种病因综合作用所致。

总结：该病例中垂体危象症状较为典型，初步诊断较为准确、迅速，急查内分泌激素，第一时间给予激素替代治疗。在纠正垂体危象的同时进行了基础疾病的对症支持治疗，防止出现支架后血栓形成、心力衰竭加重及肝、肾功能损伤等不良后果。在垂体危象纠正后继续给予口服小剂量糖皮质激素及甲状腺素口服替代治疗。在临床工作中垂体危象的发生并不少见，导致诱发垂体危象的病因在各科都比较常见，应引起各科室医师的足够重视。

（边云飞）

008　以晕厥为首发症状的冠状动脉痉挛

病历摘要

患者，女，51 岁。2015 年 8 月 1 日早晨患者散步时突发胸闷，伴大汗，随之晕厥，伴意识丧失，无大小便失禁、无口吐白沫，约半分钟后自行苏醒（无目击者），苏醒后无心悸、胸闷、头晕、头痛，无恶心、呕吐，自行步行回家，未进一步诊治。次日清晨于家中休息时再次出现胸闷，伴大汗，未发生晕厥，不伴胸痛、气紧，不伴左肩背部及左臂放射痛，无咯血、咳嗽、咳痰，就诊于当地医院行 24 小时动态心电图示窦性心动过缓、心律不齐、偶发房性期前收缩。2015 年 8 月 11 日入住我院。

[既往史]　高血压病史 8 年，规律口服施慧达 2.5 mg/d 降压治疗，血压控制较好。

[治疗经过]　2015 年 8 月 14 日上午 10 时左右活动时再次出现胸闷，伴大汗，性质同前，立即测血压为 86/60 mmHg，行心电图示窦性心律，三度房室传导阻滞、短阵室性心动过速，Ⅱ、Ⅲ、aVF、$V_1 \sim V_6$ 导联 ST 段弓背抬高 0.5 ~ 0.9 mV，Ⅰ、aVL、aVR 导联 ST 段显著下移（图 8 - 1）；2 分钟后上述症状缓解，复查示窦性心律，胸导 ST 段回落，后行冠状动脉造影示前降支开口至近端狭窄 50%、右冠近端狭窄 50%。给予抗心绞痛、抗冠状动脉痉挛（合心爽 30 mg，3 次/日）、营养心肌治疗后好转出院，期间此症状未发作。8 月 24 日为求进一步诊治入住北京某医院，行心脏植入型

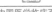

心脏转复除颤器（implantable cardioverter de-fibrillator，ICD）植入，VVI 起搏方式，院外监测 ICD 工作良好，自诉未行除颤。

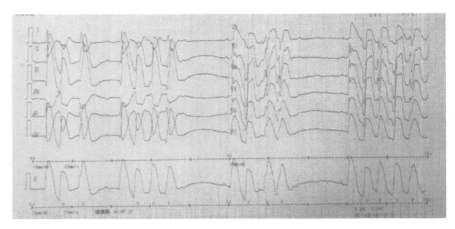

图 8-1　入院心电图

2018 年 8 月中旬活动时出现心悸，未自测心率，不伴胸憋、胸痛、大汗，无头晕、头痛，入住我院心血管内科，给予抗凝、抗血小板聚集、调脂稳斑、扩冠、营养心肌等对症支持治疗后好转出院。

病例分析

1959 年美国学者 Myron Printzmetal 描述了以自发疼痛、部分导联一过性 ST 段抬高为特征的一种变异性心绞痛，即 Printzmetal 心绞痛（Printzmetal's angina，PA）。20 世纪 70 年代，心导管检查揭示了 PA 的发生机制为冠状动脉痉挛（coronary artery spasm，CAS）。如今，随着对 CAS 研究的不断深入，越来越多的研究者发现其并非少见，而心律失常作为 CAS 常见的并发症，也因其增加患者心源性猝死（sudden cardiac death，SCD）风险而逐渐受到临床医师的重视。CAS 相关的心律失常的发生机制目前未完全阐明，而较多研究证据支持与 CAS 引起的心肌缺血及缺血－再灌注损伤有关。缺血导致的心律失常多出现于 ECG 上发生缺血表现后，而再灌注相关心律失常多出现于一过性缺血改变恢复后。

该患者有高血压病史 8 年，本次以发作性胸憋、伴晕厥 2 次入院，以"晕厥"原因待查，进行病史、症状的分析及相关检查，结合发作时的伴随症状，不除外心源性晕厥，恰好住院期间发作 1 次，持续 2 分钟，发作期间及症状缓解后可证实该患者为 CAS、短阵室性心动过速，再行冠状动脉造影结果示前降支开口至近端狭窄 50%、右冠近端狭窄 50%；患者心脏彩超及心肌梗死标志物检查均未见明显异常。给予抗血小板、抗凝、抗心绞痛及合心爽、他汀治疗，病情稳定，未再发作。为进一步诊治，于 2015 年 8 月就诊于北京某医院安装 ICD，以 VVI 方式工作，随访 3 年，症状未再发作，ICD 未放电除颤。

CAS 引起的相关心律失常可呈现出多种不同的临床表现。部分患者可无明显心律失常症状，或表现为心绞痛，并在使用速效硝酸酯类药物后迅速缓解，仅在 ECG 上记录到一过性心肌缺血改变及随后的心律失常改变。其他 CAS 合并心律失常的患者可在胸痛发作时或胸痛缓解后出现头晕、黑蒙、乏力、呼吸困难等表现，也有患者以晕厥、心源性猝死为首发表现。CAS 相关的心律失常发生频率由高到低分别是完全性房室传导阻滞、心源性休克、心室颤动、窦性停搏伴交界性逸搏，虽然 CAS 发作在 ECG 上可以表现为相关导联一过性 ST 段抬高或降低，但几乎所有 CAS 相关的心律失常均发生于 ST 段抬高改变后。另外，下壁导联 ST 段改变常伴随高度房室传导阻滞、窦性停搏等缓慢性心律失常，而前壁导联 ST 段改变常伴发室性心动过速、心室颤动等快速性心律失常。冠状动脉造影证实，前者多由右冠状动脉痉挛引起，而后者多见于前降支痉挛。此外，房性期前收缩、阵发房性心动过速等室上性心律失常见于少数 CAS 发作的患者，心房扑动、心房颤动则更为罕见。对于不明原因的晕厥患者及心源性猝死幸存者，需考虑 CAS 的诊断。

专家点评

　　该患者在间断发作性胸憋、大汗伴晕厥后及时行冠状动脉造影等相关检查和手术及药物治疗，并取得良好疗效。提示临床医师，对于一过性 ST 段抬高后又恢复正常的，应及时行冠状动脉造影术，尽早明确冠状动脉病变情况，以免耽误治疗。在预防痉挛发作的药物中，钙通道阻滞剂为首选药物，常用药物为合心爽和硝苯地平。频繁发作期应每6小时用药1次，其中以上午9时、下午3时、下午9时、上午3时给药最佳。在应用一种钙离子阻滞药疗效不佳时，两种钙通道阻滞剂合用（如硝苯地平加合心爽）常可获得较好的效果。一般认为，该病经过恰当的内科治疗（建议至少3个月），其预后是良好的。主要影响预后的因素是冠状动脉病变、心肌梗死和反复发作时心绞痛伴严重的心律失常。该病在临床工作中并不罕见，应引起内科医师的重视。

（黄淑田）

009　以晕厥为首发症状的变异型心绞痛

病历摘要

　　患者，男，47 岁。2014 年 8 月某日休息时突发晕厥 1 次，约 2 分钟后自行苏醒，次日凌晨突发胸前区疼痛，休息 5 分钟可自行缓解，未予重视。此后上述胸痛症状间断发作，多于凌晨发作，持续

10～20 分钟可逐渐缓解。2014 年 11 月某日凌晨再次突发剑突下疼痛，伴咽部紧缩感，持续 20 分钟缓解。

[治疗经过]　正值动态心电图检查示 ST 段弓背向上抬高，频发室性期前收缩，短阵室性心动过速（图 9－1）。急查心肌 4 项及心肌酶未见明显异常；冠状动脉造影术示左前降支近端狭窄 30%～40%，右冠状动脉锐缘支狭窄 85%，余未见异常，复查未见明显异常。心脏彩超示左心房内径 33 mm，左心室舒张末期内径 46 mm，EF 64%，左心室收缩功能正常。诊断为冠心病变异型心绞痛，加用尼可地尔、地尔硫䓬防止血管痉挛，改善心肌供血及扩冠、抗血小板聚集、稳斑等对症治疗后好转出院。

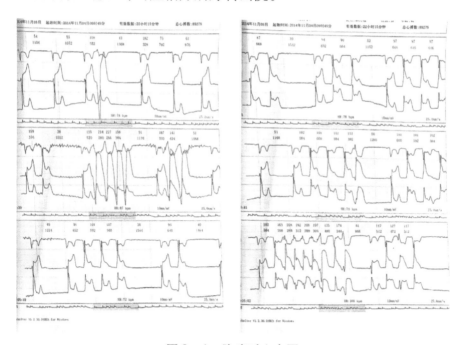

图 9－1　胸痛时心电图

病例分析

早在 1950 年，Prinzmetal 等描述了一种发生在静息时或无明显诱因下的心绞痛，后来命名为变异型心绞痛或 Prinzmetal 心绞痛。变异型心绞痛为不稳定型心绞痛的一种，其机制可能与 α 肾上腺素能受体刺激有关，多发生在凌晨或静息时，指在冠状动脉狭窄或正常的基础上，发生一过性痉挛，造成所支配区域心肌缺血，引起临床上心绞痛症状。由于痉挛的冠状动脉大多靠近心外膜下，故发作时呈现相应导联 ST 段抬高。

典型变异型心绞痛常连续几天在夜间或凌晨近似同一时间发作，有典型的心绞痛，并伴有 ST 段抬高。室性心律失常常发生于 ST 段抬高期，也可以发生在 ST 段回落期（再灌注性心律失常），心室颤动和猝死则很少发生。变异型心绞痛常呈现散发且可自行终止。变异型心绞痛患者的冠状动脉造影检查结果常完全正常或表现为不明显闭塞（<50%）。典型变异型心绞痛的缺血发作常持续几分钟，而 ACS 患者缺血发作的持续时间更长，表现为急性缺血时反复出现的胸痛加重及缓解。胸痛发作前及终止后 10 分钟大致正常。

专家点评

该患者为变异型心绞痛的诊断明确，尼可地尔是一种具有双重作用的 ATP 依赖钾通道开放剂，属于新型的血管扩张剂。其类硝酸酯作用是通过激活鸟苷酸环化酶，使细胞内钙离子外流，引起血管平滑肌松弛，直接扩张冠状动脉，并防止冠状动脉痉挛。尼可地尔作为钾通道开放剂，通过钾离子外流，使静息膜电位超极化而抑制钙离子内流，使血管平滑肌松弛，从而舒张冠状动脉和阻力血管，增加冠状动脉血流。此外，尼可地尔还具有改善纤溶功能，通过拮抗 ADP 诱导的血小板聚集，减少冠状动脉血栓形成，改善缺血心肌微循环，降低 AMI 发生率。试验显示尼可地尔在治疗稳定型心绞痛及各种类型心绞痛中均具有较好的抗心绞痛作用，并能显著减少心血管事件的发生，改善冠心病患者的预后。尼可地尔与地尔硫草不同，主要扩张直径小于 100 pm 的冠状动脉微血管，对心脏血压、心率等血流动力学指标影响较小，无严重不良反应，尤其与地尔硫草联合使用后，并未对心率、血压产生影响，患者依从性好。多重药理机制理论解释尼可地尔联合地尔硫草在治疗变异型心绞痛临床疗效显著。

另外，变异型心绞痛发作达到峰值（ST 段上抬至峰值时）和胸痛消失时容易发生室性心律失常。因此，对于临床上有胸痛发作而冠状动脉造影或冠状动脉 CT 检查正常的患者，需要考虑变异型心绞痛的可能，由于患者存在再灌注室性心律失常风险，进行动态监测或长时程心电监测非常必要。

（张雪娥）

010 陈旧性心肌梗死、室壁瘤形成并反复脑梗死

病历摘要

患者，男，46 岁。主因间断胸痛 5 年，加重 2 周入院。2013 年 11 月饮酒后出现肩背部、右胸部疼痛，疼痛剧烈，持续 10 分钟，自行缓解，伴出汗，不伴上肢放射性疼痛、咽喉部紧缩感，不伴恶心、呕吐。就诊后测量血压 136/76 mmHg，冠状动脉造影示左前降支中段不规则狭窄，右冠状动脉中段 50% 狭窄。诊断为急性广泛前壁心肌梗死。给予阿司匹林 100 mg/d、美托洛尔 12.5 mg/d、瑞舒

伐他汀钙片 10 mg/d，此后症状未再发作。

2016 年 9 月体检（山西省某医院）心脏彩超示左心室心尖室壁变薄，运动减弱，心尖膨隆，形成 33 mm × 34 mm 室壁瘤，可见中低血栓回声。转诊北京某医院复查心脏彩超未见室壁瘤内血栓形成，复查冠状动脉造影未见明显异常。

2018 年 11 月 15 日无明显诱因出现心前区疼痛，持续 5 分钟，不伴双上肢放射性疼痛、咽喉部紧缩感，不伴晕厥、黑蒙，不伴咳嗽、咳痰、发热、大汗、咯血、呼吸困难，不伴反酸、烧心、恶心、呕吐、腹痛、腹泻，自行服用速效救心丸后症状缓解，近日症状反复出现，且心前区疼痛加重，为求进一步诊治，收住我院。自发病以来，精神较差，食欲、睡眠尚可，大小便正常，体重无明显减轻。

[既往史] 高血压病史 7 年，血压最高 150/108 mmHg，口服美托洛尔、培哚普利叔丁胺片，平日波动于 120 ~ 130/70 ~ 80 mmHg。2015 年 11 月（第 1 次脑梗死）活动时出现左侧肢体无力、麻木、跌倒在地，意识清楚，双眼左侧半视野缺损，左侧 Babinski 征（+），头颅 MRI 示右侧大脑半球多发急性梗死，于当地某医院诊断为脑梗死。2018 年 2 月、8 月（第 2、第 3 次脑梗死）无明显诱因再次出现头痛，诊断多发性脑梗死（当地某医院）。2018 年 11 月 15 日无明显诱因出现右侧颞枕部疼痛，持续 20 分钟自行缓解，伴大汗、天旋地转，不伴胸痛、耳鸣、呕吐、肢体麻木。2018 年 12 月 23 日（第 4 次脑梗死）无明显诱因出现右侧颞枕部疼痛，持续不缓解，伴大汗，血压 136/76 mmHg，头颅 MRI（当地某医院）示多发性脑梗死，右侧小脑半球新发病灶。否认肝炎、结核等传染病史，否认手术、外伤及输血史，否认食物、药物过敏史，否认糖尿病等病史。

[个人史] 吸烟史 25 年，3 支/日；饮酒 13 年，1 两/日，戒酒 5 年。

[家族史]　父母均患有高血压病史。

[入院查体]　体温 36.4 ℃，脉搏 68 次/分，呼吸 18 次/分，血压 122/85 mmHg。心前区无隆起，心尖冲动正常，各瓣膜听诊区未闻及病理性杂音、震颤、心包摩擦音；双肺呼吸动度一致，呼吸节律正常，未见肋间隙增宽、变窄，双肺呼吸音清，未闻及干、湿啰音。

[实验室检查]　①血常规：白细胞 9.26×10^9/L，红细胞 4.29×10^{12}/L，血红蛋白浓度 136.0 g/L，血小板 396.00×10^9/L。②心肌 4 项：CK-MB 0.72 ng/mL，Myo 19.26 ng/mL，肌钙蛋白 0.09 ng/mL，NT-proBNP 323.40 pg/mL，糖化血红蛋白 6.20%。③生化：丙氨酸氨基转移酶 40.80 U/L，门冬氨基转移酶 17.80 U/L，白蛋白 39.80 g/L，总胆固醇 2.62 mmol/L，甘油三酯 0.96 mmol/L，低密度脂蛋白（LDL）1.42 mmol/L，高密度脂蛋白（HDL）1.09 mmol/L，同型半胱氨酸 7.40 μmol/L。离子：血钾 4.06 mmol/L，钠 141.00 mmol/L，氯 106.00 mmol/L，钙 2.36 mmol/L。④凝血：凝血酶原时间对照 13.50 秒，纤维蛋白原对照 3.68 g/L，部分凝血活酶时间对照 30 秒，INR 1.00 R，纤维蛋白原 2.90 g/L，D-二聚体 87 ng/mL。⑤尿、便常规均正常。

[辅助检查]　①心电图示窦性心律，电轴左偏，$V_2 \sim V_5$ 导联可见 Q 波，$V_2 \sim V_5$ 导联 ST 段抬高 0.1 ~ 0.2 mV，V_6 导联 T 波低平。②动态心电图示窦性心律，偶发房性期前收缩呈连发，偶发室性期前收缩，病理性 Q 波，ST-T 段呈异常动态改变。③心脏彩超示左心房内径 34 mm，左心室内径 59 mm，EF 59%，心脏搏动呈扭动感，左心室侧壁近心尖处肌肉柱增粗肥大，结构紊乱，室间隔下段至心尖部室壁变薄，向外膨出，呈矛盾运动，范围约 29 mm×22 mm，其内未见明显异常回声，结果提示符合心肌梗死心脏改变，心尖部室壁瘤形成，左心室增大、升主动脉内径稍宽，左心室舒张功能减低，左心室收缩功能正常。④经食道心脏超声示左心室心尖部室壁

变薄，运动明显减弱至消失，心尖圆隆，形态不规则，形成室壁瘤，大小约34 mm×24 mm，左心室心尖部及前外侧壁探及增粗的肌小梁回声，房、室间隔连续正常。各瓣膜形态、结构及启闭运动正常，结果：节段性室壁运动异常，左心室心尖部室壁瘤形成，左心室舒张功能减低。⑤头颅MRI（2018年11月23日，当地某医院）示多发性脑梗死，右侧小脑半球新发病灶（图10－1）。

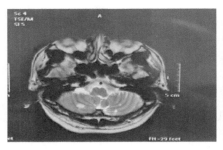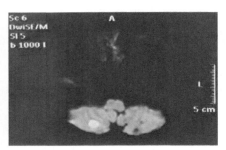

图10－1 头颅MRI

病例分析

室壁膨胀瘤（cardiac aneurysm），或称室壁瘤，多累及左心室心尖部，发生率5%～20%，是在心室腔内压力影响下，梗死部位的心室壁向外膨出而形成，见于梗死范围较大的患者，常于起病数周后才被发现。大面积前壁梗死形成的室壁瘤，往往同时累及心尖部，由于心尖夹角变大，心尖变得圆钝、膨隆，心腔相对扩大，二尖瓣开放时到达心尖部的血流速明显减慢，加上心肌梗死患者的血液本身呈高凝状态，从而导致局部血流淤滞，轴流紊乱，或在局部形成涡流，前壁AMI常伴有局部心内膜损伤。这些都容易造成心尖部血栓形成。前壁心肌梗死患者心电图显示有病理性Q波形成，并伴室壁瘤形成的死亡病例中，其附壁血栓的发生率可高达50%～90%，在心肌梗死伴有室壁瘤的存活患者中，室壁瘤切除术中所见附壁血栓的发生率高于50%。该患者多次检查心动彩超、经食道超声，仅一次发现室壁瘤内血栓形成，其后多次复查均未见室壁瘤内血栓形成，但不能排除瘤内无不可检验的小血栓，当然这种不可检验的小血栓，极有可能脱落后，经血液循环到达脑血管内，堵塞脑血管，以致患者反复出现多发性脑梗死。为减少患者室壁瘤内血栓形成导致脑血管事件的发生率，建议患者考虑外科手术治疗室壁瘤。

由于异常的物体（固体、液体、气体）沿血液循环进入脑动脉或供应脑的颈部动脉，造成血流阻塞而产生脑梗死，称为脑栓塞，亦属于缺血性卒中。脑栓塞占卒中发病率的 10% ~ 15% 。脑栓塞的栓子来源可分为心源性、非心源性、来源不明性三大类。有研究显示在全部的脑卒中患者中，心源性脑梗死出现的比例占 15% ，其中出现最多的为心房颤动导致的血栓脱落，在最新的《实用内科学》中提及在心房颤动时由于心房收缩功能丧失导致血液淤积在心房内，与心脏瓣膜接触形成血栓，栓子脱落后导致随血液流动造成栓塞。心房颤动是一种无关性别、年龄、有无器质性心脏病均可发生的疾病，但以老年人多见，对于心房颤动的诊断在 2018 年新出版的《中国心房颤动诊断和治疗指南 2018》提出除了常规的心电图、动态心电图等，新型的监测手段将能提高无症状心房颤动、阵发性心房颤动的检出率，其包括带有心电监护的智能手机、手表、血压计等。该患者在行常规心电图和动态心电图都未检测出心房颤动的发生，但患者患有高血压和冠心病，这两种疾病均可引起心房颤动，有研究显示高血压引起心房颤动的发生率为 9.3% ~ 22.6% ，AMI 后心房颤动的发生率为 10% ~ 15% ，不排除患者多次发生多发性脑血管事件是由阵发性心房颤动导致血栓脱落形成的。为防止患者心房颤动导致的心血管事件，根据《中国心房颤动诊断和治疗指南 2018》建议患者长期口服华法林，用以抗凝治疗（指南虽然提出新型口服抗凝药达比加群，但考虑华法林较其研究证据更充分和患者的经济状况，建议患者长期口服华法林抗凝）。

中国专家在2018年新出版的《ACS特殊抗血小板治疗-2018》指出ACS应用双联抗血小板治疗（dual antiplatelet therapy, DAPT）期间发生颅内出血，应停用DAPT，权衡出血和再发缺血事件的风险，于病情稳定2~8周适时恢复适度的抗栓治疗，可先启用氯吡格雷治疗，随后继续应用DAPT。该患者患有冠心病，为防止心血管事件的再发生，应长期口服双联抗血小板药物，但在2018年新出版的《中国心房颤动诊断和治疗指南2018》提出阿司匹林合用氯吡格雷效果在减少患者卒中、心肌梗死和心血管死亡复合终点事件中不如华法林效果好，同时又可增加出血风险，遂不推荐患者应用DAPT，建议患者长期口服华法林，同时定期复查凝血。

建议患者长期口服瑞舒伐他汀降脂稳斑；美托洛尔减低心室率、降低心室做功；培哚普利逆转心室重构、降低死亡风险和再入院概率。

专家点评

通常室壁瘤内血栓脱落导致血栓栓塞的发生概率小，但可引起脑卒中、再发AMI及肢体或脏器的缺血表现，故AMI后并发室壁瘤的患者应及时测定血浆纤维蛋白及D-二聚体水平，同时出院后应当定期复查凝血。对无症状的患者切除室壁瘤并不能提高远期存活率，一般不考虑手术治疗，有心绞痛症状、充血性心力衰竭、室性心律失常、血栓栓塞症状或证实有LVMT者应手术治疗。研究表明，具有上述症状的患者接受手术治疗不仅可以缓解症状，而且可以提高患者的远期存活率。患者室壁瘤切除术后，虽排除室壁瘤内血栓形成的风险，但是对于患者的远期预后来说，华法林的使用是非常有必要的一项，同时建议患者在术后定期复查心脏彩超、动态心电图，以提供动态的临床信息，为患者治疗提供更精准的治疗方案。患者多次复查心脏超声、心电图等，均未见患者有心房颤动的发生，但这不能作为排除心房颤动发生的依据，新型检测设备的出现为隐源性心房颤动的检测提供了新的诊断方法，方便、实时、快捷。

（周荣）

011 糖尿病酮症酸中毒致冠状动脉非阻塞型心肌梗死

病历摘要

患者，男，36 岁。2019 年 1 月 6 日主因乏力、纳差 3 日，言语模糊 1 日就诊于我院急诊。2019 年 1 月 2 日不洁饮食后出现恶心，不伴呕吐、腹痛、腹泻及发热，自行口服消食片、奥美拉唑肠溶胶囊、藿香正气胶囊后，症状有所缓解，未予重视。1 月 5 日上午突发四肢乏力，就诊于当地诊所，行输液治疗（具体不详），下午出现意识模糊，伴言语模糊，遂送至当地某医院，予以补液、降糖、纠酸治疗后转于我院治疗。

[既往史]　否认冠心病、高血压病史。1 型糖尿病 8 年，目前使用万邦胰岛素，早 30 IU、晚 20 IU，皮下注射，自诉平日血糖控制尚可。无食物、药物过敏史，无烟酒等嗜好。

[入院查体]　体温 36.8 ℃，脉搏 98 次/分，呼吸 20 次/分，

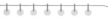

血压 126/71 mmHg。发育正常，营养中等，神志清楚，言语含糊，呼之可应，对答切题。双肺呼吸音清，未闻及干、湿啰音。心率 98 次/分，心律齐，各瓣膜听诊区心音正常，未闻及病理性杂音。腹软，全腹无压痛、反跳痛。双下肢无水肿，生理反射存在，病理反射未引出。

[**实验室检查**]　①血常规：WBC 25.52×10^9/L；C-反应蛋白 16.44 mg/L。②尿常规：尿糖（＋＋＋＋），尿潜血（＋＋），尿酮体（＋）。③血糖 44.43 mmol/L；糖化血红蛋白 12.2%。④离子：血钾 5.84 mmol/L，血钠 119 mmol/L。⑤肝功能：门冬氨基转移酶 84.60 U/L；肌酸激酶 752.91 U/L，肌酸激酶同工酶 147.20 U/L，乳酸脱氢酶 322.70 U/L。⑥血气分析：pH 7.28，二氧化碳分压 20.1 mmHg，氧分压 128 mmHg，二氧化碳结合力 3.65 mmol/L。⑦心肌梗死 3 项：CK-MB ＞ 80 ng/mL，cTnI 12.81 ng/mL，Myo 553.8 ng/mL。⑧血脂：高密度脂蛋白 1.73 mmol/L，低密度脂蛋白 0.88 mmol/L。

[**辅助检查**]　①（2019 年 1 月 11 日）心脏彩超示 EF 59%，左心室壁节段性运动异常，室壁运动欠协调，左心室舒张功能减低，左心室收缩功能正常。②（2019 年 1 月 14 日）冠状动脉造影示各冠状动脉未见明显异常。头颅 CT 及 MRI + DWI + MRA 平扫未见明显异常。腹部彩超未见明显异常。

[**诊断**]　冠状动脉非阻塞型心肌梗死，1 型糖尿病，糖尿病酮症酸中毒，电解质紊乱。

[**治疗经过**]　入院后口服阿司匹林、替格瑞洛、阿托伐他汀、比索洛尔，皮下注射依诺肝素钠注射液；静脉 50 IU 胰岛素 0.9% 氯化钠注射液 50 mL 以 3 mL/h 微量泵入，待血糖降至 13.9 mmol/L 后改为 5% 葡萄糖溶液 250 mL 加 3 IU 胰岛素静脉滴注。1 月 8 日降糖方案调整为（甘 R）重组人胰岛素早 10 IU、中 8 IU、晚 6 IU，三

餐前皮下注射，重组甘精胰岛素 16 IU，睡前皮下注射，同时给予
改善心肌能量代谢、抑酸护胃、抗感染、补液治疗。于 1 月 10 日
出现左手及左下肢麻木，肌力 4 级，头颅 CT 及 MRI + DWI + MRA
扫描未见明显异常，考虑糖尿病周围神经病变，给予口服甲钴胺片
0.5 mg，每日 3 次营养神经治疗。经上述方案治疗后，随机血糖平
均控制在 8 mmol/L 左右，一般情况好转，病情稳定，生化指标趋
于正常，于 1 月 19 日出院。住院期间患者肝酶、离子、血糖、心
肌 4 项动态变化见表 11 - 1 及表 11 - 2，心电图变化见图 11 - 1 及
图 11 - 2。

表 11 - 1　患者住院期间肝酶、离子及血糖变化

日期	AST（U/L）	CK（U/L）	K^+（mmol/L）	Na^+（mmol/L）	血糖（mmol/L）
院外	—	—	7.4	109	57.08
2019.01.06	84.60	322.70	5.84	119	44.43
2019.01.07	254.80	422.44	3.73	130	20.30
2019.01.08	138.10	176	3.27	135	16.23
2019.01.14	35.60	—	4.34	145	5.91
参考值	15 ~ 40	50 ~ 310	3.5 ~ 5.3	137 ~ 147	4.2 ~ 6.1

表 11 - 2　患者住院期间心肌 4 项变化

日期	CK-MB（ng/mL）	Myo（ng/mL）	cTnI（ng/mL）	BNP（ng/mL）
2019.01.06	> 80	553.8	12.81	—
2019.01.07	59.39	108.61	25.95	429.59
2019.01.09	2.93	60.64	13.87	165.24
2019.01.17	1.31	25.03	0.22	187.02
参考值	0.6 ~ 6.3	17.4 ~ 105.7	0 ~ 0.04	0 ~ 100

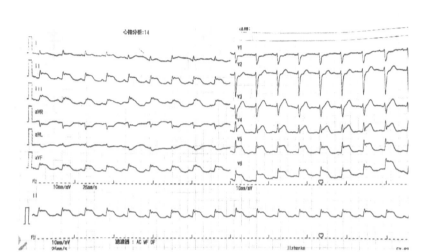

图 11 -1　2019 年 1 月 6 日心电图

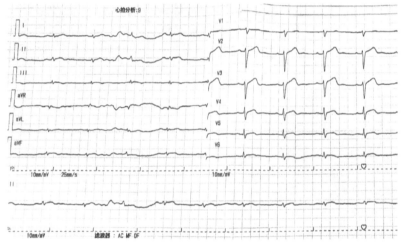

图 11 -2　2019 年 1 月 14 日心电图

病例分析

1. 冠状动脉非阻塞型心肌梗死（myocardial infarction with non-
obstructive coronary arteries，MINOCA）是指没有冠状动脉粥样硬化型
阻塞情况发生的心肌梗死，是一组可由多种病因引起的异质性疾病。

（1）MINOCA 的病因。包括冠状动脉痉挛、微血管痉挛、斑块
破裂等。

（2）MINOCA 的诊断。需要同时符合 AMI 和非阻塞型冠状动脉的诊断标准。

1）AMI 的诊断标准。①心脏生物标志物阳性（优选心肌肌钙蛋白）：系列检测指标升高和（或）降低，至少有 1 个值超过参考值上限的 99 百分位；②确切的梗死临床证据，至少符合 1 项：缺血症状；新出现或推测新出现的显著 ST-T 改变或左束支传导阻滞（left bundle-branch block，LBBB）；出现病理性 Q 波；新出现的存活心肌损失或室壁运动异常的影像学证据；血管造影或尸检发现明显的冠状动脉内血栓。

2）冠状动脉造影显示非阻塞型冠状动脉。任何潜在的梗死相关动脉无阻塞型冠状动脉狭窄证据（无≥50% 的冠状动脉狭窄）。

3）无引起心肌梗死的特殊临床疾病，如肺栓塞、心肌炎等。心脏 MRI 不仅能确诊 MINOCA，也能为潜在的病因提供线索，钆对比剂延迟强化有发现区分血管性和非血管性病因。因此，对于无明确病因的非阻塞型心肌梗死患者，建议进行心脏 MRI 检查。

2. 糖尿病酮症酸中毒（diabetic ketoacidosis，DKA）是常见的糖尿病急性并发症之一，由于胰岛素活性重度缺乏或抵抗及升糖激素不适当升高，引起糖、脂肪、蛋白质代谢紊乱，以致水、电解质和酸碱平衡失调，出现高血糖、酮症、代谢性酸中毒和脱水为主要表现的临床综合征。临床上单纯 DKA 导致 MINCOA 的病例并不多。有学者发现，严重的 DKA 可能与心肌坏死有关，会导致短暂的室壁运动异常和室性心律失常的发生；DKA 患者可以在没有任何动脉粥样硬化证据的基础上发生心肌梗死。DKA 致 MINCOA 可能的原因包括：①DKA 时，机体高应激，心肌代谢增强，耗氧量增加；同时应激时体内儿茶酚胺类等生糖激素过多，引起冠状动脉痉挛与收缩，造成急性心肌缺血缺氧。②胰岛素和胰高血糖素比率下降促进糖异生、糖原分解和酮体生成，脂肪细胞生成游离脂肪酸增多，因 FFA 氧化伴随着更高的氧耗，且心肌中 FFA 的堆积可抑制糖酵解，使心肌细胞有氧代谢效率降低、无效氧耗增加，加重心肌能量代谢障碍。③糖尿病患者自身血液黏滞度增加，DKA 发生时，因为脱水和渗透性利尿等因素血液黏度增加更为显著；血糖和血酮浓度升高使血浆渗透压增高，引起患者血容量不足、血压降低等使冠状动脉供血减少，氧输送障碍。

总之，DKA 和 MINCOA 彼此之间相互影响，形成恶性循环，共同加重机体内环境紊乱。此外，DKA 早期合并高钾血症时，心电图上会出现类似 STEMI 的"假性梗死模式"，但是没有任何心肌损伤证据；DKA 早期血钾正常的患者中，心电图上也可以出现 ST 段抬高的现象，而且随着酮症酸中毒的好转，ST 段回落至正常。

🏥 专家点评

本病例中患者诊断 1 型糖尿病 8 年，既往无高血压、冠心病病史，无吸烟史。血脂正常，不洁饮食后血糖达到 57.08 mmol/L，尿糖（+++），尿酮体（+），血酮 4.5 mmol/L，可以确诊为 DKA。因其在 DKA 发生后，心肌酶和肝酶升高，心电图呈 STEMI 改变，且呈动态演变，心脏彩超示左心室壁节段性运动异常，室壁运动欠协调，左心室舒张功能减低，左心室收缩功能正常，但冠状动脉造影显示各冠状动脉未见明显异常，故诊断为 MINCOA。目前指南并未对 MINCOA 患者的二级预防进行明确说明，欧洲心脏病学会（ESC）指南针对动脉粥样硬化斑块破裂和微血管阻塞所致 MINCOA 建议给予双联抗血小板和他汀治疗，既往研究表明，MINCOA 患者的他汀、β 受体阻滞剂、ACEI/ARB 及 P2Y12 抑制剂使用率较低，与用药组相比，未用药组的 1 年随访心肌梗死发病率明显升高。通过该病例的学习提示在临床工作中，DKA 患者发生 MINCOA 时的诊断和治疗一定要及时、准确、规范，从而更好地改善患者预后，避免漏诊、误诊。

（崔小豪　杨志明）

第二部分
心力衰竭

012 缺血性心肌病心脏再同步化治疗

病历摘要

患者，男，78岁。因间断胸憋、气紧1年，头晕2个月来我院急诊就诊。患者2016年出现活动时胸憋、气紧，伴有左牙痛，无大汗、恶心、呕吐、左肩部放射痛及咽部紧缩感，持续约30秒，休息可缓解，就诊于北京某医院，行心脏彩超示EF 39%，冠状动脉造影提示病变累及三支病变。诊断为冠心病，陈旧性心肌梗死，心功能Ⅲ级，给予口服阿司匹林、瑞舒伐他汀、单硝酸异山梨酯缓释片及美托洛尔等治疗，病情控制可。2017年7月出现头晕、头重脚轻感，体位变化时明显，就诊于我院。

[**治疗经过**] 24 小时心电图示总心搏 87 559 个，窦性心动过缓，窦性停搏，交界性逸搏，最长 R-R 间期 3.13 秒，心率 43 ~ 98 次/分，平均 64 次/分，频发多源性房性期前收缩，完全性 LBBB；心肌核素扫描示左心室下壁近心尖心肌梗死，建议停服美托洛尔，为求进一步诊治，入住我科。

入院后完善相关检查化验，心电图提示窦性心律，完全性 LBBB，QRS 波群时限 152 毫秒。心脏彩超提示 EF 32%，左心房内径 41 mm，左心室舒张末期内径 61 mm，左心房左心室增大，二尖瓣口少量反流，左心室功能减低。行起搏器植入术，术后行心电图检查（图 12 – 1），术后 9 日伤口愈合良好，起搏器工作良好，办理出院。

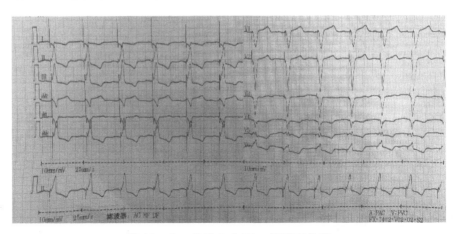

图 12 – 1　术后心电图，起搏器节律

病例分析

心脏再同步化治疗（cardiac resynchronization therapy，CRT），又称双心室起搏，是在传统起搏基础上增加左心室起搏，通过双心室起搏的方式，治疗心室收缩不同步的心力衰竭患者。CRT 可改善患者的心脏功能，提高运动耐量及生活质量，是心力衰竭治疗史上

一个里程碑式的突破。

慢性心力衰竭（chronic heart failure，CHF）是一种复杂的临床综合征，是各类心脏病的严重阶段或终末期表现，发生率高，预后差，5 年存活率与恶性肿瘤相似。长期以来，对心力衰竭的治疗主要以药物为主。然而，药物治疗具有一定的局限性，尤其是对 NYHA 心功能分级Ⅲ～Ⅳ级患者的症状改善作用有限，对长期生存率的改善更不理想。约 1/3 心力衰竭患者合并心室传导异常，表现为 QRS 波群时限＞120 毫秒，提示可能存在心室收缩不同步。对于存在左右心室显著不同步的心力衰竭患者，CRT 可恢复正常的左右心室及心室内的同步激动，减轻二尖瓣反流，增加心排血量，改善心功能。多项循证医学研究已证实，CRT 可改善患者生活质量，提高生存率。

《中国心力衰竭诊断和治疗指南 2014》对 CRT 适应证既有扩展，但又加以严格限制。心功能条件放宽，由 NYHA 心功能分级Ⅲ～Ⅳ级扩大到Ⅱ级，EF≤35%。而对 QRS 波群时程及形态有更严格的限制，强调 LBBB 和 QRS 波群时程。还要求在临床决策前，严格遵循指南，进行 3～6 个月标准药物治疗，如果心功能仍无改善方考虑 CRT 治疗。CRT 适应证为窦性心律，以及经标准和优化的药物治疗至少 3～6 个月仍持续有症状、左心室射血分数（left ventricular ejection fraction，LVEF）降低，根据临床状况评估预期生存超过 1 年，且状态良好，并符合以下条件的患者。

（1）NYHA 心功能分级Ⅲ级或Ⅳa 级患者。①LVEF≤35%，且伴 LBBB 及 QRS≥150 毫秒，推荐植入 CRT 或心脏再同步化治疗除颤器（CRT-D）（Ⅰ类，A 级）。②LVEF≤35%，并伴以下情况之一：伴 LBBB 且 120 毫秒≤QRS＜150 毫秒，可植入 CRT 或 CRT-D（Ⅱa 类，B 级）；非 LBBB 但 QRS≥150 毫秒，可植入 CRT/CRT-D（Ⅱa 类，A 级）。③有常规起搏治疗但无 CRT 适应证的患者，如 LVEF≤35%，预计心室起搏比例＞40%，无论 QRS 时限，可植入

CRT（Ⅱa类，C级）。

（2）NYHA心功能分级Ⅱ级患者。①LVEF≤30%，伴LBBB及QRS≥150毫秒，推荐植入CRT，最好是CRT-D（Ⅰ类，A级）。②LVEF≤30%，伴LBBB且130毫秒≤QRS＜150毫秒，可植入CRT或CRT-D（Ⅱa类，B级）。③LVEF≤30%，非LBBB但QRS≥150毫秒，可植入CRT或CRT-D（Ⅱb类，B级）；非LBBB且QRS＜150毫秒，不推荐（Ⅲ类，B级）。

（3）NYHA心功能分级Ⅰ级患者。LVEF≤30%，伴LBBB及QRS≥150毫秒，缺血性心肌病，推荐植入CRT或CRT-D（Ⅱb类，C级）。

（4）永久性心房颤动、NYHA心功能分级Ⅲ级或Ⅳa级，QRS≥120毫秒、LVEF≤35%，能以良好的功能状态预期生存大于1年的患者，以下3种情况可以考虑植入CRT或CRT-D。①固有心室率缓慢需要起搏治疗（Ⅱb类，C级）；②房室结消融后起搏器依赖（Ⅱb类，B级）；③静息心室率≤60次/分、运动时心率≤90次/分（Ⅱb类，B级）。但需尽可能保证双心室起搏，否则可考虑房室结消融。

CRT技术虽然已经较为成熟，但临床应答率偏低，约有30%接受CRT的患者不能获益。近年来，学者们对于CRT的应答率进行了一些研究。Soliman等认为心力衰竭伴糖尿病是行CRT治疗后应答率低的一个独立预测指标，原因是这些患者心力衰竭合并缺血事件发生率高。Kelarijani等研究CRT应答率与性别和年龄的关系，以60岁为界分为2组，发现应答率与年龄和性别无关，但此研究样本量小，还需大规模的研究来揭示。Kjaergaard等认为三尖瓣环平面运动过程可作为CRT能否逆转心室重构的一个独立预测因子。遗憾的是，现有研究仍不能阐明某单一因素对CRT的应答率起作用，CRT的应答结果可能与多种因素相互作用有关，这也是未来CRT研究的重点之一。

目前，CRT 领域的共识和研究重点是在药物治疗的基础上，进一步细化 CRT 的适应证，提高靶静脉的固定成功率，拓展新的左心室电极植入技术、个体化的程控随访，以及探索有效的预测因子来提高 CRT 应答率，进而使更多的心功能不全患者从中获益。

🔲 专家点评

该患者所患疾病为缺血性心肌病，心功能Ⅲ级，伴完全性 LBBB，LVEF≤35%，符合 CRT 或心脏再同步化治疗除颤器（CRT-D）适应证（Ⅰ类，A 级），行 CRT 治疗可以从中获益。鉴于 CRT 患者通常合并束支传导阻滞，因此需要关注心电图变化（左心室起搏时，心电图特征性的表现为右束支阻滞的 QRS 波形）。一旦起搏心电图发生改变，需要进行 X 线和起搏器检查，明确起搏、感知和阻抗状况，明确是否有完全脱位或微脱位并发症的发生。密切观察术后囊袋及心电图变化，积极预防并及时处理术后并发症。

（巩书文）

013　扩张型心肌病顽固性心力衰竭 心脏移植术后

🔲 病历摘要

患者，男，39 岁。2006 年 11 月活动时出现胸憋、气紧，逐渐加重，夜间不能平卧，伴双下肢水肿，就诊于我院，行心电图及心脏彩超诊断为扩张型心肌病（dilated cardiomyopathy，DCM），口服地高辛、美托洛尔、螺内酯、依那普利，间断服用呋塞米片对症治疗，症状时轻时重，因反复心力衰竭而多次住院治疗。

2012 年 11 月上述症状再次加重，经利尿、降低心脏负荷、改善心功能等治疗心力衰竭改善不明显，心电图示窦性心律，电轴不偏，完全性 LBBB，QRS 波时限 230 毫秒，偶发室性期前收缩（图 13 - 1）。心脏超声示左心室舒张末期内径 70 mm，EF 27% 。行双心室心脏再同步化治疗，术后规律药物治疗，心功能明显改善。

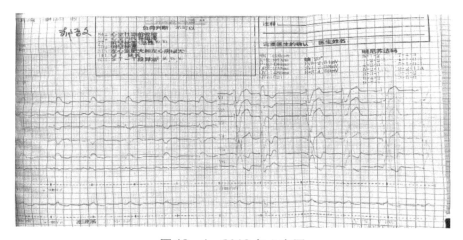

图 13 - 1　2012 年心电图

2014 年 12 月上述症状再次加重，休息时即感胸憋、气紧，伴夜间阵发性呼吸困难，伴咳嗽、咳痰，痰为白黏痰，再次住院。心电图示快速心房颤动，起搏心律，ST-T 段异常（图 13 - 2）。心脏彩超示左心房内径 52 mm，左心室舒张末期内径 81 mm，肺动脉压约 52 mmHg，EF 37% 。给予地高辛、比索洛尔、螺内酯、厄贝沙坦、芪苈强心胶囊、华法林及环磷腺苷葡胺改善心力衰竭，给予托拉塞米利尿治疗，并给予胺碘酮控制心率，胸憋、气紧症状明显减轻。之后继续规律服药，仍感胸憋、气紧，尤以活动时或劳累后为著，且反复肺部感染而频繁住院治疗；多次复查心脏超声示左心

笔记

室舒张末期内径显著扩大，EF 值逐渐降低。

2016 年 2 月行心脏移植术。

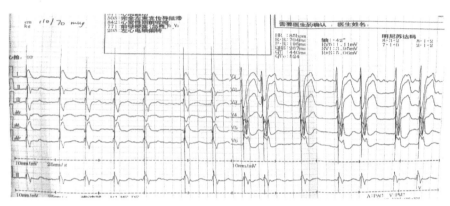

图 13-2　2014 年心电图

病例分析

　　DCM 是最常见的一类心肌病，以单侧或双侧心腔扩大、心肌收缩功能障碍为主要特征，猝死风险高，属于难治性心血管疾病。其临床表现多为恶性心律失常、心肌肥厚、血管栓塞和胸痛等症状，其中大多数患者最终进展为心力衰竭。针对 DCM 最突出的表现是以 ACEI 或 ARB、β 受体阻滞剂联合醛固酮受体拮抗剂（称之为"金三角"）来进行常规的抗心力衰竭治疗。当 DCM 患者出现肺淤血或外周水肿表现时应首选利尿剂，托拉塞米可提高 DCM 大鼠心肌闰盘结构蛋白的表达从而防止心肌纤维化，且作用较呋塞米更明显、生物利用度更高。此外，磷酸二酯酶抑制剂、多巴酚丁胺和左西孟旦等正性肌力药可改善患者短期临床症状。

　　随着介入技术与植入性器械的不断发展，当药物治疗无法更有效地改善临床症状时，CRT 等人工心脏起搏技术为 DCM 治疗提供了新的途径。目前认为，对 QRS 时限≥150 毫秒及完全性 LBBB 患

笔记

者，CRT 治疗的获益最大。晚期 DCM 患者易出现室内传导异常，导致心室收缩不同步及收缩前房室反流。CRT 治疗不仅能改善 DCM 患者左心室收缩功能和减少二尖瓣反流，且能明显改善左心室舒张功能。对于心功能Ⅱ／Ⅲ级和 LVEF≤35% 的 DCM 患者，预防性植入 ICD 可显著改善其左心功能，降低猝死高危患者的死亡率，此外，CRT 联合 ICD 较单独应用 ICD 可更显著地改善心力衰竭患者的 LVEF。

专家点评

该患者为青年男性，诊断扩张型心肌病 8 年，给予强心、利尿、减轻心室负荷、延缓心室重构等药物对症治疗后心力衰竭症状未得到良好控制，CRT 起搏器植入术后，在使用药物维持的同时反复出现心力衰竭症状，且合并心房颤动。对于合并心房颤动 CHA2DS2-VAS≥2 分者，应考虑给予口服抗凝药治疗（Ⅰ类推荐，A 级证据），可使用华法林或新型抗凝药，预防血栓形成及栓塞。DCM 患者的心房、心室扩大，心腔内常有附壁血栓形成。栓塞是该病常见的并发症，对于已经有附壁血栓形成和血栓栓塞并发症发生的患者必须接受长期抗凝治疗。由于多数 DCM 心力衰竭患者存在肝淤血，口服华法林时须调节剂量使 INR 保持在 1.8 ~ 2.5，或使用新型抗凝药（如达比加群酯、利伐沙班）。

DCM 患者出现难治性心力衰竭（经常规内科或介入等方法治疗无效）时，心脏移植是目前唯一已确立的外科治疗方法。心脏移植的适应证有以下几种。①心肺运动测试峰耗氧量：对于不能耐受 β 受体阻滞剂的患者，峰耗氧量 < 14 mL/（kg·min）则应考虑行心脏移植（Ⅰ类推荐，B 级证据）；对于正在使用 β 受体阻滞剂的患者，峰耗氧量 < 12 mL/（kg·min）则应考虑心脏移植（Ⅰ类推荐，B 级证据）。②对年龄 >70 岁的患者进行慎重选择后，可以考虑心脏移植（Ⅱb 类推荐，C 级证据）。③术前体质指数（BMI）> 35 的患者心脏移植术后预后更差，因此此类肥胖患者建议在术前将 BMI 降至 35 以下（Ⅱa 类推荐，C 级证据）。

（张雪娥）

014　多支病变致缺血性难治性心力衰竭

病历摘要

患者，女，77 岁。主因间断胸憋 2 年，发作性胸痛 1 个月，气短 3 天，于 2018 年 3 月 12 日入院。患者 2 年前间断活动后感胸憋，休息可缓解，未予重视。2018 年 1 月 31 日休息时出现剧烈胸痛，伴出汗，无放射痛，持续不缓解，就诊于山西省某医院，诊断为冠心病，急性下壁、正后壁心肌梗死，心脏瓣膜病，二尖瓣关闭不全（中 - 重度），三尖瓣关闭不全（重度），心功能Ⅱ级，心律失常，完全右束支传导阻滞，肺部感染。行冠状动脉造影示三支病变，具体结果未见，建议行冠状动脉搭桥 + 瓣膜置换术，家属拒绝。院外口服阿司匹林、氯吡格雷、单硝酸异山梨酯、螺内酯及阿托伐他汀。3 月 5 日受凉后出现咳嗽、咳白色黏痰、气短，伴双下肢水肿，自行口服阿莫西林治疗，但上述症状逐渐加重，3 月 9 日出现夜间阵发性呼吸困难、纳差、恶心。

[既往史]　曾行双膝关节置换术、胆囊切除术。

[入院查体]　血压 130/70 mmHg，半卧位，喘息貌，颈静脉充

69

盈，双肺呼吸音粗，双肺底可闻及湿啰音。心率116次/分，心律绝对不齐，第一心音强弱不等，二尖瓣、三尖瓣听诊区可闻及2/6级收缩期吹风样杂音，向腋下传导；腹软，全腹无压痛、反跳痛，肝脾未触及肿大；双下肢中度凹陷性水肿。

[辅助检查]　①生化检查：ALT 344.4 U/L，AST 270.60 U/L，K^+ 4.52 mmol/L，Na^+ 136.00 mmol/L，BUN 9.55 mmol/L，CREA 71.51 μmol/L，余正常。②血常规：白细胞 3.48×10^9/L，红细胞 3.82×10^{12}/L，血红蛋白126 g/L，中性粒细胞百分比75.6%。③心肌4项：CK-MB 2.39 ng/mL，肌红蛋白47.37 ng/mL，肌钙蛋白0.04 ng/mL，NT-proBNP > 10 000 ng/mL。④（2018年2月4日，山西省某医院）心脏彩超：LA 43 mm，LV 48 mm，RA 35 mm×46 mm，RV 17 mm，LVSd 10 mm，LVPWd 9 mm，EF 55%。提示左心房扩大，左心室壁节段性运动异常，二尖瓣关闭不全（中-重度），三尖瓣关闭不全（中度），左心室收缩功能尚可。舒张功能未见异常。⑤（2018年2月4日，山西省某医院）胸部X线检查：心影增大伴两肺淤血，右下肺炎症，主动脉弓部线样钙化灶。⑥（2018年2月4日，我院）心脏彩超：左心室后壁阶段性运动异常，LA 44 mm，RA 54 mm×49 mm，LV 47 mm，EF 51%，二尖瓣关闭不全（中度），三尖瓣关闭不全（中度），肺动脉压力增高（67 mmHg）。⑦（2018年3月12日，我院）心电图：心房颤动，心室率波动于110~130次/分，完全右束支传导阻滞。⑧（2018年3月12日，我院）动态心电图：窦性心律，阵发性心房颤动，心房扑动（2：1~11：1下传）最长R-R间期2072毫秒，大于2秒共发生1次。心率波动在43~140次/分，平均心率为71次/分，偶发多源房性期前收缩（单发、成对，可见室内差异性传导），短阵房性心动过速，偶发多源室性期前收缩（单发、插入型），间歇性完全性右束支传导阻滞，ST-T段异常动态变化。

[入院诊断]　冠心病，急性下壁、正后壁心肌梗死恢复期，心

功能Ⅳ级（Killip 分级），心律失常，心房颤动，心房扑动，偶发室性期前收缩，间歇性完全性右束支传导阻滞，心脏瓣膜病，二尖瓣关闭不全（中度），三尖瓣关闭不全（中度），肺动脉高压（中度），肺部感染。

[治疗经过]　入院后予口服阿司匹林，100 mg/次，1 次/日；氯吡格雷片 75 mg/次，1 次/日；瑞舒伐他汀片，10 mg/次，每晚；螺内酯片 20 mg/次，1 次/日；培哚普利叔丁胺片 2 mg/次，1 次/日。静脉使用左西孟旦、新活素、米力农及利尿药、止吐药等对症支持治疗。入院第 3 日，患者精神、食欲好转；胸憋、气短明显缓解，可平卧休息。心电监护示窦性心律。查体：双肺呼吸音粗，可闻及湿啰音较前减少，心率 60 次/分，心律齐，二尖瓣、三尖瓣听诊区可闻及收缩期 2/6 级杂音，向腋下传导；腹软，全腹无压痛、反跳痛，肝脾未触及肿大；双下肢轻度凹陷性水肿。

停用新活素，间断利尿，使用美托洛尔 12.5 mg/次，2 次/日。1 周后患者可下地自由活动，但仍有干咳。查体：双肺呼吸音粗，未闻及湿啰音。心率 62 次/分，心律齐，二尖瓣、三尖瓣听诊区可闻及收缩期 2/6 级杂音；双下肢不肿。将美托洛尔加量至 25 mg，2 次/日，加用口服药物复方甲氧那明、孟鲁司特片、沙美特罗替卡松气雾剂（舒利迭）治疗。

3 月 28 日再次出现胸骨后憋痛，再次出现胸憋气短，无放射痛、出汗等伴随症状，含服硝酸异山梨酯片（消心痛）3～5 分钟后缓解，频繁发作，心电图示心房颤动，完全右束支传导阻滞，室性期前收缩（图 14 - 1）。给予胺碘酮转复未成功。

4 月 9 日心力衰竭控制相对平稳后行冠状动脉造影：右冠状动脉中段狭窄 80%，前降支近段狭窄 50%～60%，回旋支近中段狭窄 75%～95%，回旋支由远及近植入支架 2 条（图 14 - 2）。术后效果显著，患者精神、食欲明显改善，未再发生干咳、胸憋、气短等不适。查体：心脏杂音减弱。4 月 13 日复查心脏彩超示 LA 43 mm，

71

RA 50 mm × 39 mm，LV 52 mm，二尖瓣关闭不全（中度），三尖瓣关闭不全（轻度），肺动脉压力增高（50 mmHg），心包积液（微量），左心室收缩功能正常低值（EF 52%），左心室下壁心内膜回声增强，运动尚可。

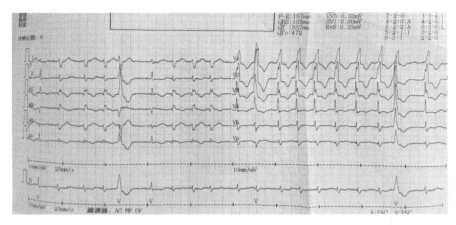

图 14-1　3 月 28 日心电图

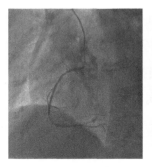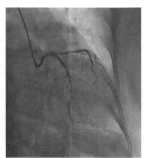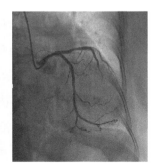

图 14-2　冠状动脉造影

出院 3 天于当地县医院复查：INR 1.84，ALT 10.6 U/L，AST 14.0 U/L，K^+ 5.23 mmol/L（减量螺内酯）；动态心电图：平均心率 81 次/分，最慢心率 43 次/分，发生于 1∶40，最快 171 次/分，24 小时总心搏 11 433 次/分，大于 1880 毫秒的停搏 3 次，提示异位心律，心房颤动伴差传，完全性右束支传导阻滞，ST-T 段异常改变。

病例分析

1. 病因治疗。患者反复心力衰竭考虑基础疾病为心肌缺血，行冠状动脉造影＋PCI术：处理回旋支，开通罪犯血管，并口服阿司匹林、氯吡格雷、瑞舒伐他汀等，症状明显改善。回旋支严重狭窄影响二尖瓣后叶功能，导致二尖瓣中度关闭不全，加重心力衰竭。心肌供血恢复，明显改善二尖瓣反流，患者顽固性心力衰竭得以逆转。

如果心力衰竭病因为继发性二尖瓣关闭不全，根据2017年《ESC心脏瓣膜病管理指南》，重度继发二尖瓣关闭不全的拟行冠状动脉旁路移植术（coronary artery bypass grafting，CABG）和LVEF＞30%是外科手术的指征（推荐级别Ⅰ级，证据水平C）。该患者通过介入治疗，效果明显，避免了外科手术，当然经过积极内科治疗效果欠佳时可考虑杂交手术，同时换瓣治疗。

2. 复律治疗。具体包括：①预防血栓栓塞（包括卒中）；②迅速改善心脏功能；③缓解患者的症状。该患者24小时内出现心房颤动，考虑转复，使用胺碘酮治疗时，患者心率明显减慢，最低心室率为31次/分，患者胸闷症状明显，停止转复。未采用电转复（适应证为有持续性心房颤动伴血流动力学恶化，包括伴进行性心肌缺血加重、症状性低血压、心力衰竭等，复律首选电复律）。

3. 控制室率。心室率控制是心房颤动治疗的重要策略，可改善生活质量，减少致残率，降低诱发心动过速性心肌病的风险。常用药物包括β受体阻滞剂、非二氢吡啶类钙离子拮抗剂、洋地黄类及某些抗心律失常药物，如胺碘酮、索他洛尔。

4. 出血栓塞风险评估。经评分后该患者为栓塞、出血，均为高危（表14-1）。

表 14-1　出血栓塞风险评估

CHA$_2$DS$_2$-VASC		HAS-BLED	
危险因素	评分	危险因素	评分
慢性心力衰竭/左心室收缩功能异常（C）	1	高血压	0
年龄≥75 岁（A）	2	肝肾功能异常，各计 1 分	1
糖尿病（D）	0	卒中	0
脑卒中/短暂性脑缺血发作/血栓栓塞史（S）	0	出血	0
血管疾病（V）	1	INR 值不稳定	0
年龄 65～74 岁（A）	0	老年（>65 岁）	1
女性（Sc）	1	药物或饮酒，各计 1 分	1
最高累计分	5	合计	3

5. 抗凝。是否需要抗凝？根据《中国心房颤动患者卒中预防规范（2017）》，冠心病接受 PCI 术的心房颤动患者，仅进行双联抗血小板治疗可增加患者死亡率和主要心血管不良事件的发生率，需要抗凝治疗的心房颤动合并择期 PCI 患者联合抗栓治疗建议如下。①出血风险高：三联抗栓治疗 1 个月，其后应用华法林或 NOACs 与一种抗血小板药物（阿司匹林或氯吡格雷）的两联抗栓治疗至 PCI 术后 6 个月。其后，单用口服抗凝药。②出血风险低：三联抗栓治疗 1 个月，其后应用华法林或 NOACs 与一种抗血小板药物（阿司匹林或氯吡格雷）的两联抗栓治疗至 PCI 术后 1 年。PIONEER 研究，利伐沙班 15 mg/d + 氯吡格雷及利伐沙班 2.5 mg/次、2 次/日 + 双抗与华法林 + 双抗，减少心肌梗死溶栓试验大出血、小出血或临床相关出血，脑卒中、心肌梗死、心血管死亡事件 3 组间差异无统计学意义。尽管 WOEST 研究、丹麦国家注册研究提示，心肌梗死或 PCI 术后的心房颤动患者，华法林联合氯吡格雷的两联抗栓治疗，在疗效和安全性方面均不劣于或优于三联抗栓治疗。最终我们

根据患者具体情况选择双抗联合华法林三联 1 个月，然后联用氯吡格雷、华法林 11 个月。

6. 射频消融。Ⅰ类：对于症状明显、药物治疗无效的阵发性心房颤动，导管消融可以作为一线治疗（证据级别 A）。Ⅱa 类：①对于病史较短、药物治疗无效、无明显器质性心脏病的症状性持续性心房颤动，导管消融可作为合理选择（证据级别 A）；②对反复发作的阵发性心房颤动，权衡药物与导管消融风险及疗效后，导管消融可以作为一线治疗（证据级别 B）；③对于存在心力衰竭和/或 LVEF 减少的症状性心房颤动患者，导管消融可作为合理选择，但其主要症状和（或）心力衰竭应与心房颤动相关（证据级别 B）。Ⅱb 类：对于病史较长、不伴有明显器质性心脏病的症状性长程持续性心房颤动，导管消融可作为维持窦律或预防复发的可选治疗方案之一（证据级别 B）。

7. 对于心肌梗死急性期后永久起搏器治疗的推荐。该患者无 CTR-P/D 适应证，动态心电图无室性心动过速发作，需进一步随访心脏彩超评估 ICD 适应证。仅从当前动态心电图需考虑是否需安装永久起搏器，下列为参考依据：

Ⅰ类 AMI 后持续二度房室阻滞合并交替性束支阻滞，三度房室传导阻滞；短暂性高度、二度或三度房室结下及相关束支阻滞；必要时行电生理检查；持续的和症状性二度或三度房室阻滞适宜永久性起搏治疗（《2012 年 ACCF/AHA/HRS 起搏器治疗指南》）。

窦房结及窦房结功能不全导致心动过缓的起搏治疗；SND 明确证实为症状性心动过缓，包括产生症状的频繁窦性停搏（证据级别 C）；症状性变时功能不良（证据级别 C）；症状性窦性心动过缓起源于某些临床疾病需要药物治疗（证据级别 C）；清醒时任何解剖部位的三度房室阻滞和高度、二度房室阻滞；无症状性心房颤动，有 1 次或 1 次以上的，停搏时间 5 秒或 5 秒以上的心动过缓（证据级别 C)(《2016 年 ESC 起搏器治疗指南》）。

专家点评

患者顽固性心力衰竭为多因素所致，严重的心肌缺血、瓣膜退行性病变最为主要。回旋支严重狭窄影响二尖瓣后叶功能，导致二尖瓣中度关闭不全，加重心力衰竭。对于该患者下一步治疗，除心力衰竭综合治疗外，应该行冠状动脉介入治疗还是冠状动脉搭桥加瓣膜置换是一个艰难的选择。综合患者实际情况，首先选择了冠状动脉造影＋PCI，术中处理回旋支，开通罪犯血管，患者症状明显改善，顽固性心力衰竭得以逆转。冠心病合并心房颤动的抗凝治疗亦是该患者长期治疗的关注点，结合出血栓塞风险评分，根据指南给予该患者精准治疗。

（柴婵娟）

015 慢性心力衰竭合并肺栓塞

病历摘要

患者，男，79岁。发现血压升高13年，间断气短8年，加重1周余。2005年患者血压增高，最高达190/100 mmHg，规律服用硝苯地平缓稀释片Ⅱ（伲福达）、替米沙坦降压治疗，自诉血压控制尚可。

2010年出现活动后胸骨后疼痛、气短，半小时后自行缓解，就诊于山西省某医院，行冠状动脉造影未见特殊异常，诊断为高血压3级（很高危）、心脏扩大、心功能Ⅲ级、肾功能不全。药物治疗后好转出院。院外服用阿司匹林、美托洛尔、螺内酯等治疗，后自行停药。

2012年6月出现心悸，就诊于山西省某医院，行心电图示心房扑动，诊断为高血压3级（很高危）、心脏扩大、心功能Ⅱ级、心律失常、心房扑动、肾功能不全，给予华法林、胺碘酮等治疗后，未再出现心悸。

2016年5月活动后出现心悸、心前区不适，无胸闷、胸痛、呼吸困难，无头晕、黑蒙、意识障碍，持续时间约10分钟，自行休息后缓解。就诊于山西省某医院，查体发现双下肢轻度对称性、可凹性水肿，测血压偏高（具体数值不详），行心电图示心房颤动，胸部正位片心影增大；胸部彩超示双侧胸腔积液，左侧深约3.5 cm，右侧深约1.5 cm；心脏彩超示双心房增大，左心功能不全，主动脉瓣、二尖瓣、三尖瓣、肺动脉瓣均存在轻度反流；颈动脉彩超示双侧颈动脉粥样硬化斑块形成；腹部彩超、肾脏彩超未见异常；化验血同型半胱氨酸高（未见报告单）。考虑为冠心病、心房颤动、双房增大、高血压3级（很高危）、高同型半胱氨酸血症。给予抗凝、抗血小板聚集、利尿、减轻心脏负荷、营养心肌、降压等对症治疗，心悸及心前区不适症状明显缓解后出院。后同年因心房颤动再发，就诊于北京某医院，行心电图示心律不齐、心房颤动。考虑心房颤动、高血压病、肾功能不全，予口服阿司匹林肠溶片100 mg/d、阿托伐他汀钙片20 mg/d、酒石酸美托洛尔12.5 mg/次（2次/日）、氯沙坦钾片50 mg/d、托拉塞米5 mg/d、螺内酯片20 mg/d、单硝酸异山梨酯缓释片60 mg/d、氯化钾缓释片1 g/d（3次/日）治疗，诉疗效佳，后未再出现心悸、心前区不适，未行复诊，调整用药。

2018年3月活动后出现呼吸困难，伴心悸、头晕、头面部发绀，无咳嗽、咳粉红色泡沫痰，持续时间约30分钟，休息后渐缓解，未重视；半个月后每天2—3时出现呼吸困难、喘息明显，坐起后症状可减轻，给予口服气血康口服液，疗效一般，上述症状无明

77

显缓解。3～5 天后出现咳嗽、咳痰，痰为白黏痰，易咳出，无粉红色泡沫痰，伴双下肢对称性、可凹性水肿，水肿呈进行性加重，腹围进行性增大，就诊于当地医院，行心电图示未见明显异常。考虑心功能Ⅳ级、肾功能不全，予硝酸甘油持续泵入、静推呋塞米或托拉塞米 10～20 mg/d、口服降压药物（具体用药不详）等对症治疗，呼吸困难、水肿症状明显缓解。6 月 27 日患者因明显心悸、心前区不适，就诊于山西省某医院，行心电图示心律失常、心房颤动，偶发室性早搏，行心脏彩超示全心扩大，室间隔增厚，主动脉内径增宽，少量心包积液。予胺碘酮 0.15 g 静推，口服胺碘酮片 0.1 g/次，3 次/日，控制心律失常，治疗后行 24 小时动态心电图示心房颤动中可见大于 2.0 秒的长 R-R 间期 281 阵，最长达 2.9 秒，报告中可见心动过缓，最慢心室率 30 次/分。遂停服胺碘酮片，改为口服美西律，同时配合口服阿司匹林肠溶片 100 mg/d，阿托伐他汀钙片 20 mg/d，螺内酯片 20 mg/d，单硝酸异山梨酯缓释片早、中、晚各 2 片，门冬钾镁片 4 片/次（3 次/日）治疗。患者为求进一步诊治入住我科。

[既往史]　痛风史，行白内障切除术。

[入院查体]　体温 36.6 ℃，脉搏 63 次/分，呼吸 19 次/分，血压 128/80 mmHg。神清语利，听力较差，颈静脉Ⅲ度充盈，双肺呼吸音粗，双肺底可闻及细湿啰音，心界扩大，心尖冲动位于左锁骨中线第 5 肋间外侧 0.5 cm 处，心律绝对不齐，第一心音变化不等，腹平坦，全腹未触及肿块，移动性浊音阴性，双下肢轻度对称性、可凹性水肿。患者近 1 个月再次出现咳嗽咳痰、气短，考虑肺部感染合并心力衰竭。

[辅助检查]　①血常规尿常规便常规大致正常，超敏肌钙蛋白 0.14 ng/mL，B 型钠尿肽测定 1589.88 pg/mL，D-二聚体含量 0.55 mg/L，总胆红素 26.20 μmol/L，直接胆红素 9.70 μmol/L，碱性磷酸酯酶 266.00 U/L，同型半胱氨酸 33.90 μmol/L，糖化血红蛋白 6.0%。②心脏彩超示 EF 35%，全心增大，心搏减弱，二尖瓣关闭不

全（轻中度），三尖瓣关闭不全（轻中重度），肺动脉压力正常高值（40 mmHg），心包积液（少量），左心室舒张功能减低，左心室收缩功能减低。③胸部 X 线检查示两肺纹理增重，心影增大，右侧第 9 ~ 11 肋骨质形态欠规整。④24 小时动态心电图示异位心律 – AF 伴心室长间期频发室性期前收缩部分连发，部分短阵室性心动过速 CRBBBST-T 部分时间改变。⑤肺动脉 CT 血管造影（computed tomographic angiography，CTA）示双侧胸腔积液，心影增大，双肺动脉分支显影不佳，双下肺动脉分支充盈缺损影，考虑肺栓塞。

[治疗经过]　给予抗凝、抗感染、降压、抗心力衰竭、利尿等对症治疗。病情好转出院。出院复查：血小板数 $93.00 \times 10^9/L$，钾 5.55 mmol/L，钠 134.00 mmol/L，氯 92.00 mmol/L，尿素氮 9.08 mmol/L，肌酐 136.97 mol/L，二氧化碳结合力 35.02 mmol/L，凝血酶原时间测定 21.20 秒，INR 1.70 R。血气分析：pH 7.382，二氧化碳分压 38.9 mmHg，氧分压 74.1 mmHg。24 小时动态心电图示异位心律，心房颤动，最长 R-R 为 2.264 秒，大于 2 秒的共发生 21 次，心室率波动在 37 ~ 125 次/分，平均心室率为 72 次/分，频发室性期前收缩（单发成对），短阵多源室性心动过速，间歇性右束支传导阻滞，ST-T 段呈异常动态改变。

病例分析

　　肺栓塞是脱落的血栓或其他物质阻塞肺动脉或其分支的病理过程，常是一种并发症，血管阻塞后发生肺组织坏死者称为肺梗死。临床出现呼吸困难、剧烈胸痛、咯血、发热症状。可有胸部干、湿啰音、胸膜摩擦音、胸腔积液征及休克、发绀等表现。

　　血栓栓塞肺动脉后，血栓不溶、机化、肺血管重构致血管狭窄或闭塞，导致肺血管阻力增加，肺动脉压力进行性增高，最终可引起右心室肥厚和右心衰竭，称为慢性血栓栓塞性肺动脉高压。

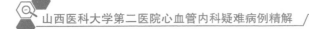

　　心力衰竭是指由于心脏的收缩功能和（或）舒张功能发生障碍，不能将静脉回心血量充分排出心脏，导致静脉系统血液淤积，动脉系统血液灌注不足，从而引起心脏循环障碍症候群，此种障碍症候群集中表现为肺淤血、腔静脉淤血。心力衰竭并不是一个独立的疾病，而是心脏疾病发展的终末阶段。其中绝大多数的心力衰竭都是以左心衰竭开始的，即首先表现为肺循环淤血。

　　该病例患者为老年男性，慢性病程，有高血压病史、肾功能不全史、长期吸烟史；高血压病史 10 余年，间断自行停药，血压控制欠佳，8 年前行心脏彩超示左心房、右心房、左心室均增大，考虑与长期高血压未控制，引起心脏代偿性改变而导致高血压性心脏病有关；但本次入院后行心脏彩超示全心扩大，肺动脉压明显增高，尚不能用高血压性心脏病完全解释，追问病史，患者 2012 年就诊于山西省某医院期间，行心电图检查可见心房扑动，2014 年即有心房颤动症状及心电图表现，但考虑到病情较轻，从心房颤动出现到入住我科前，未曾行抗凝治疗，考虑到其体力受限，长期卧床，不除外下肢小血栓形成、脱落造成肺部小动脉栓塞的可能，由于肺部血供丰富，血管分支多，代偿能力强，患者未出现明显肺栓塞表现，仅表现为间断出现的呼吸困难症状。慢性肺栓塞的存在对肺部及心脏造成不利影响，进一步导致肺动脉压升高，肺动脉主干、左右肺动脉增宽，心脏扩大，心功能下降，出现心力衰竭；入院化验凝血未见异常，可行双下肢血管彩超及肺动脉 CTA 检查，评估双下肢有无血栓形成、肺动脉有无栓塞形成。患者多次行心脏彩超提示右心房、右心室增大，提示患者有致使右心负荷加重的疾病存在，本次入院查体示颈静脉充盈，提示右心功能不全，该患者既往长期吸烟，每逢春季间断出现咳嗽、咳痰，无明显喘息、气紧，每年发作时间小于 3 个月，未行诊治。入院查体未见肋间隙增宽，行心脏彩超可见肺动脉压升高，约为 75 mmHg，肺动脉主干、左右肺动脉增宽，全心增大，以左心房、右心房为主，右心室未见明显异常。如患者有慢性肺源性心脏病，长期肺动脉压增高会导致右心室、右心房均发生器质性变化，且患者存在慢性心律失常，肺心病与心律失常的相关性小，结合该患者目前症状及检查结果，尚不能完全以慢性肺心病来解释，暂不考虑该病；患者既往行心电图未见心肌缺血性改变，行冠状动脉造影未见冠状动脉存在明显异常，暂不考虑缺血性心肌病；既往及于我院行心脏彩超均未见室壁变薄、心腔明显扩大、流出道梗阻表现，暂不考虑扩张型心肌病。

　　治疗方面，心房颤动的治疗关键在于抗凝、防止血栓形成及控制心室率，该患者为永久性心房颤动，不考虑转复，院外曾予胺碘酮控制心率，后因心率明显降低、R-R 间期延长停用，换用美西律治疗，目前患者心率仍处于较慢水平，暂予以美西律 100 mg/次，3 次/日控制心率，降低发生心律失常的风险，同时考虑到患者需要长期抗凝治疗，初步行 HAS-BLED 评分 3 分，CHA_2DS_2-VASc 评分 5 分，肾小球滤过率为 57.95 mL/min，可选用新型口服抗凝药利伐沙班 20 mg/d 行抗凝治疗。向患者家属交代病情，说明用药目的及该药所带来的经济费用，患者家属表示知情，同意使用该药物，观察患者用药后有无不适。患者既往于山西省某医院诊断为肾功能不全，今日查肾功示血尿氮、肌酐升高，使用利尿剂后 24 小时入量约 700 mL，出量约 1200 mL，注意用药后监测肾功能，注意定期复查凝血，及时调整用药，予抗感染、利尿、控制心律失常、降压、降脂等对症支持治疗，注意留取痰标本，送病原学检查，根据结果及时调整治疗。化验血同型半胱氨酸高，有研究表明，该项指标升高有增加脑卒中的风险，服用依那普利叶酸片可降低患者的血同型半胱氨酸，从而降低脑卒中风险，改善患者长期预后，且联用 ACEI 类药物可改善心肌重构及肾血流灌注，应用于该患者较为适宜，遂给予口服依那普利叶酸片 5 mg/d。目前患者基础血压不高，用药后注意密切监测血压及肾功能变化情况，及时调整用药。患者有痛风史，双足第 1 跖趾关节疼痛症状于受凉后发作，未规律治疗，患者目前无痛风

笔记

发作，测血尿酸偏高，不除外尿量不足、尿酸排泄少所致的可能性，暂不予以特殊治疗，必要时可暂予碳酸氢钠片行降尿酸治疗。

专家点评

1. 心力衰竭合并心房颤动、室性心动过速的治疗策略。心房颤动和心力衰竭常同时存在，相互影响，相互促进，两者互为因果。心房颤动通过增加心室率，心肌纤维化、神经体液激活、血管收缩因子活性增加等诱发心力衰竭，心力衰竭时心房肌纤维化、心房肌结构重构及电重构可导致心房颤动发生。研究表明，NYHA 心功能 I 级患者心房颤动发生率 4%，NYHA 心功能 IV 级患者心房颤动发生率高达 40%。

从抗凝治疗、室率控制和转复心律等方面来谈心力衰竭合并心房颤动的治疗策略。①抗凝治疗心房颤动可并发左心房血栓，血栓脱落引起脑栓塞。对于心房颤动患者，通过必要的抗凝治疗预防血栓栓塞事件是十分必要的。合并心力衰竭的心房颤动患者常常合并其他增加血栓风险的因素，因此抗凝尤为重要。2014 年 AHA/ACC/HRS 心房颤动指南指出患者的卒中风险与其卒中相关危险因素有关，而与心房颤动的发作特点为阵发性或是持续性无关（I，B），并推荐用 CHA_2DS_2-VASc 评分系统对非瓣膜性心房颤动患者的卒中风险进行评估（I，B）。CHA_2DS_2-VASc 评分 0 分可不接受抗凝治疗（IIa，B），1 分可选用口服抗凝药阿司匹林或不抗凝（IIb，C），2 分及 2 分以上需服用抗凝药物抗凝治疗（I，B）。同时推荐使用 HAS-BLED 评分系统评估出血风险，HAS-BLED 评分 ≥3 分提示有出血高风险的可能，需要严密监测不良反应风险、INR 或选择不同剂量的口服抗凝药物。②控制心室率对于心房颤动者尤为重要，心室率控制治疗可以改善患者生活质量，并在一定程度上改善心功能，预防心动过速性心肌病。控制心室率是心房颤动治疗的基本目标之一，尤其是合并心力衰竭的心房颤动患者。首先选择药物控制心房颤动患者快速性心室率，当药物治疗方案无效或患者不能耐受时，房室结消融是可选的治疗方案。

2. 慢性心力衰竭患者缓解期的心脏康复。"康复"一词来自英文 rehabilitation，意思是重新得到能力或适应正常生活的状态。康复医学作为一门独立的医学学科，诞生于 20 世纪 40 年代。

心脏康复是一门发展中学科，最早源于对冠心病患者开展的早期活动。18 世纪，英国医师 Dr. william Herberden Sr（1710—1801 年）首次报道心绞痛症状，首次提出 CVD 患者运动疗法（锯木头）。2007 年美国心肺康复协会/美国心脏协会（AACVPR/AHA）定义心脏康复为综合的、协调的长期计划，内容包括医疗评价、运动处方、纠正心血管疾病危险因素、教育咨询及行为干预。心脏康复能够降低死亡率及改善远期预后、改善血脂水平、减轻肥胖个体体重、产生积极的社会心理作用。适应证主要包括 AMI、不稳定型心绞痛无症状发作期、稳定型心绞痛、慢性心力衰竭、CABG 术后、PCI 术后、心脏瓣膜术后、大血管及外周血管术后、心脏移植及心肺移植术后等。后来逐渐扩张到先天性心脏病、心血管疾病危险因素（糖尿病、肥胖、超重等）。适应证包括心脏病预防和前期功能锻炼及心脏病后期功能恢复，贯穿心脏病的全程。心脏康复项目团队应由心血管内科医师、物理治疗师、营养师、护士、心理咨询师构成。

Ⅰ期康复：住院期间康复阶段，发病后 4～7 天，以生命安全和回归正常生活为目标。

Ⅱ期康复：出院后持续 3～6 个月有监督的运动训练，发病后 7 天～6 个月，以复职和回归社会为目标。

Ⅲ期康复：持续终生的维持阶段，发病后 6 个月至整个生命过程，以康复生活习惯养成、危险因素控制和健康管理方式构建为目标。

不同阶段，不同地方：监护病房、普通病房、设施完备的康复中心、健身房和在家。

病情不稳定时，选择卧床主动肢体活动、握拳等运动方式。

病情稳定是可选择在普通病房或设施完备的康复中心进行康复训练；病情稳定后选择在健身房或公共场所运动等。

现代心脏康复的概念不仅包含了康复的含义，还包含了一、二级预防，是多层次的干预手段，实现全面的康复目标包括运动、营养、心理、戒烟、药物五大处方。

（申晓彧）

016 以心力衰竭为首发症状的主动脉夹层动脉瘤

病历摘要

患者，男，68 岁。主因间断活动时胸憋、气短 20 天，剑突下憋痛 1 天入院。2014 年 4 月 23 日活动时出现胸憋、气紧，无胸痛、肢体放射痛，停止活动休息 10 分钟左右可缓解，未在意，自感活动耐量下降，平路行走约 10 米可出现气紧，夜间可平卧入睡。5 月 12 日下午解大便后站立时出现剑突下疼痛，伴恶心、腰背部放射痛、出汗，持续 30 分钟，休息后较难缓解，为求诊治入住我院。

[入院查体] 脉搏 100 次/分，血压 156/70 mmHg，双肺呼吸音粗，可闻及湿啰音，心律齐，心浊音界大致正常，心尖部可闻及 3/6 级收缩期杂音，向左腋下传导，主动脉第一听诊区可闻及 3/6 级收缩期杂音，向右颈部传导。

笔记

[辅助检查] ①心电图示窦性心律，心电轴不偏，Ⅰ、aVL、

$V_4 \sim V_6$ 导联 T 波倒置。②心肌 4 项示 CK-MB < 1.0 ng/mL，Myo 114.0 ng/mL，cTnI < 0.05 ng/mL，BNP 338 pg/mL。③心脏彩超示 EF 55%，左心房内径 34 mm，左心室舒张末期内径 55 mm，左心房增大，左心室松弛性减低，左心室收缩功能正常。

[治疗经过]　考虑为心功能不全，给予利尿、扩血管、强心等治疗。5 月 15 日凌晨休息时再次出现心悸、胸憋、气短，较前加重，伴咳粉红色泡沫样痰。血压 160/90 mmHg，心率 120 分/次，D - 二聚体大于 5000 ng/mL，行床旁胸部 X 线检查示双侧胸腔积液，不排除肺栓塞，给予利尿、镇痛、扩血管药物，半小时后好转。5 月 26 日 11：10 再次出现胸憋、气短，咳粉红色泡沫样痰，不能平卧，血压 150/50 mmHg，心率 120 次/分，行床旁胸部 X 线检查示双侧胸腔积液，请心胸外科会诊行胸腔闭式引流术，约 11：30 症状缓解，胸水病理检查未见癌细胞。患者在当前心力衰竭治疗方案下仍反复发作心力衰竭，且多次伴有胸痛，心电图、心肌酶均不提示冠心病，怀疑主动脉夹层主动脉瘤，6 月 9 日复查心脏彩超示 EF 57%，左心房内径 36 mm，左心室舒张末期内径 55 mm，升主动脉增宽，主动脉内可疑异常回声（夹层动脉瘤可疑），左心房稍大，左心室正常上限，二尖瓣关闭不全（轻度），主动脉瓣关闭不全（轻度），左心室松弛性减低，左心室收缩功能正常。行动脉 CT 示胸主动脉夹层动脉瘤，DeBakeyI型。2014 年 6 月 24 日患者病情一般，要求出院。

[出院诊断]　主动脉夹层动脉瘤，舒张性心力衰竭，心功能Ⅳ级，一度房室传导阻滞，肺部感染，高血压病 2 级（极高危），2 型糖尿病，甲状腺功能减退。叮嘱患者出院待病情稳定后行外科治疗。

病例分析

1. 心力衰竭。

（1）基本病因。几乎所有的心血管疾病最终都会导致心力衰竭的发生，心肌梗死、心肌病、血流动力学负荷过重、炎症等任何原因引起的心肌损伤，均可造成心肌结构和功能的变化，最后导致心室泵血和（或）充盈功能低下。

（2）**诱发因素。** 在基础性心脏病的基础上，一些因素可诱发心力衰竭的发生。常见的心力衰竭诱因如下。①感染，如呼吸道感染，风湿活动等。②严重心律失常，特别是快速性心律失常，如心房颤动、阵发性心动过速等。③心脏负荷加大，妊娠、分娩、过多过快的输液、过多摄入钠盐等导致心脏负荷增加。④药物作用，如洋地黄中毒或不恰当地停用洋地黄。⑤不当活动及情绪，过度的体力活动和情绪激动。⑥其他疾病如肺栓塞、贫血、乳头肌功能不全等。

（3）**分类。** 根据心力衰竭发生的缓急，临床可分为急性心力衰竭和慢性心力衰竭。根据心力衰竭发生的部位可分为左心、右心和全心衰竭。还有收缩性或舒张性心力衰竭之分。

（4）**临床表现。**

1）急性心力衰竭。①早期表现，左心功能降低的早期征兆为心功能正常者出现疲乏、运动耐力明显减低、心率增加 15～20 次/分，继而出现劳力性呼吸困难、夜间阵发性呼吸困难、高枕睡眠等；检查可见左心室增大、舒张早期或中期奔马律、两肺底部有湿啰音、干啰音和哮鸣音。②急性肺水肿，起病急，病情可迅速发展至危重状态。突发的严重呼吸困难、端坐呼吸、喘息不止、烦躁不安并有恐惧感，呼吸频率可达 30～50 次/分；频繁咳嗽并咳出大量粉红色泡沫样痰；心率快，心尖部常可闻及奔马律；两肺满布湿啰音和哮鸣音。③心源性休克。a：低血压持续 30 分钟以上，收缩压降至 90 mmHg 以下，或原有高血压的患者收缩压降低≥60 mmHg。b：组织低灌注状态，皮肤湿冷、苍白和发绀伴紫色条纹；心动过速 >110 次/分；尿量明显减少（<20 mL/h），甚至无尿；意识障碍，常有烦躁不安、激动焦虑、恐惧和濒死感；收缩压低于

70 mmHg，可出现抑制症状，逐渐发展至意识模糊甚至昏迷。c：血流动力学障碍，PCWP≥18 mmHg，心脏排血指数（CI）≤36.7 mL/（s·m^2）［≤2.2 L/（min·m^2）］。

2）代谢性酸中毒和低氧血症，慢性心力衰竭。①左心衰竭的症状和体征：大多数左心衰竭患者是由于运动耐力下降出现呼吸困难或乏力而就医，这些症状可在休息或运动时出现。同一患者可能存在多种疾病。呼吸困难是左心衰竭最主要的症状，可表现为劳力性呼吸困难、端坐呼吸、阵发性夜间呼吸困难等多种形式。运动耐力下降、乏力为骨骼肌血供不足的表现。严重心力衰竭患者可出现陈–施呼吸，提示预后不良。查体除原有的心脏病体征外，还可发现左心室增大、脉搏强弱交替，听诊可闻及肺部啰音。②右心衰竭的症状和体征主要表现为慢性持续性淤血引起的各脏器功能改变，患者可出现腹部或腿部水肿，并以此为首要或唯一症状而就医，运动耐量损伤是逐渐发生的，可能未引起患者注意，除非仔细询问日常生活能力发生的变化。查体除原有的心脏病体征外，还可发现心脏增大、颈静脉充盈、肝大和压痛、发绀、下垂性水肿和胸腹水等。③舒张性心力衰竭的症状和体征：舒张性心力衰竭是指在心室收缩功能正常的情况下（LVEF＞40%），心室松弛性和顺应性减低使心室充盈量减少和充盈压升高，导致肺循环和体循环淤血；初期症状不明显，随着病情发展可出现运动耐力下降、气促、肺水肿。

（5）诊断。根据患者有冠心病、高血压等基础心血管病的病史，有休息或运动时出现呼吸困难、乏力、下肢水肿的临床症状，有心动过速、呼吸急促、肺部啰音、胸腔积液、颈静脉压力增高、外周水肿、肝脏肿大的体征，有心腔扩大、第三心音、心脏杂音、超声心动图异常、利钠肽（BNP/NT-pro BNP）水平升高等心脏结构或功能异常的客观证据，有收缩性心力衰竭或舒张性心力衰竭的特征，可做出诊断。

2. 主动脉夹层也可以表现为心力衰竭为首发症状。约半数 I

型及Ⅱ型主动脉夹层患者出现主动脉瓣关闭不全，这主要是夹层使瓣环扩张、瓣叶下移引起的。心前区可闻及典型叹气样舒张期杂音且可发生充血性心力衰竭，在心力衰竭严重或心动过速时杂音可不明显。

主动脉夹层是指主动脉腔内的血液从主动脉内膜撕裂口进入主动脉中膜，并沿主动脉长轴方向扩展，造成主动脉真假两腔分离的一种病理改变，因通常呈继发瘤样改变，故称其为主动脉夹层动脉瘤。美国本病年发病率25～30/100万，国内无详细统计资料，但临床上近年来病例数有明显增加趋势。发病率与年龄成正相关，50～70岁为高发年龄，男性较女性高发。主动脉夹层是心血管病的灾难性危重急症，如不及时诊治，48小时内死亡率可高达50%。主要致死原因为主动脉夹层破裂至胸、腹腔或心包腔，进行性纵隔、腹膜后出血，以及急性心力衰竭或肾衰竭等。

本病多急剧发病，突发剧烈疼痛、休克和血肿压迫相应的主动脉分支血管时出现的脏器缺血症状。部分患者在急性期（2周内）死于心脏压塞、心律失常等心脏并发症。年龄高峰为50～70岁，男性发病率高于女性。①疼痛为本病突出而有特征性的症状，部分患者有突发、急起、剧烈而持续且不能耐受的疼痛，不像心肌梗死的疼痛是逐渐加重，且不如其剧烈。疼痛部位有时可提示撕裂口的部位；如仅前胸痛，90%以上在升主动脉，痛在颈、喉、颌或面部也强烈提示升主动脉夹层，若为肩胛间最痛，则90%以上在降主动脉，背、腹或下肢痛也强烈提示降主动脉夹层。极少数患者仅诉胸痛，可能是升主动脉夹层的外破口破入心包腔而致心脏压塞的胸痛，有时易忽略主动脉夹层的诊断，应引起重视。②休克、虚脱与血压变化，约半数或1/3患者发病后有苍白、大汗、皮肤湿冷、气促、脉速、脉弱或消失等表现，而血压下降程度常与上述症状表现不平行。某些患者可因剧痛出现血压增高。严重的休克仅见于夹层瘤破入胸膜腔大量内出血时。低血压多数是心脏压塞或急性重度主动脉瓣关闭不全所致。两侧肢体血压及脉搏明显不对称，常高度提示本病。③其他系统损伤，由于夹层血肿的扩展可压迫邻近组织或波及主动脉大分支，从而出现不同的症状与体征，致使临床表现错综复杂，应引起高度重视。

主动脉夹层的诊断主要有：①病变累及主动脉瓣可致主动脉瓣关闭不全，急性主动脉瓣反流可致心力衰竭；可突然在主动脉瓣区听到舒张期吹风样杂音。脉压增宽。②夹层破裂入心包腔可引起心脏压塞，可有心包摩擦音。③脉搏改变，主动脉的分支受压迫或内膜裂片堵塞其起源，可引起一侧脉搏减弱或消失。④胸锁关节处陷窝可触及肿块。⑤夹层破裂入胸膜腔内引起胸腔积液。通常还要依靠一些辅助检查：①心电图可示左心室肥大，非特异性 ST-T 改变。病变累及冠状动脉时，可出现心肌急性缺血甚至 AMI 改变。心包积血时可出现急性心包炎的心电图改变。②胸部 X 线示上纵隔或主动脉弓影增大，主动脉外形不规则，有局部隆起。若见主动脉内膜钙化影，可准确测量主动脉壁的厚度。正常在 2 ~ 3 mm，增到 10 mm 时则提示夹层分离可能性，若超过 10 mm 则可确诊本病。③主动脉造影可以显示裂口的部位，明确分支和主动脉瓣受累情况，估测主动脉瓣关闭不全的严重程度。缺点是其属于有创性检查，术中有一定危险性。④CT 可显示病变的主动脉扩张。发现主动脉内膜钙化优于 X 线平片，若钙化内膜向中央移位则提示本病；若向外围移位提示单纯主动脉瘤。此外 CT 还可显示由于主动脉内膜撕裂所致内膜瓣，此瓣将主动脉夹层分为真腔和假腔。CT 对降主动脉夹层分离诊断准确性高，主动脉升、弓段由于动脉扭曲，可产生假阳性或假阴性。但 CT 对确定裂口部位及主动脉分支血管的情况有困难，且不能估测主动脉瓣关闭不全的存在。⑤超声对诊断升主动脉夹层分离具有重要意义，且容易识别并发症（如心包积血、主动脉瓣关闭不全和胸腔积血等）。在 M 型超声中可见主动脉根部扩大，夹层分离处主动脉壁由正常的单条回声带变成两条分离的回声带。在二

笔记

89

维超声中可见主动脉内分离的内膜片呈内膜摆动征，主动脉夹层分离形成主动脉真假双腔征。有时可见心包或胸腔积液。多普勒超声不仅能检出主动脉夹层分离管壁双重回声之间的异常血流，而且对主动脉夹层的分型、破口定位及主动脉瓣反流的定量分析都具有重要的诊断价值。应用食管超声心动图结合实时彩色血流显像技术观察升主动脉夹层分离病变较可靠，对降主动脉夹层也有较高的特异性及敏感性。⑥MRI能直接显示主动脉夹层的真假腔，清楚显示内膜撕裂的位置和剥离的内膜片或血栓；能确定夹层的范围和分型，以及与主动脉分支的关系。但其不足是费用高，不能直接检测主动脉瓣关闭不全，不能用于装有起搏器和带有人工关节、钢针等金属物的患者。⑦数字减影血管造影（digital subtraction angiography，DSA）示无创伤性DSA对B型主动脉夹层分离的诊断较准确，可发现夹层的位置及范围，有时还可见撕裂的内膜片，但对A型病变诊断价值较小。DSA还能显示主动脉的血流动力学和主要分支的灌注情况。容易发现血管造影不能检测到的钙化。另外还有血和尿检查，白细胞计数常迅速增高。可出现溶血性贫血和黄疸。尿中可有红细胞，甚至肉眼血尿。

一旦疑及或确诊本病，应住院监护治疗。治疗的目的是减低心肌收缩力、减慢左心室收缩速度（dv/dt）和外周动脉压。治疗目标是使收缩压控制在13.3~16.0 kPa（100~120 mmHg），心率60~75次/分。这样能有效地稳定或中止主动脉夹层的继续分离，使症状缓解，疼痛消失。一是紧急治疗，具体治疗方法包括：①止痛，用吗啡与镇静剂。②补充血容量，有出血入心包，胸腔或主动脉破裂者输血。③降压，对合并有高血压的患者，可采用普萘洛尔5 mg静脉间歇给药与硝普钠静脉滴注25~50 μg/min，调节滴速，使血压降低至临床治疗指标。血压下降后疼痛明显减轻或消失是夹层分离停止扩展的临床指征。其他药物如维拉帕米、硝苯地平、卡托普利及哌唑嗪等均可选择。利舍平0.5~2 mg，每4~6小时肌注也有效。此外，也可用拉贝洛尔，其具有 α、β 双重阻滞作用，且可静脉滴注或口服。需要注意的问题是：合并有主动脉大分支阻塞的高血压患者，因降压能使缺血加重，不可采用降压治疗。对血压不高者，也不应用降压药，但可用普萘洛尔减低心肌收缩力。二是巩固治疗：对近端主动脉夹层、已破裂或濒临破裂的主动脉夹层，伴主动脉瓣关闭不全的患者应进行手术治疗；对缓慢发展的及远端主动脉夹层，可以继续内科治疗，保持收缩压于 13.3～16.0 kPa（100～120 mmHg），如上述药物不满意，可加用卡托普利 25～50 mg，3 次／日口服。三是手术治疗：Stanford A 型（相当于 Debakey Ⅰ 型和 Ⅱ 型）需要外科手术治疗。Debakey Ⅰ 型手术方式为升主动脉＋主动脉弓人工血管置换术＋改良支架象鼻手术。Debakey Ⅱ 型手术方式为升主动脉人工血管置换术。如果合并主动脉瓣关闭不全或冠状动脉受累，同时需做主动脉瓣置换术和 Bentall 手术。四是介入治疗：目前 Stanford B 型（相当于 DeBakey Ⅲ 型）的首选经皮覆膜支架植入术，必要时行外科手术治疗。

🩺 专家点评

　　该患者以活动后胸憋、气短主要表现，持续 10 分钟左右，休息后缓解，心电图有动态演变，但心肌酶无明显异常，心脏彩超示左心室功能未见明显异常。初步诊断为心功能不全，行利尿、扩血管、强心、抗感染等对症治疗，但心力衰竭症状仍然反复发作，且有心前区疼痛发作，心电图、心肌酶学均不提示冠心病，故行胸主动脉 CTA 行进一步检查后示主动脉夹层动脉瘤。给予利尿、扩血管、强心、营养心肌、抗凝、抗血小板等治疗，心力衰竭症状得到明显改善，待病情稳定后，拟行外科手术处理。对于主动脉夹层动脉瘤患者合并心力衰竭，若患者坚持出院，应反复叮嘱患者和家属病情发展的不良后果，并且嘱咐其病情好转后行外科手术治疗。对于主动脉夹层动脉瘤的患者，一经诊断，应即刻处理，密切观察血流动力学指标，绝对卧床休息，强效镇静与镇痛，必要时给予大量吗啡或冬眠治疗。

（申晓彧）

017 心力衰竭伴重度低钠血症

病历摘要

患者，男，74岁。主因间断呛咳、咳嗽及咳痰半年，气短10余天入院。患者于半年前无诱因反复呛咳、咳嗽、咳痰，伴乏力、纳差多次就诊，抗感染治疗后好转。2016年4月初再次出现上述症状，轻微活动感气短，无发热、胸憋、胸痛、咽部紧缩感、夜间阵发性呼吸困难等，就诊于我院呼吸科门诊，行胸部CT示右肺中叶、双肺下叶炎症，心脏增大，双侧胸腔积液，肺功能检查示中度限制型通气功能障碍，肺弥散功能正常，支气管激发试验（－）。予以抗感染治疗后，咳嗽、咳痰好转，但仍感气紧，行心脏彩超示左心房、左心室增大，左心室舒张末期内径58 mm，左心功能减低，EF 42%。为求进一步诊治入住我科。患者自发病以来，精神食欲尚可，二便正常，体重无减轻。1996年确诊2型糖尿病，饮食控制，未药物治疗。

[入院查体]　体温36.4 ℃，脉搏82次/分，呼吸19次/分，血压180/110 mmHg。口唇不发绀，双肺呼吸音清，双下肺可闻及少许湿啰音。心界略向左下扩大，心率82次/分，心律齐，各瓣膜

听诊区未闻及病理性杂音。腹软，双下肢无水肿。

[**辅助检查**] ①血尿便常规、凝血功能、肝功能、肾功能、血糖、糖化血红蛋白、心肌酶学、肌钙蛋白、甲功均正常。②血脂：TG 1.1 mol/L，LDL-C 2.88 mmol/L，钾 3.87 mmol/L，钠 135 mmol/L，NT-proBNP 5135.57 pg/mL。③血气分析：二氧化碳分压 39 mmHg，氧分压 76 mmHg。④心电图：窦性心律，电轴不偏，大致正常。⑤心脏超声：LA 46 mm，LVDd 58 mm，EF 42%。结论为左心房、左心室增大，左心功能减低。

[**入院诊断**] 心力衰竭原因待查，心功能Ⅲ级，高血压？呛咳原因待查，2 型糖尿病。

[**治疗经过**] 患者轻微活动后感气短。双下肺可闻及少许湿啰音。心界略向左下扩大。NT-proBNP 5135.57 pg/mL，心脏超声示左心室增大，左心功能减低，综上心力衰竭诊断明确。据心脏超声排除了先天性心脏病、瓣膜病、心肌病等。既往无心绞痛病史，不考虑缺血性心肌病。入院时血压 180/110 mmHg，结合左心房增大，虽自述无高血压史，但不排除高血压病致心力衰竭。入院后监测血压波动于 140～145/90～95 mmHg，行动态血压检查示白天收缩压增高，夜间血压负荷均重度增高，血压昼夜节律消失。故心力衰竭病因考虑为高血压 3 级（极高危）。予以口服坎地沙坦、比索洛尔、螺内酯、氢氯噻嗪等药物治疗。患者气短明显减轻。查体血压 140/90 mmHg，双下肺湿啰音消失，心率 70 次/分，心律齐。双下肢不肿。

病情变化：入院第 4 天患者再次出现呛咳、咳嗽、咳痰。第 6 天凌晨睡眠中突发呼吸困难，不能平卧。查体：血压 165/85 mmHg，双肺可闻及散在干湿啰音。考虑急性左心衰竭，予以硝普钠静脉泵入、呋塞米 20 mg 静脉推注等治疗，约 1 小时呼吸困难好转，但患者明显乏力，反应迟钝。急查 NT-proBNP 7868.87 pg/mL，K^+ 3.50 mmol/L，Na^+ 110.0 mmol/L，头颅 CT 正常。患者为什么反复呛咳？一次利尿

为什么出现如此严重的低钠血症？请神经内科会诊，行头颅 MRI +
MRA + DWI 示双侧侧脑室旁多发缺血灶，垂体形态、信号异常，建
议行垂体 MRI 检查，并化验 ACTH、皮质醇节律、性激素、泌乳
素、24 小时尿离子。因考虑吸入性肺炎，抗菌药物选择哌拉西林联
合左氧氟沙星。建议留置胃管，但患者拒绝。利尿剂选择口服托伐
普坦。经上述治疗患者咳嗽、咳痰减少、气短缓解，可以平卧休
息，但精神食欲仍差。复查 K^+ 3.6 mmol/L，Na^+ 133 mmol/L。入
院第 9 天病情再次出现新变化：右眼睑出现下垂。行头颅 + 垂体
MRI 检查，排除脑卒中，示垂体明显增大，其内信号异常，海绵窦
部分包绕。结论为垂体大腺瘤卒中。化验皮质醇、性激素均明显减
低，24 小时尿钠增加，ACTH 正常。该患者垂体大腺瘤，压迫正常
垂体组织，表现为肾上腺皮质、性腺激素分泌减少。瘤内出血后瘤
体进一步增大压迫海绵窦引起眼睑下垂。故更正诊断为高血压 3 级
（极高危），心功能Ⅳ级，垂体大腺瘤伴卒中，垂体功能低下（肾上
腺皮质功能减退、性腺功能减退），肺炎（吸入性），低钠血症，2 型
糖尿病。垂体腺瘤出血后瘤体缩小，故暂不考虑手术。予补充泼尼松
（早 5 mg，晚 2.5 mg）后，患者精神食欲明显改善，无呛咳、咳嗽、
咳痰、气短。右眼睑下垂明显好转。查体：血压 140/80 mmHg，双肺
未闻及干湿性啰音，心率 76 次/分，律齐，双下肢无水肿。化验
K^+ 3.74 mmol/L，Na^+ 144 mmol/L。

出院 1 周随访：患者未发生呛咳、咳嗽、咳痰、气短，体力活
动不受限。右眼睑下垂完全恢复。血压控制在 130/80 mmHg 左右。
电解质：正常。皮质醇节律：8 点、16 点、0 点均正常。

病例分析

低钠血症原因包括：①缺钠性，常见于肾脏丢失。如排钠利尿
剂的使用；急性肾衰多尿期；酮症酸中毒；肾上腺皮质功能减退

等。②稀释性，水调节机制障碍。主要原因是肾脏排泄水障碍和抗利尿激素增多。③转移性，比较少见，细胞外的钠向细胞内转移所致。④特发性，亦称消耗性低钠血症，多见于恶性肿瘤、肝硬化晚期、营养不良等，可能是由于细胞内蛋白质分解消耗，细胞内渗透压降低，水由细胞内移向细胞外所致。⑤脑性盐耗损综合征。

心力衰竭合并低钠血症时，多为缺钠性和稀释性低钠。心力衰竭伴低钠血症无有效治疗方法。如泵入高渗盐，可加重容量负荷，从而加重心力衰竭。而且提升血钠过快，可能引起脑桥髓鞘溶解症，其临床特征为四肢痉挛性瘫痪、吞咽功能不全和语言障碍等假性延髓性麻痹症状、不同程度的意识障碍，甚至死亡。此症虽然极少见，但应该高度警惕。血钠一般每小时升高 0.5 mmol/L 为宜。若应用传统利尿剂治疗心力衰竭，可进一步加重低钠，低钠时利尿剂排水能力下降。精氨酸加压素由下丘脑垂体后叶分泌，通过作用于 V_1 和 V_2 受体发挥生理作用。心力衰竭时，精氨酸加压素分泌增多，通过 V_1 受体引起全身血管收缩，外周血管阻力增加，血压升高。通过 V_2 受体导致水重吸收增加、水钠潴留，使心脏前后负荷加重。普坦类药物是高选择性 V_2 受体拮抗剂，排水不排钠，是治疗心力衰竭伴低钠血症的合理选择。

垂体瘤的临床表现：①激素分泌异常：激素分泌更多。或压迫正常垂体组织使激素分泌减少，表现为肾上腺皮质、性腺、甲状腺功能减退及生长激素缺乏。②垂体瘤占位压迫邻近：如压迫视神经交叉引起视力减退、偏盲；压迫海绵窦引起眼睑下垂、眼外肌麻痹、复视。③垂体瘤内出血又称为垂体卒中。常见诱因有炎症、药物（如抗凝剂）、咳嗽、情绪激动等。

专家点评

心力衰竭合并低钠血症时，低钠血症病因常非单一性，而是复合性的，诊断和治疗时应全面分析。尤其是出现与临床不一致的严重低钠血症，要注意排除内分泌系统疾病。

托伐普坦能短期显著改善心力衰竭患者体液潴留并纠正低钠血症，是治疗心力衰竭合并低钠血症的理想药物。抗利尿激素是主要影响水排泄的激素。托伐普坦是高选择性抗利尿激素 V_2 受体拮抗剂，通过结合 V_2 受体减少水的重吸收，而不增加排钠。托伐普坦是世界首个口服普坦类药物，也是中国市场迄今唯一普坦类药物。

心力衰竭和垂体瘤分别是心内科和神经科常见疾病，但两者相遇，无论从心力衰竭的诱因还是治疗，都因垂体瘤表现出不一样的特点。就该患者而言，激素水平低下引起咽反射减弱，反复呛咳，呛咳导致吸入性肺炎，这是心力衰竭的诱因。应用利尿剂时，肾上腺皮质功能减退基础上使用普通剂量利尿剂可能导致严重低钠血症。

吸入性肺炎：不同于细菌、病毒、真菌等病原体感染，属于化学性肺炎，抗菌谱应覆盖厌氧菌和需氧菌，新喹诺酮及哌拉西林较敏感。

（岳莉英）

018 冠状动脉搭桥后心力衰竭

病历摘要

患者，男。1988 年开始出现活动后胸憋、气紧，休息后稍缓解，未予重视，2000 年上诉症状加重，就诊于山西省某医院，建议行 PCI 术，因故未实施。2016 年 10 月在山西省某医院行冠状动脉搭桥手术，出院后多次出现气紧、胸憋、双下肢水肿。2017 年 8 月开始出现步行 100 米即出现胸憋、双下肢水肿，就诊于我院。

[**查体**]   血压 110/68 mmHg，双肺呼吸音清，未闻及干、湿啰音，心律齐，未闻及杂音。

[**辅助检查**]   心电图示窦性心律，肢体导联低电压，胸前导联 R 波递增不良。心脏彩超：左心室舒张末内径 58 mm，EF 39%，全心增大，左心室壁阶段性运动异常（考虑缺血性心肌病）主动脉轻度关闭不全，二尖瓣轻度关闭不全，三尖瓣轻度关闭不全，肺动脉压力增高（轻中度），心包积液（微量），左心功能减低。胸部 CT：双肺上叶局限性肺气肿，右肺下叶炎症，左侧胸腔积液。

病例分析

冠状动脉搭桥术，顾名思义，是取患者本身的血管（如胸廓内动脉、下肢的大隐静脉等）或血管替代品，将狭窄冠状动脉的远端和主动脉连接起来，让血液绕过狭窄的部分，到达缺血的部位，改善心肌血液供应，进而达到缓解心绞痛症状，改善心脏功能，提高患者生活质量及延长寿命的目的。这种手术称为 CABG，是在充满动脉血的主动脉根部和缺血心肌之间建立一条畅通的路径，因此，有人形象地将其称为在心脏上架起了"桥梁"，俗称"搭桥术"。

根据心力衰竭发生的缓急，临床可分为急性心力衰竭和慢性心力衰竭。根据心力衰竭发生的部位可分为左心、右心、全心衰竭，还有收缩性或舒张性心力衰竭之分。急性心力衰竭是指因急性的心肌损伤或心脏负荷加重，造成急性心排血量骤降、肺循环压力升高、周围循环阻力增加，引起肺循环充血而出现急性肺淤血、肺水肿并可伴有组织、器官灌注不足和心源性休克的临床综合征，以急性左心衰竭最为常见。急性心力衰竭可以在原有慢性心力衰竭基础上急性加重，也可以在心功能正常或处于代偿期的心脏上突然起病。发病前患者多数合并有器质性心血管疾病，常见于急性心肌炎、广泛性心肌梗死、心室流出道梗阻、肺动脉主干或大分支梗死等。可表现为收缩性心力衰竭，也可以表现为舒张性心力衰竭。急性心力衰竭常危及生命，必须紧急抢救。慢性心力衰竭是指持续存在的心力衰竭状态，可以稳定、恶化或失代偿。慢性心力衰竭是各种病因所致心脏疾病的终末阶段，是一种复杂的临床综合征，主要特点是呼吸困难、水肿、乏力，但上述表现并非同时出现。一般均有代偿性心脏扩大或肥厚及其他代偿机制参与，常伴有静脉压增高导致的器官充血性病理改变，可有心房、心室附壁血栓和静脉血栓形成。成人慢性心力衰竭的病因主要是冠心病、高血压、瓣膜病和扩张型心肌病。

专家点评

该患者自诉活动后胸憋、气紧，双下肢水肿，这明显是左、右心衰竭的症状，冠状动脉搭桥后可能会引起心力衰竭。冠状动脉搭桥术是改善血管冠状动脉再通的方法，是治疗冠心病的一种外科治疗手段，其术后是否发生心力衰竭，需要看心功能既往状态及冠状动脉血管病变程度。是否为心力衰竭需要结合症状、体征、辅助检查等综合性分析，这样的病例在临床上屡见不鲜，希望得到心内科医师的高度重视。

（李海文）

第三部分
心律失常

019　快速心房颤动合并晕厥

病历摘要

　　患者，女，59 岁。2017 年 2 月 20 日 10 时休息时突发头晕，头部昏沉感为主，不伴有胸痛、胸憋，随即出现意识丧失。家属诉其双眼上吊，双上肢不自觉抖动，约 1 分钟后好转，好转后无头晕、心慌等不适，约 20 分钟后行走时上诉症状再次发作。心电图示心房颤动（图 19 - 1）。心脏彩超示左心房增大、左心室正常上限、收缩功能正常。

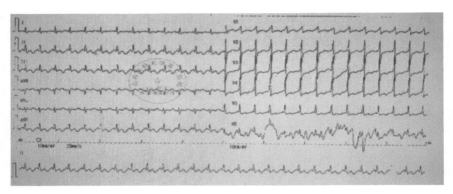

图 19-1 心电图示心房颤动

病例分析

　　心房颤动是常见的心律失常疾病。随着人口老龄化，其发病率不断增加，75 岁以上人群可达 10%。发病时心房激动的频率达 300 ~ 600 次/分，心跳频率往往快且不规则，有时可达 100 ~ 160 次/分，不仅比正常人心跳快得多，而且绝对不整齐，心房失去有效的收缩功能。该病发病率还与冠心病、高血压和心力衰竭等疾病有密切关系。

　　心房颤动分类没有统一。按持续时间可以分为阵发性心房颤动、持续性心房颤动、长程持续性心房颤动及永久性心房颤动。通常认为阵发性心房颤动指能在 7 天内自行转复为窦性心律者，一般持续时间小于 48 小时；持续性心房颤动指持续 7 天以上，需要药物或电击才能转复为窦性心律者；长程持续性心房颤动指持续时间超过 1 年的心房颤动；永久性心房颤动指医师和患者共同决定放弃恢复和维持窦性心律的一种类型。按有无基础心脏疾病分为病理性心房颤动和特发性心房颤动（临床检查无基础心脏疾病）。特发性心房颤动，有时也称孤立性心房颤动，往往发生在年龄较轻者，多数小于 50 岁。

心房颤动主要临床表现有：①心悸，感到心跳加快，伴有乏力或劳累感；②眩晕，头晕眼花甚至昏倒；③胸部不适，心前区疼痛、压迫感或者不舒服；④气短在轻度体力活动或者休息时感觉呼吸困难，有些患者可能没有任何症状。心房颤动时心房丧失收缩功能，血液容易在心房内淤滞而形成血栓，血栓脱落后可随着血液至全身各处，导致脑栓塞（脑卒中）、肢体动脉栓塞（严重者甚至需要截肢）等。心房颤动患者脑卒中的高危因素包括以前有栓塞病史、高血压、糖尿病、冠心病、心力衰竭、左心房扩大等。

心房颤动主要治疗原则：①恢复窦性心律，只有恢复窦性心律（正常心律），才能达到完全治疗心房颤动的目的，所以对于任何心房颤动患者均应该尝试恢复窦性心律的治疗方法；②控制快速心室率，对于不能恢复窦性心律的心房颤动患者，可以应用药物减慢较快的心室率；③防止血栓形成和脑卒中，心房颤动时如果不能恢复窦性心律，可以应用抗凝药物预防血栓形成和脑卒中的发生。对于某些疾病如甲状腺功能亢进（以下简称"甲亢"）、急性酒精中毒、药物所致的心房颤动，在去除病因之后，心房颤动可能自行消失。

心房颤动的治疗包括药物治疗和非药物治疗。药物治疗包括：①β受体阻滞剂，最有效、最常用的药物，常单独应用；②钙通道拮抗剂，如维拉帕米和地尔硫䓬也可有效用于心房颤动时的心室率控制，特别对于运动状态下的心室率的控制优于地高辛，和地高辛合用的效果也优于单独使用，尤其多用于无器质性心脏病或左心室收缩功能正常及伴有慢性阻塞性肺疾病的患者；③洋地黄是在紧急情况下控制心房颤动心室率的一线用药，目前临床上多用于伴有左心衰竭时的心室率控制；④胺碘酮可降低心房颤动时的心室率，不建议用于慢性心房颤动时的长期心室率控制，只是在其他药物控制无效或禁忌时、在心房颤动合并心力衰竭需紧急控制心室率时可首

笔记

选胺碘酮与洋地黄合用；⑤抗凝治疗，是预防心房颤动患者血栓形成和栓塞的必要手段，心房颤动患者如果有下列情况，应当进行抗凝治疗：年龄≥65岁、以前有过脑卒中病史或短暂脑缺血发作、充血性心力衰竭、高血压、糖尿病、冠心病、左心房扩大或超声心动图发现左心房血栓。抗凝治疗一定要有专科医师指导，抗凝过度可能导致出血，抗凝强度不够则没有预防作用。非药物治疗：①电复律，是指用2个电极片放置在患者胸部的适当部位，通过除颤仪发放电流，重新恢复窦性心律的方法。电复律适用于紧急情况的心房颤动（如心肌梗死、心率极快、低血压、心绞痛、心力衰竭等），心房颤动症状严重，患者难以耐受，上次电复律成功，未用药物维持而又复发的心房颤动。电复律不是根治心房颤动的方法，患者的心房颤动往往会复发，而且部分患者还需要继续服用抗心律失常药物维持窦性心律。②导管消融治疗，适用于绝大多数心房颤动患者，创伤小，患者易于接受。③外科迷宫手术，目前主要用于因其他心脏疾病需要行心脏手术治疗的心房颤动患者，手术效果好，但是创伤大。

专家点评

该患者在晕厥后及时就诊于当地医院，给予转复窦性心律，并取得良好疗效。对于频发心房颤动患者，需及时恢复窦性心律，控制心室率，防止血栓形成，纠正因心房颤动导致的各种症状。这样的病例在临床上屡见不鲜，希望得到心内科医师的高度重视。

（李海文）

020 心房颤动射频消融

病历摘要

患者，男，74岁。2014年无明显诱因出现心悸，无胸痛、胸闷，无恶心、呕吐，偶有气紧，多于活动后出现。就诊于山西省某医院，行心电图检查考虑心房颤动，给予营养心肌、抗心律失常等对症治疗后，心悸症状明显好转出院。院外规律口服美托洛尔缓释片，阿司匹林片各1片/日，仍间断感心悸。2017年6月24日就诊于山西某医院，行冠状动脉造影提示冠心病。于2017年6月26日就诊于我科。

[入院查体]　血压145/85 mmHg，心率76次/分，心音有力，心律不齐，第一心音强弱不等，完善相关化验检查，心脏彩超示左心房内径31 mm，左心房四腔径61 mm×49 mm，右心房四腔径57 mm×44 mm，左心房、右心房增大，左心室舒张功能减低，左心室收缩功能正常。

[诊断]　行心电图提示心房颤动。

[治疗经过]　于2017年6月30日行射频消融术，穿刺右侧股静脉，锁骨下穿刺，放入CS电极，行房间隔穿刺，放入冷盐水灌注大头导管，肺静脉隔离成功，术中转为窦性心律，患者手术后病情平稳。术后心电图提示窦性心律，心率70次/分。查体：心音有力，心律齐，各瓣膜听诊区未闻及病理性杂音。术后3天患者痊愈出院。

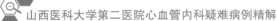

病例分析

　　心房颤动可造成心脑血管系统栓塞性病变并致残，还与心力衰竭发病率及死亡率的增高息息相关，是严重影响人们生活质量的罪魁祸首。心房颤动通过干预是可以得到控制的，其心血管终点事件的危险因素也可随之得到有效减少。《2016 年欧洲心脏病学会心房颤动管理指南》(以下简称《2016 ESC 指南》) 于 2016 年 8 月在意大利罗马召开的 ESC 年会上公布。该指南建议等级由高到低依次分为 Ⅰ、Ⅱa、Ⅱb、Ⅲ级，证据层级由高及低依次分为 A、B、C 三级。指南重点探讨心房颤动的分型及筛查、心房颤动的病情评估和心房颤动的治疗，包括对于合并其他疾病、肥胖及处于妊娠阶段的心房颤动患者的治疗建议。

　　大部分心房颤动患者是由短暂、低频率的发作逐渐向持续性、高频率发作发展，但 2%~3% 的患者可能在很长一段时间内都保持阵发性发作。《2016 ESC 指南》根据心房颤动的发作表现、持续时间、起始及结束时间，将心房颤动分为初发心房颤动、阵发性心房颤动、持续性心房颤动、长程持续性心房颤动及永久性心房颤动。初发心房颤动是指心房颤动为初次诊断，且无论心房颤动之前的持续时间及其严重程度如何。阵发性心房颤动大多数情况下在 48 小时内自行终止，持续时间可达 7 天。另外，如果心房颤动 7 天内被覆律，也归为阵发性心房颤动。持续超过 7 天的心房颤动，包括 7 天之后使用药物或电复律终止的心房颤动则归为持续性心房颤动。在拟节律控制之前，心房颤动已持续超过 1 年则归为长程持续性心房颤动。永久性心房颤动是指患者及医师接受长期心房颤动的事实，放弃节律控制，如果之后患者想尝试复律，应重新归为持续性心房颤动。

　　心房颤动的治疗：①心率控制。对于 LVEF ≥40% 的心房颤

笔记

患者，心率控制推荐使用β受体拮抗药、地高辛、地尔硫䓬或维拉帕米（Ⅰ，B）；对于 LVEF <40% 的心房颤动患者，心率控制推荐使用β受体拮抗药和/（或）地高辛（Ⅰ，B）。若患者对心率或节律控制药物无效或不能耐受，应该考虑行房室结消融，但患者之后需依赖起搏器（Ⅱa，B）。②节律控制。恢复和维持窦性心律是心房颤动治疗的重要组成部分。《2016 ESC 指南》亦指出，节律控制有助于改善心房颤动症状（Ⅰ，B）；对心血管高危因素及心房颤动的诱发因素进行有效管理是维持窦律的有效途径（Ⅱa，B）。此外，《2016 ESC 指南》还明确，除血流动力学不稳定的心房颤动外，选择药物还是电复律需要医师及患者共同选择，依据过往的研究结果，建议采用电复律（Ⅰ，B）。抗心律失常药物可有效恢复和维持心房颤动患者的窦性心律。在使用抗心律失常药物长期维持窦性心律时，对药物的选择必须谨慎，需要综合考虑患者的并发症、心血管风险、潜在严重的致心律失常作用、心脏外的不良反应、患者的选择倾向和症状的负荷（Ⅰ，A）。患者在接受抗心律失常药物治疗期间，应该定期对疗效及相关不良反应进行评估（Ⅱa，C），在药物使用过程中应密切注意心电图所示的指标，如心率、QRS 波群和 Q-T 间期及有无房室传导阻滞（Ⅱa，B）。③非药物治疗。《2016 ESC 指南》指出，根据患者的意愿及获益、风险的综合评估，心房颤动导管消融可作为预防心房颤动复发，改善阵发性心房颤动患者症状的一线治疗方案，是抗心律失常药物外的另一选择（Ⅱa，B）。《2016 ESC 指南》推荐接受抗心律失常药物治疗后心房颤动复发且有症状的患者接受导管消融治疗（Ⅰ，A）。如果心房颤动导管消融失败，可考虑外科微创的心外膜肺静脉隔离。

专家点评

该患者老年男性，既往体健，无明显诱因出现心悸，偶有气紧，多于活动后出现，无胸痛、胸闷，行心电图提示心房颤动，给予抗凝、控制心室率、射频消融术等治疗。无论阵发性或持续性，心房颤动均会引起血栓，药物治疗不理想，根治的方法是射频消融术。最常见病因为风湿性心脏病，其他的还有冠心病、高血压性心脏病、甲亢、心肌病或不明病因等，可出现脑动脉栓塞、周围动脉栓塞、肺栓塞、心功能不全、心脏性猝死等并发症。因此要从根源上治疗和预防，一旦发现心房颤动，尽早治疗，预防并发症。

（高东来）

021 二尖瓣、主动脉瓣置换术后心房颤动射频消融

病历摘要

患者，女，66 岁。1994 年起出现间断活动后胸憋并逐渐加重，2005 年就诊于我院诊断为风湿性心脏病，二尖瓣狭窄，主动脉瓣狭窄，行二尖瓣、主动脉瓣置换术，术后胸憋明显缓解。2014 年再次间断出现活动后胸憋，外院行冠状动脉造影诊断为冠状动脉硬化症。2017 年起出现发作时伴气紧、心悸、出汗，多次就诊于外院抗心力衰竭治疗效果差。2018 年 3 月 22 日因发作性胸憋就诊于我院。

[辅助检查] 心电图检查示持续性心房颤动；心脏彩超示左心房、右心房增大，二尖瓣轻度关闭不全，三尖瓣重度关闭不全，左心室收缩功能正常；经食管心脏超声左心房及左心耳内未见血栓形成。

[**入院诊断**]　风湿性心脏病二尖瓣，主动脉瓣置换术后，心律失常，持续性心房颤动，心功能Ⅱ级，冠状动脉硬化症，2型糖尿病。

[**治疗经过**]　于我院导管室在局麻下行电生理检查＋射频消融术＋房间隔穿刺术，过程顺利，术后复查心电图恢复窦性心律，未再出现发作性胸憋、气紧症状。

病例分析

心房颤动的病因有多种。所有能够对心房肌产生影响，导致包括心房扩张、心房肌增生、缺血、纤维化、炎性浸润和渗出等改变的心脏病都属于心房颤动的病因。此外，很多与年龄相关的改变，如淀粉样物质沉积和纤维化也可能与老年患者的心房颤动发生率增加有关。交感和副交感神经活性也会对心房的电生理特性产生影响，从而触发心房颤动。全身感染、肺部疾病、肺栓塞、甲亢等都有可能触发心房颤动。该患者为老年女性，有风湿性心脏病、2型糖尿病等基础疾病，反复出现活动后胸憋，行二尖瓣、主动脉瓣置换术后症状缓解。9年后再次出现胸憋症状，冠状动脉造影已除外ACS，心功能尚可，心电图检查示持续性心房颤动，因此考虑患者间断胸憋原因主要为心房颤动心室率快、心脏射血减低而出现胸憋伴心悸、气紧。该患者胸憋发作频繁且伴随症状逐渐加重，经食管超声未见左心房内血栓形成，综合评估其年龄、心脏基础后给予心房颤动射频消融术并成功恢复窦性心律。

心房颤动导管消融的设想来自外科迷宫术的启发，之后经历了右心房线性消融阶段，目前肺静脉是心房颤动导管消融干预的主要靶区。我们对该患者分别消融左右肺动脉前庭，至双侧肺静脉电位隔离，术中出现房扑，将大头撤入右心房，行三尖瓣峡部消融，过程顺利。复查心电图恢复为窦性心律。术后患者未再出现胸憋症状，密切观察病情，无并发症出现。

专家点评

心房颤动是最常见的心律失常疾病，从流行病学的角度来看，心房颤动主要是发生在有心血管疾病的老年人中，人口的老龄化和心血管疾病生存率的提高，都为心房颤动的流行奠定了基础。因此在未来的50年，心房颤动将成为最流行的心血管疾病之一。心内科医师都应系统掌握心房颤动的病因病理，视不同患者的情况选择合适的治疗方法。同时，非心内科医师也应掌握心房颤动的基本知识，尤其是心房颤动的诊断、紧急情况下的处理方法，以提高心房颤动患者的治愈率、生存率。

（高东来）

022　先天性三度房室传导阻滞

病历摘要

患者，女，40岁。2012年12月出现头晕，测得血压170/92 mmHg，口服硝苯地平缓释片降压治疗，血压控制不佳。2013年1月行心电图示三度房室传导阻滞，未予重视。2013年3月突发胸憋、气紧，无黑蒙及晕厥，于我院就诊。

［辅助检查］　心电图示三度房室传导阻滞，心率48次/分，交界区逸搏心律，完全性右束支传导阻滞（图22－1），24小时动态

心电图示窦性心律，窦性心律不齐，交界性逸搏心律，房室分离（三度完全性房室传导阻滞），心室率波动于 44 ~ 152 次/分，偶发室性期前收缩（单发、三联律），完全性右束支传导阻滞。

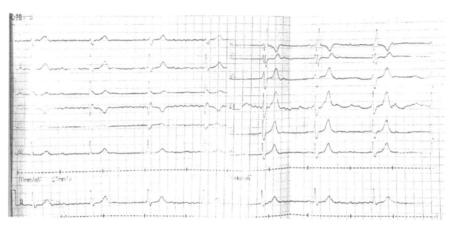

图 22 - 1　心电图

[入院诊断]　考虑患者无前驱感染史，无黑蒙及晕厥史，诊断为先天性三度房室传导阻滞，心室率尚可。

[治疗经过]　给予磷酸肌酸钠营养心肌及氨茶碱增加心率治疗，同时给予左氨氯地平 2.5 mg 降压治疗，暂予药物治疗出院，嘱病情变化时立即就医，必要时行人工心脏起搏器植入术。

[转归]　随访 5 年，患者始终无黑蒙及晕厥发作，多次复查心电图均为窦性心律，三度房室传导阻滞，交界性逸搏心律，完全性右束支传导阻滞，心率在 48 ~ 50 次/分。

病例分析

先天性房室传导阻滞是一种少见的先天性心律失常，发生率在 1/20 000 ~ 1/15 000，是一种被动性获得性免疫疾病。其发病机制是母体内的抗体经胎盘进入胎儿的血液循环，触发炎症反应，进而导致传导系统组织损伤、纤维化和瘢痕形成。先天性三度房室传导阻滞多与以下因素有关：①母亲患结缔组织病，如系统性红斑狼疮或风湿性动脉炎、皮肌炎或其他结缔组织病。95%患儿母亲体内均能检测到 SSA/Ro 或 SSB/La 抗体。仅有 20%～30% 的患儿母亲在怀孕前被确诊患有自身免疫疾病，大多数患儿母亲无明显临床症状，其诊断往往是在新生儿确诊三度房室传导阻滞后检测自身抗体阳性。②房室传导系统胚胎发育畸形、缺损。如先天性心内膜垫缺损，大型房、室间隔缺损，大血管移位等。

由于长期房室收缩不同步，长期血流动力学异常，心排量明显减少，血压偏低，心功能受损，合并先天性心脏畸形者，容易导致心力衰竭。因此，尽早诊断和及时治疗至关重要。

专家点评

该患者既往无特殊不适，行心电图诊断三度房室传导阻滞，后天性房室传导阻滞的病因多为心肌炎、心肌病、心脏手术、药物中毒或电解质紊乱等，详细询问病史的同时行相关检查，排除后天性因素后诊断先天性房室传导阻滞，患者无明显黑蒙及晕厥症状，未予以心脏起搏器植入治疗。

先天性房室传导阻滞的治疗手段主要是植入永久起搏器，植入指征是有症状的患者或无症状但存在显著的心动过缓、左心室功能不全、宽 QRS 波群或 Q-T 间期延长的患者。查阅文献，国外有学者认为，无症状的先天性三度房室传导阻滞患者，如果可以耐受活动平板试验的运动量并无临床症状可以暂时不需安装心脏起搏器，一旦出现晕厥等症状再及时安装心脏起搏器。

（张雪娥）

023　特发性尖端扭转性室性心动过速

📋 病历摘要

　　患者，男，64岁。发作性晕厥8天入院。患者于2017年3月12日干农活时发生黑蒙、心悸，然后意识丧失，无头晕、耳鸣、四肢运动及感觉障碍，无胸痛及肩背部放射痛、胸憋、气紧，无恶心、呕吐，无大小便失禁，患者自行苏醒后无特殊不适。3月18日上午患者干农活时再次感恶心、胸部不适、头晕欲倒，自行躺下后意识丧失，十几秒后意识恢复。3月19日上午患者卧位时突感头晕、恶心，然后意识丧失，伴嘴角及口角抽动，无舌咬伤、口吐白沫，遂就诊于当地医院，转运途中意识丧失2次，伴双眼上吊，牙关紧闭。患者至当地医院后意识丧失数次，发作时行心电图示尖端扭转型室性心动过速（torsades de pointes，TdP）（图23-1），并行电除颤4次。3月20日转入山西省某医院急诊，给予营养心肌、抗心律失常等对症治疗，未再发作意识丧失。后转入我科。

　　[实验室检查]　血糖6.19 mmol/L；血清电解质：钾3.2 mmol/L，钠133 mmol/L，钙1.77 mmol/L。血气分析：pH 7.506，二氧化碳分压31.0 mmHg，氧分压108 mmHg。心肌4项：NT-proBNP 2526 pg/mL，其余正常。

　　[辅助检查]　心电图示窦性心律，频发室性期前收缩，可见R-on-T（图23-2）。心脏彩超提示左心室舒张功能减低，左心室收缩功能正常。

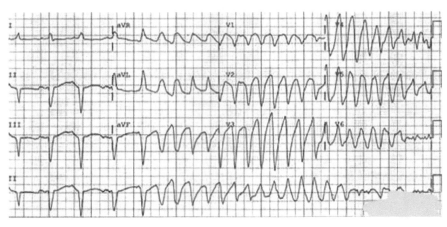

图 23 - 1　发作时心电图

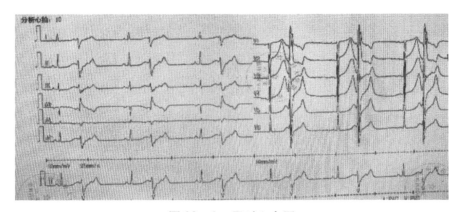

图 23 - 2　平时心电图

[**治疗经过**]　予以除颤监护、补钾、补镁、缩短 Q-T 间期治疗。经对症治疗后患者未再出现意识丧失，乏力较前改善，低钾血症纠正，Q-T 间期较前缩短。

病例分析

　　TdP 是一种介于心动过速和心室颤动之间的快速型室性心律失常，恶性程度较高，极易导致晕厥和心室颤动，严重威胁患者生命。尖端扭转是多形性室性心动过速的一个特殊类型，因发作时 QRS 波群的振幅与波峰呈周期性改变，宛如围绕等电位线扭转得名。频率 200~250 次/分。其他特征包括，Q-T 间期通常超过 0.5 秒，U 波显著。当室性期前收缩发生在舒张晚期、落在前面 T 波的终末部可诱发室性心动过速。此外，在长-短周期序列之后亦可引发尖端扭转型室性心动过速。尖端扭转型室性心动过速亦可进展为心室颤动和猝死。临床上，无 Q-T 间期延长的多形性室性心动过速亦可有类似尖端扭转的形态变化，但并非真的尖端扭转，两者的治疗完全不同。

本型室性心动过速的病因可分为先天性和获得性。先天性的包括多种编码钠、钾离子通道的基因突变。获得性的包括药源性（ⅠA 类或Ⅲ类抗心律失常药物、三环类抗抑郁药、大环内酯类抗菌药物、吩噻嗪类抗组胺药、抗肿瘤药如他莫昔芬、镇痛药如美沙酮、乌头碱等），心源性（心动过缓伴长间歇），神经源性（颅内病变），以及代谢性（电解质紊乱，如低钾血症、低镁血症等）。

本型室性心动过速最常见原因为各种原因所致的 Q-T 间期延长综合征，诱发 Q-T 间期延长的疾病有很多，最常见的是以下疾病。①各种器质性心脏病，如心肌缺血、心肌梗死、心肌炎及心力衰竭。②心室周期延长，完全房室传导阻滞、严重心动过缓性心律失常或是突然发生长间歇。③代谢性疾病，电解质紊乱（低钾血症、低镁血症、低钙血症）。④其他疾病，颅高压（脑卒中、脑炎、蛛网膜下腔出血、创伤性脑损伤）、可卡因或有机磷化合物中毒、酗酒、甲状腺功能低下、液体蛋白饮食感染性疾病及肿瘤等。⑤导致 Q-T 间期延长的部分药物，临床上常见的是ⅠA 类及Ⅲ类抗心律失常药物，胺碘酮、氟卡尼、伊布利特、普鲁卡因胺、奎尼丁、索他洛尔、多菲利特；抗组胺药物；抗感染药物主要集中在大环内酯类及喹诺酮类抗菌药物、抗真菌药；抗精神病药主要是吩噻嗪类、三环类抗抑郁药及安定类药物；抗肿瘤药，如他莫昔芬；钙离子通道阻断剂，如苄普地尔、尼卡地平；消化系统用药西沙比利。虽然这些药物引起 Q-T 间期延长的可能性比较低，但如果 Q-T 间期延长患者合并低血钾或是其他心血管疾病，或者是联合使用多种药物的情况下，造成 Q-T 延长的可能性会增加。

应努力寻找导致 Q-T 间期延长的获得性病因，停用明确或可能诱发尖端扭转型室性心动过速的药物。治疗上首先予以静脉注射镁盐。ⅠA 类或Ⅲ类药物可使 Q-T 间期更加延长，故不宜应用。利多卡因、美西律或苯妥英钠常无效。对心动过缓和明显长间歇依赖者可考虑心房或心室临时起搏，在等待临时起搏时，可以短时间使用提高心率的药物，如阿托品、异丙肾上腺素。先天性长 Q-T 间期综合征治疗应选用 β 受体拮抗剂。对于基础心室率明显缓慢者，可起搏治疗，联合应用 β 受体拮抗剂。药物治疗无效者，可考虑左颈胸交感神经切断术，或植入心律转复除颤器。对于 QRS 波群酷似尖端扭转，但 Q-T 间期正常的多形性室性心动过速，可按单形性室性心动过速处理，给予抗心律失常药物治疗。

对属于获得性病因者（间歇依赖性 TdP），治疗采用以下方法。①静脉补钾和补镁：低钾可使细胞膜对钾的通透性降低，使复极延迟，根据缺钾程度通常用氯化钾静脉滴注方式给予；镁可激活细胞膜上 ATP 酶而使复极均匀化以及改善心肌代谢等，给予 1～2 g 硫酸镁稀释后缓慢静注，继以 1～8 mg/min 持续静滴，即使血镁正常亦无妨。②异丙肾上腺素：1～4 μg/min 静脉滴注，随时调节剂量，使心室率维持在 90～110 次/分。应用异丙肾上腺素可缩短 Q-T 间期及提高基础心率，使心室复极差异缩小，有利于控制 TdP 的发作。③TdP 发作时，可试用ⅠB 类抗心律失常药物如利多卡因、苯妥英钠，但禁用ⅠA、ⅠC 和Ⅲ类抗心律失常药。④TdP 持续发作时，应按心搏骤停原则救治，有心室颤动倾向者，可用低能量电复律。⑤对顽固发作伴严重心动过缓、严重传导阻滞者，药物应用有矛盾，宜安装永久调搏器。

对属于先天性病因者（肾上腺素能依赖性 TdP）治疗采用以下方法。①β 受体拮抗药为首选药物，常用美托洛尔 25～50 mg，每日 2 ~ 3 次口服或普萘洛尔 10 ~ 30 mg，每日 3 次口服。β 阻滞剂可使心率减慢，Q-T 间期因此延长，但 Q-Tc 间期可能缩短。治疗效果以长期随访不再有晕厥发作来衡量，而 Q-T 间期可能并不明显缩短。②对上述药物治疗无效的持续性发作者，可采用直流电复律或安装永久性起搏器。③患者应避免剧烈体力活动及精神刺激，禁用使用延长心室复极和儿茶酚胺类药物。

专家点评

该患者急性起病，以晕厥为主要表现，发作时心电图提示尖端扭转型室性心动过速，化验示血钾低，故考虑低钾血症导致尖端扭转型室性心动过速，经电除颤、补钾、补镁治疗后病情好转。追问病史患者无腹痛、腹泻、呕吐病史，近期无肠梗阻病史，未长期服用药物史，积极查找低血钾病因，预防再次发作。对于尖端扭转型室性心动过速：①应努力寻找导致 Q-T 间期延长的获得性病因，停用明确或可能诱发尖端扭转型室性心动过速的药物。应积极寻找引起 Q-T 间期延长的一切原因，是否有严重的心肌缺血或其他心肌病变，使用延长心肌复极药物（如奎尼丁、普鲁卡因胺、胺碘酮等），及电解质紊乱（如低钾、低镁）。在 Q-T 间期延长出现的情况下，首先要做的就是停用所有可能延长 Q-T 间期的药物。询问患者的病史时要特别注意用药史以及现用药情况，必须清楚每一种用到的药物是否会造成 Q-T 间期延长，而对于不了解的药物要及时查阅说明书。在考虑药物影响时还应该注意药物的半衰期，要考虑到药物清除半衰期的作用，注意延长 Q-T 间期的作用可能很长。另外要考虑药物与代谢因素的协同，如多种致 Q-T 间期延长的药物共同使用，药物与低血钾的共同使用。②急救处理，根据患者的不同病因采取不同的处理措施。

（周华）

笔记

024. Brugada 综合征

病历摘要

患者，男，51岁。主因晕厥3次，心跳呼吸骤停5分钟，心肺复苏后19小时入院。患者2005年5月29日19：00左右进食时突然晕倒在地，意识丧失，伴小便失禁，无口吐白沫、双眼上吊，持续3分钟左右意识恢复，感全身乏力，无胸憋、胸痛、心悸、气紧，无头痛、头晕、肢体活动障碍、言语不利等症状。2008年3月再次出现上述症状，性质同前，意识恢复后就诊于山西省某医院，完善心电图（图24-1），诊断为冠心病。

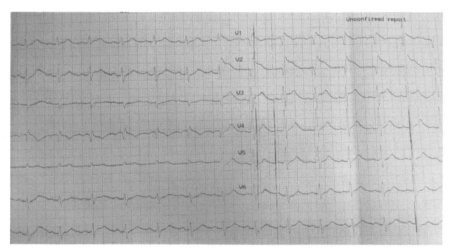

图24-1　2008年3月24日第2次晕厥后就诊心电图

2008年5月23日16时在我院理疗科行颈椎牵引时突然晕厥，触诊大动脉搏动消失，立即胸外心脏按压，心电监护示直线，并通知急诊科，持续胸外心脏按压、简易呼吸器辅助呼吸送至急诊科继续抢救，期间出现心室颤动 1 次，给予 360 J 非同步直流电复律 1 次。持续心肺复苏约 40 分钟后恢复窦性心律，意识模糊，烦躁不安，后转入 ICU 继续治疗。

[既往史]　否认高血压、糖尿病病史。个人无特殊嗜好。

[家族史]　家族成员无反复晕厥、猝死等类似病史。

[入院查体]　体温 37.5 ℃，脉搏 88 次/分，呼吸 20 次/分，血压 110/70 mmHg，体形消瘦，意识模糊，查体欠合作。全身皮肤苍白，皮温低。唇无发绀，颈静脉无怒张，双肺呼吸音清，未闻及干、湿啰音。心率 88 次/分，律齐，无杂音。腹部无压痛，双下肢无水肿。

[辅助检查]　心电图可见右胸导联 ST 段抬高，呈"马鞍形""穹隆型"（图 24 - 2 ~ 图 24 - 4）。cTnI 10.1 ng/mL，K^+ 3.45 mmol/L。

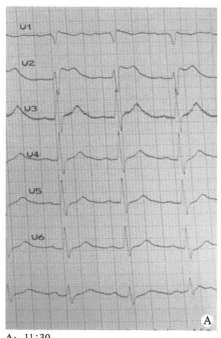

A: 11:30

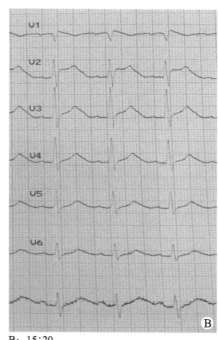

B: 15:20

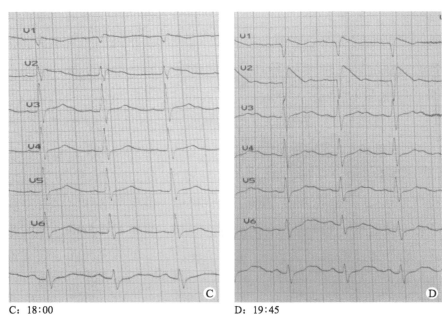

C：18：00   D：19：45

图 24 - 2 2008 年 5 月 24 日心电图

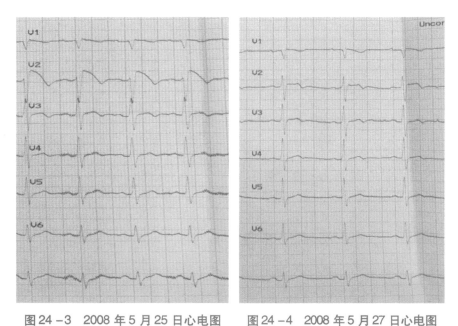

图 24 - 3 2008 年 5 月 25 日心电图   图 24 - 4 2008 年 5 月 27 日心电图

[诊断] Brugada 综合征。

[治疗] 予植入单腔 ICD 治疗（图 24 - 5）。分别于 2009 年 1

月 15 日和 2013 年 5 月 21 日发生心室颤动 2 次（图 24 - 6），均电
复律成功。

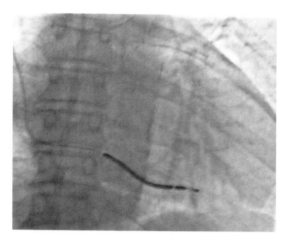

图 24 - 5 植入单腔 ICD

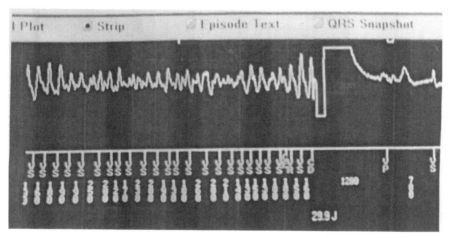

图 24 - 6 2009 年 1 月 15 日发生心室颤动，ICD 电复律成功

病例分析

Brugada 综合征是 1992 年由西班牙学者 Brugada P 和 Brugada J
两兄弟首先提出，1996 年由日本 Miyazaki 等命名的。多见于男性，

男女之比约为 8 : 1，发病年龄多数在 30 ~ 40 岁，主要分布于亚洲。Brugada 综合征是一种编码离子通道基因异常所致的家族性原发心电疾病，属于心源性猝死的高危人群，心脏结构多正常，心电图具有特征性的"三联征"，即右束支阻滞、右胸导联（V_1 ~ V_3 导联）ST 段呈下斜形或马鞍形抬高、T 波倒置。临床常因心室颤动或多形性室性心动过速引起反复晕厥，甚至猝死。

临床表现具有明显的遗传异质性，即静息携带者、晕厥反复发作者、猝死者。晕厥或心脏性猝死多发生在夜间睡眠状态，发作前无先兆症状，发作时心电监护几乎均为心室颤动。诊断依据有两点。①病史和家族史：不能解释的晕厥、晕厥先兆、猝死生还病史和家族性心脏性猝死史是诊断的重要线索。②典型的 I 型心电图改变，且有下列临床表现之一：记录到心室颤动；自行终止的多形性室性心动过速家族心脏猝死史（<45 岁）；家族成员有典型的 I 型心电图改变；电生理诱发心室颤动；晕厥或夜间濒死状的呼吸。II 和 III 型心电图者，一般无特殊诊断意义。

目前认为有效的药物有 3 种：①奎尼丁，是目前唯一能显著阻断瞬时外向钾电流（Ito）的药物。实验结果表明，奎尼丁可纠正心电图上的异常，防止心室颤动的发生。②异丙肾上腺素，可增强 L 型钙通道的钙内流（ICa^{2+}）并具有 β 受体拮抗药的作用，使患者抬高的 ST 段恢复。③西洛他唑，是一种磷酸二酯酶 III 抑制剂，其增加 ICa^{2+} 电流后，可使患者抬高的 ST 段恢复正常。非药物治疗：ICD 是目前唯一已证实对 Brugada 综合征治疗有效的方法。

专家点评

Brugada 综合征是一种常染色体显性遗传性疾病。研究认为，编码钠电流、Ito 电流、ATP 依赖的钾电流、钙 – 钠交换电流等离子通道的基因突变可能是 Brugada 综合征的分子生物学基础。

Brugada 综合征的心电图表现分 3 型（图 24 – 7）：Ⅰ型，以突出的"穹隆型"ST 段抬高为特征，表现为 J 波或抬高的 ST 段顶点 ≥2 mm，伴随 T 波倒置，ST 段与 T 波之间很少或无等电位线分离；Ⅱ型，J 波幅度（≥2 mm）引起 ST 段下斜型抬高（在基线上方并 ≥1 mm），紧随正相或双相 T 波，形成"马鞍型"ST 段图形；Ⅲ型，右胸前导联 ST 段抬高 <1 mm，可以表现为"马鞍型"或"穹隆型"，或两者兼有。Brugada 综合征患者的 ST 段是动态改变的，不同的心电图图形可以在同一个患者身上先后观察到，3 种类型心电图之间可以自发或通过药物试验而发生改变。ST 段的改变具有隐匿性、间歇性和多变性。本例患者的心电图可观察到 ST 段的动态改变。

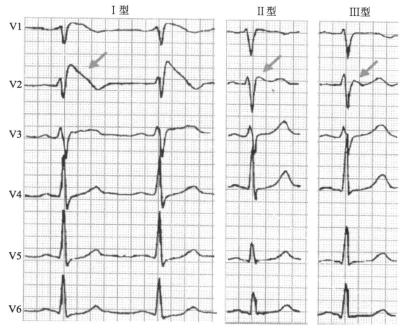

图 24 – 7　Brugada 综合征的 3 种心电图表现

需要提醒的是，不能看到类似上述心电图表现即诊断 Brugada 综合征。有上述心电图表现，经药物激发出现上述 6 条临床表现之一，可诊断 Brugada 综合征；如无上述临床症状，仅有特征性心电图改变，不能诊断为 Brugada 综合征，只能称为特发 Brugada 征样心电图改变。

Brugada 综合征的治疗，Ⅰ类抗心律失常药物能够抑制钠离子内流，使 Ito 电流相对性增加，诱发心室颤动，禁用。Ⅲ类药物（胺碘酮）和 β-受体拮抗药，对猝死无预防效果。有Ⅰ型 Brugada 心电图表现的症状性患者，如有过心脏猝死发作史，无须再做电生理检查，应接受 ICD 治疗；出现相关的症状如晕厥、抽搐或夜间濒死性呼吸，在排除非心脏原因后，可接受 ICD 治疗；无症状患者有Ⅰ型 Brugada 心电图表现时，如有心脏猝死家族史怀疑是由 Brugada 综合征导致的，应进行电生理检查，如诱发室性心律失常，应接受 ICD 治疗。

（李彦红）

025 病态窦房结综合征合并永久性心房颤动

📋 病历摘要

患者，女，81 岁。主因发作性黑蒙 20 年，伴活动后气短 2 年，加重 6 个月入院。1997 年做家务时出现头晕，眼前发黑，持续数秒，休息后缓解，频繁发作，遂就诊于山西省某医院，动态心电图示最慢心率 38 次/分，窦性停搏最长 5.03 秒，考虑病态窦房结综合征（sick sinus syndrome，SSS），行单腔起搏器植入术，后未再出现上述症状。2016 年 2 月出现活动后胸闷、气短不适，日常活动轻度受限，无持续性胸痛及肩部放射痛、出汗等症状，经休息后缓解，就诊于山西省某医院行心电图示心房颤动，给予口服速效救心丸、复方丹参滴丸等药物后上述症状稍缓解。2018 年 3 月出现活动后胸闷气短加重，日常活动明显受限，平卧时明显气短加重，就诊于山西省某医院建议患者转上级医院更换起搏器，给予口服复方丹参滴丸、冠心苏合丸等药物，上述症状呈进行性加重，为求进一步诊治于 2018 年 10 月 18 日入住我科。

[既往史] 高血压 5 年，最高 150/90 mmHg，平时口服施慧达 2.5 mg/次（1 次/日），血压控制在 120~130/80~90 mmHg。

[入院查体] 发育正常，神志清楚，全身浅表淋巴结未触及肿大。双肺呼吸音清，双肺未闻及干、湿啰音。心率 68 次/分，心律不齐，第一心音强弱不等，脉短绌，三尖瓣区可闻及收缩期吹风样杂音。腹软，全腹无压痛、反跳痛，肝脾肋下未触及。双下肢可见凹性水肿。

[辅助检查] 入院时心电图示异位心律，心电轴左偏，心房颤动，$V_1 \sim V_6$ 呈 rS 波。胸部 X 线检查示心影增大。心脏彩超示起搏器植入术后，双心房、右心室增大，二尖瓣轻度关闭不全，主动脉瓣口少量反流，三尖瓣重度关闭不全，肺动脉压轻度增高，心包积液（微量），左心室收缩功能正常。腹部彩超：肝囊肿，脂肪肝，胆囊泥沙样结石，胰、脾、双肾未见明显异常。双下肢动脉彩超：下肢动脉管壁毛糙、内中膜增厚，双侧股动脉、双侧股浅动脉、双侧腘动脉及双侧胫前动脉硬化斑块形成。

[实验室检查] 血沉 27 mm/h；D-二聚体 399 ng/mL；尿常规：白细胞（+++），蛋白质阳性；心肌 4 项：cTnI 0.01 ng/mL，NT-proBNP 1698.90 pg/mL；血常规：白细胞数 4.68×10^9/L，红细胞数 3.37×10^{12}/L，血红蛋白浓度 106.0 g/L，血小板数 98×10^{12}/L；大便潜血弱阳性；生化、甲状腺功能、术前免疫未见明显异常。

[初步诊断] SSS，永久性心房颤动，起搏器植入术后，电池

耗竭，心功能Ⅲ级，高血压1级（很高危）。

[治疗] 于2018年10月22日行人工心脏单腔起搏器植入术，术中可见右侧锁骨下囊袋内豆腐渣样坏死组织。术后左侧锁骨下切口处大量渗血，复查心电图示心房颤动，未见VVI心律，程控测试未见起搏，故于2018年10月24日行电极重置术＋囊袋清创。囊袋皮下组织病检：（囊袋）送检纤维壁样组织，伴炎细胞浸润及出血、坏死、钙化，可见多量坏死组织、胆固醇性结晶。

治疗上院内给予抗菌药物，院外嘱患者口服ARB类药物抑制心室重构，β受体拮抗药改善预后，呋塞米利尿，配合螺内酯保钾利尿剂预防低钾血症。

[出院诊断] SSS，永久性心房颤动，起搏器植入术后，心功能Ⅲ级，高血压病1级（很高危），肝囊肿，脂肪肝，胆结石。

病例分析

SSS是由于窦房结或其周围组织原器质性病变导致窦房结冲动形成障碍，或窦房结至心房冲动传导障碍所致的多种心律失常和多种症状的综合病症。

有报道称，通过观察窦房结功能障碍患者可以发现有弥漫性的心房解剖和功能异常。有研究显示，肺静脉心律失常的发生受到窦房结处电活动的调节。这说明窦房结病变对心房颤动的发生有促进作用，也解释了SSS中常见的快慢综合征现象。SSS患者来自窦房结的激动减少或传出障碍，可增加心房异位起搏点，从而易合并房性心律失常；同时，窦缓使心房不应期缩短，增加不应期离散度，使心房更易落入折返窗口内，从而引发心房颤动，这便是发生心房颤动的电生理基础。

起搏器植入术后心房颤动的发生率高于普通人群，植入起搏器患者长期随访发现心房颤动发生率多达68%，这可能与起搏器本身及患者在术前已经存在多个心房颤动的危险因素相关，其中，年龄、高血压、左心房扩大、SSS、起搏模式、心房及心室起搏比例、起搏器植入方式等均是影响起搏器植入术后新发心房颤动的危险因素。起搏模式对术后心房颤动的发生率起到重要影响作用，临床上SSS患者多为DDD起搏模式。有研究发现，与心室按需型起搏模式VVI相比，生理性起搏模式AAI与DDD具有更强的预防心房颤动作用。SSS患者，尤其是合并长间歇的患者，AAI模式可使发生阵发性心房颤动的风险显著增加。相较于心尖部及其他部位的起搏，间隔部起搏可以改善心房内传导，并尽量减少心房不应期的离散度，改善了心室不同步情况，在抑制和逆转心脏重构、瓣膜反流和改善心功能方面作用更强，可能减少房性心律失常的发生。通过减少不必要的右心室起搏，对患者术后心功能改善有至关重要的作用。

起搏器植入对三尖瓣反流的发生具有一定的影响。心房颤动发生后相比心房颤动发生前，各个等级三尖瓣反流的比例都有明显提高。而且随起搏时间不断增加，三尖瓣反流程度加重。起搏导线对三尖瓣的机械干扰及对腱索的缠绕影响三尖瓣的闭合、起搏导致的激动延迟及右心室重构等因素引起三尖瓣反流。

对于心房颤动合并停搏，应慎重选择治疗策略。当患者为停搏时间相对较短（小于5秒），或患者年轻、心房结构重构不显著出现持续性心房颤动合并长间歇，无明显血流动力学障碍时，首选导管消融治疗策略。当患者出现阵发性心房颤动合并显著窦缓，或持续性/永久性心房颤动合并显著结构重构，或为高龄老人、基础疾病较多、猝死风险大，或有血流动力学障碍时，首推植入起搏器加药物治疗策略。

对于SSS患者，大量的临床试验证明起搏治疗并不能延长患者的寿命。起搏治疗的核心意义在于改善临床症状，如晕厥，乏力等。因此，有无心动过缓，以及相应的临床症状是决定起搏器治疗的关键。临床试验也证实，无症状的窦性心动过缓患者并不能从起搏治疗中获益。指南的具体建议如下：Ⅰ类，明确的症状性心动过缓，建议植入永久性起搏器；Ⅱb类，临床症状可能与心动过缓有关，可以植入永久性起搏器；Ⅲ类，可逆原因导致的心动过缓，或患者无临床症状，不建议植入永久起搏器。

对于窦房结功能不全患者而言，首选的起搏模式为频率适应性双腔起搏（DDDR），而不推荐右心室单腔起搏，以减少起搏器综合征的发生率，并降低诱发心房颤动和心功能不全的风险。

➕ 专家点评

患者为高龄老年女性，有高血压病史，频繁发作头晕、黑蒙，动态心电图示最慢心率38次/分，窦性停搏最长5.03秒，考虑SSS，符合起搏器植入指征，当时仅植入单腔起搏器，但根据现有指南对于窦房结功能不全患者而言，首选的起搏模式为频率适应性双腔起搏，而不推荐右心室单腔起搏，以减少起搏器综合征的发生率，并降低诱发心房颤动和心功能不全的风险。本次入院起搏器电池耗竭，病窦综合征合并永久性心房颤动，年龄＞80岁，有其他基础疾病，故依旧选择起搏器植入而不选择消融手术。患者近年出现活动后胸闷、气短，日常活动明显受限，听诊三尖瓣区可闻及收缩期吹风样杂音，胸部X线检查示右心增大，心脏彩超示三尖瓣重度关闭不全，考虑老年性瓣膜退行性改变或起搏器电极损伤三尖瓣导致心功能不全。心房颤动发生于起搏器植入术后，起搏器植入术后心房颤动的发生率高于普通人群，而且SSS确诊之初患者无心房颤动，1年内其新发心房颤动率也较高。加强影响因素的早期识别和管理，避免或减少易发因素，使更多的起搏器植入患者获益。

（武华钰　柴婵娟）

第四部分
心肌病

026 扩张型心肌病伴室性心动过速合并预激综合征

病历摘要

患者，女，51 岁。临床表现为间断心悸、乏力，无胸痛、胸憋，不伴有一过性黑蒙、晕厥。

[既往史]　否认高血压、糖尿病、高脂血症等病史。

[家族史]　妹妹有扩张型心肌病，查体未见明显阳性体征。

[辅助检查]　心脏彩超示 EF 24%，左心室下厚壁室壁运动减低，余室壁运动欠协调；左心室扩大（舒张末期内径 57 mm）；左

心功能正常低限；二尖瓣反流（少量）；三尖瓣反流（少量）。心电图示窦性心律，B 型预激综合征。动态心电图：窦性心律，频发多源室性期前收缩（有时呈三联律），短阵室性心动过速，预激综合征，ST-T 段异常。冠状动脉造影：未见明显异常。心肌核素显像：左心室后壁及后间隔心肌梗死和（或）严重缺血性改变，相应室壁活动明显减弱至无运动，左心室腔轻度增大，左心室整体收缩功能明显减低。

[**诊断**]　扩张型心肌病、频发多源室性期前收缩、短阵室性心动过速、间歇性预激综合征。

[**治疗**]　给予美托洛尔、培哚普利、螺内酯改善心室重构，并行射频消融术根治预激综合征。

病例分析

扩张型心肌病是一种异质性心肌病，以心室扩大和心肌收缩功能降低为特征。临床表现：心脏逐渐扩大、心室收缩功能降低、心力衰竭、室性和室上性心律失常、传导系统异常、血栓栓塞和猝死。其诊断标准为具有心室扩大和心肌收缩功能降低的客观证据：①左心室舒张末内径 > 5.0 cm（女性）和 > 5.5 cm（男性）；②LVEF < 45%，LVFS < 25%；③发病时除外高血压、心脏瓣膜病、先天性心脏病或缺血性心脏病。该患者临床表现为间断心悸、乏力，辅助检查示左心室舒张末期内径 57 mm，心室收缩功能降低，并出现频发室性期前收缩、短阵室性心动过速、间歇性预激综合征，故"扩张型心肌病伴室性心动过速合并预激综合征"诊断明确。

扩张型心肌病防治的宗旨：阻止基础病因介导心肌损伤，有效控制心力衰竭和心律失常，预防猝死和栓塞，提高患者的生活质量及生存率。国内多中心临床试验资料将扩张型心肌病的发展分为 3

笔记

期，即早期阶段（心功能Ⅰ级）、中期阶段（心功能Ⅱ～Ⅲ级）和晚期阶段（心功能Ⅳ级）。针对各期防治的重点不同。

预防猝死主要是控制诱发室性心律失常的可逆性因素：①纠正心力衰竭，降低室壁张力；②纠正低钾低镁；③改善神经激素机能紊乱，选用 ACEI 和 β 受体阻滞剂（有直接抗心律失常作用）；④避免药物因素，如洋地黄、利尿药的毒副作用。该患者按照心力衰竭治疗的"金三角"理论已给予改善心室重构药物治疗，β 受体阻滞剂的剂量增加至最大耐受剂量。

合并有预激综合征者，对于心动过速发作频繁、症状明显的患者，射频消融术是根治预激综合征的有效方法，其成功率高、并发症少、复发率低，已成为预激综合征的一线治疗方法。该患者预激综合征表现为间歇性，但室性心动过速发作频繁，心悸、乏力症状明显，故行射频消融术。

⊕ 专家点评

本病例诊断明确。扩张型心肌病的治疗原则为心力衰竭治疗的"金三角"，因伴有室性心动过速发生，故 β 受体阻滞剂需强化应用来防止心脏骤停。该患者合并预激综合征，而射频消融术是预激综合征的强适应证，建议通过射频消融来根治预激综合征。那么在射频消融术根治预激综合征时能否同时将室性心动过速发作时的通路也消融掉呢？这个值得我们进一步思考。因为当室性心动过速频繁发作时，除了应用 β 受体阻滞剂外，仍需考虑应用胺碘酮来终止室性心动过速，但长期应用胺碘酮的不良反应比较大，例如需观察Q-T 间期延长、肺间质纤维化、甲状腺功能等。如果选择射频消融术，既可以根治预激综合征，又可以终止室性心动过速的发生，一举两得，对患者获益也最大。本例患者在当时实施了射频消融术，除了根治预激综合征，也对室性心动过速传导通路进行了消融治疗。

笔记

　　射频消融术后及 2 年后对患者进行随访，心电图及 Holter 均提示未再出现预激综合征，但仍有频发室性期前收缩（约 1033 个），短阵室性心动过速仍有发生，发作次数有所减少（共 5 阵）。建议患者再次行射频消融术来消融室性心动过速折返环路，但患者不愿再次接受该治疗。考虑到该患者室性心动过速发作次数减少且为短阵发作，最长时间不超过 30 秒，病程中无晕厥等，以及胺碘酮长期应用会有不良反应，所以该患者后续未继续应用胺碘酮抗心律失常，治疗的重点主要是将 β 受体阻滞剂加至患者能耐受的最大剂量。该病例提示射频消融术对于预激综合征合并室性心动过速者可能有效，既能根治预激综合征，又可能减少室性心动过速的发作，从而减少室性心动过速发作产生的不良后果，以及减少胺碘酮应用的不良反应，使患者获益最大化。但临床上此类特殊病例较少，尚需进一步观察射频消融术对于室性心动过速治疗的效果。

（王瑞英）

027　以频发室性心律失常为主要表现的扩张型心肌病

病历摘要

　　患者，男，45 岁。以间断胸骨后憋闷 10 天，干咳、气喘 4 天，晕厥 1 次入院。2012 年 12 月 23 日 00：30 起床饮水时出现头晕，随即有便意，准备小便时摔倒在地，意识丧失、面色苍白、出冷汗、大小便失禁，约 10 分钟后转为意识蒙眬。于 1：12 由 120 急救车送入我院急诊，测血压 30/ – mmHg，心电图示室性心动过速，心室率 191 次/分，立即给予胺碘酮静点，01：34 转为窦性心律，心电图示广泛导联 ST 段压低，后多次行心电图 ST 段压低较前改善。发病后 1 小时急查心肌酶、心肌梗死标志物示 AST 62.00 U/L，CK 375.00 U/L，CK-MB 28.00 U/L，LDH 199.00 U/L，Myo 200 ng/mL，cTnI < 0.05 ng/mL。考虑 AMI，给予阿司匹林 300 mg、氯吡格雷 300 mg、阿托伐他汀 20 mg 等治疗。于 06：30 饮水后出现胸闷，伴有明显气紧、大汗，给予硝酸甘油、吗啡、呋塞米、地塞米松等对症治疗，约 1 小时后上述症状好转，行急诊冠状动脉造影示冠状动脉造影、主动脉造影正常；肺动脉造影示左肺上动脉分支显影不良。当天转入病房。

入院后追问病史，患者 10 天前上楼时出现胸骨后憋闷、气短，无出汗，持续约 3 分钟，休息后缓解，未给予重视。4 天前受凉后出现干咳、流涕，咳嗽以夜间为重，伴有咽喉部喘鸣音，无发热、鼻塞，无胸憋，无咳痰、呼吸困难，自行服用抗菌药物后，上述症状无明显缓解。

[既往史]　否认高血压、高脂血症、糖尿病等病史。20 年前受凉后曾出现右侧大叶性肺炎、右侧胸腔积液，已治愈。无烟酒嗜好，有高血压家族病史。

[入院查体]　生命体征平稳，测血压 110/80 mmHg。急性病容，听诊双肺呼吸音粗，偶可闻及喘鸣音，湿啰音不明显。心界叩诊不确定，心律齐，心率 92 次/分，心音减弱，未闻及杂音。

[实验室检查]　筛查冠心病危险因素，血脂：总胆固醇 5.76 mmol/L，甘油三酯 1.56 mmol/L，低密度脂蛋白 4.12 mmol/L，血糖 7.16 mmol/L。血常规：白细胞 10.30×10^9/L，中性粒细胞百分比 94.30%，血小板 156.0×10^9/L，血红蛋白 147.0 g/L，红细胞 4.88×10^{12}/L。D-二聚体 214 ng/mL。血气分析：未见异常。多次化验心肌梗死标志物（表 27 – 1）。

山西医科大学第二医院心血管内科疑难病例精解 中国医学临床百家

表 27 - 1 多次化验心肌梗死标志物

时间	Myo (ng/mL)	cTnI (ng/mL)	CK (U/L)	CK-MB (U/L)	AST (U/L)
2012 - 12 - 23 2：11	200	<0.05	375	28	62
2012 - 12 - 23 14：06	238	24.1	2283	179	390
2012 - 12 - 24	142	11.3	796	73	417
2012 - 12 - 25	93	6.05	21	21	—

[辅助检查] 心电图示窦性心律，T 波低平。胸部 X 线检查：两肺纹理增粗，心脏稍有增大，以左心室增大为主，两膈未见异常。心脏彩超（2012 年 12 月 27 日）：左心房、左心室增大（左心房内径 41 mm，左心房四腔径 64 mm×57 mm，左心室舒张末期内径 70 mm），心搏明显减弱，二尖瓣关闭不全（轻度），左心室收缩功能减低，EF 25%，FS 12%。心肌核素显像示左心室前壁、侧壁及下后壁心肌血流灌注明显减低，后壁显著，不除外三支病变缺血和（或）梗死后改变，相应室壁活动及左心室整体收缩、舒张功能均明显降低，左心室腔明显扩大，EF 36%。心肌核素显像示左心室前壁、侧壁、下后壁心肌显像剂分布不均匀明显减低，以后壁为著，故心肌梗死可能性大，但亦不能除外心肌炎的可能。

[治疗] 2012 年 12 月 24 日下午 15：30 再次出现胸憋、气紧，伴出汗。查体：血压 130/100 mmHg，听诊两肺底可闻及明显湿啰音、哮鸣音。考虑急性左心衰竭，给予硝酸异山梨酯、吗啡、硝普钠、重组人脑利钠肽等对症治疗。24 日夜间出现体温升高，波动于 37.4 ~ 39.0 ℃，双肺底可闻及湿性啰音，以左侧为甚。给予左氧氟沙星、哌拉西林舒巴坦、多索茶碱、甲泼尼龙，吸入布地奈德等对症治疗后好转出院。

[出院诊断] 急性重症心肌炎，扩张型心肌病不除外。

[转归] 院外规律口服螺内酯（20 mg，1 次/日）、比索洛尔

132

（5 mg，1 次/日）、培哚普利（4 mg，1 次/日）、氢氯噻嗪片（必要时服用）。患者一般状况好，未再出现心悸、胸憋、呼吸困难、意识丧失。2014 年 6 月 10 日休息时出现心悸，无胸憋、胸痛，就诊于我院急诊，心电图示室性心动过速，心室率 200 次/分，给予胺碘酮静推后转为窦性心律。建议安装 ICD，患者拒绝。原用药方案基础上增加胺碘酮片（200 mg/次，3 次/日），逐渐减量至每次 200 mg/次，1 次/日。多次复查心脏彩超心脏内径较前未见明显回缩（表27-2）。故将"重症心肌炎"修正诊断为"扩张型心肌病"。

表 27-2　多次复查心脏彩超各内径的结果

时间	左心房内径（mm）	左心室内径（mm）	左心房四腔径（mm）	短轴缩短率	LVEF
2013-1	41	70	64×57	12%	25%
2013-8	43	76	65×48	13%	27%
2014-6	41	72	64×57	13%	27%
2016-3	40	74	54×43	14%	28%
2016-9	53	77	64×51	15%	30%
2017-5	45	80	68×49	14%	28%

此后偶有心悸，持续时间短，无意识丧失，无胸憋、呼吸困难症状，未规律口服胺碘酮。2015 年 10 月 20 日 02:40 睡眠中出现心悸、头晕，随即出现意识丧失、小便失禁，约数分钟后意识逐渐恢复，自觉便意，大便过程中出现大汗淋漓，拨打"120"就诊于我院急诊，行心电图示室性心动过速，约 20 分钟后自行转为窦性心律。2015 年 10 月 26 日给予安装 ICD。2016 年 11 月 25 日自觉头晕，27 日晚 20 时头晕较前加重，意识尚清，持续约 5～6 秒，心电监护示室性心动过速，后发生心室扑动，心率最快 249 次/分，ICD除颤后转为窦性心律。之后室性心动过速、心室颤动仍频繁发作，提示治疗无效，建议行射频消融术。2016 年 12 月 15 日转北京某医

院行射频消融术。术后规律服药，未再出现不适症状。随访到 2017 年 5 月心脏无明显缩小。

病例分析

1. 该患者病情变化较为复杂，首先需做鉴别诊断。

（1）冠心病。患者入院后筛查冠心病危险因素，仅有超重体型、高脂血症等危险因素，既往无吸烟饮酒史，且无早发心血管家族史；入院后多次复查心电图，未进一步演变；心肌酶有演变但下降过快；冠状动脉造影未见异常；该患者在发病后 4 天心脏彩超已显示出现明显的心脏扩大（左心室舒张末期内径 70 mm）。结合以上，不考虑诊断冠心病，冠状动脉痉挛或血栓自溶不能除外。

（2）肺栓塞。患者临床症状无气促、呼吸困难、咯血胸痛；无静脉曲张、无长期卧床病史，近期无骨折病史，入院后筛查风湿系列未见异常，排除高凝状态导致肺栓塞可能性；入院血气分析未见明显低氧血症，D-二聚体 214 ng/mL 未见明显升高，此后复查 D-二聚体恢复正常；心电图未见典型 I 导 S 波加深、Ⅲ 导联 Q 波、显著 T 波倒置，胸部 X 线检查未见肺纹理减少，此后行胸部 CT 检查亦未见明显异常。故肺栓塞可排除。

（3）重症心肌炎。患者因晕厥、室性心动过速来院，并于入院后出现急性心力衰竭、心脏扩大，入院后 CK-MB 升高，心肌核素扫描阳性，符合 5 条主要标准；并具有明确上呼吸道感染病史，故首次入院初步诊断为重症心肌炎。但因病毒检测有局限性，未能获取病原学证据。

（4）扩张型心肌病。其诊断依据有以下几种。①症状：起病缓慢，可有无症状的心脏扩大许多年，或表现各种类型的心律失常。②体征：心脏扩大最多见；第一心音减弱，心尖常有收缩期杂音，偶可闻及舒张期杂音，心力衰竭加重时杂音增强，心力衰竭减轻时杂音减弱或消失。③辅助检查：X 线检查示心脏扩大为突出表现，以左心室扩大为主。心电图示可有各种心律失常，不同程度的房室传导阻滞，广泛 ST-T 改变及病理性 Q 波、各导联低电压。超声心动图示左心室明显扩大，左心室流出道扩张，室间隔及左心室后壁搏动幅度减弱。该患者近 5 年每次饮凉水后出现干咳，于晚上睡前较重，伴有咽喉部喘鸣音；以心律失常为首发表现；入院胸部 X 线检查可见心胸比例 >0.5，心脏彩超可见心脏扩大，EF 极低，故扩张型心肌病不除外。至于心肌酶增高可能是室性心动过速发生休克所致的心肌损伤的结果。

（5）心动过速性心肌病。①心动过速发作前心功能正常。②在频繁或持续的心动过速发作后左心室功能进行性损伤，并可排除其他导致心功能减退的因素。③心动过速或心率控制后心功能得以改善或恢复。考虑该患者快速性心律失常首次发作即出现心脏扩大、心功能减退，故心动过速性心肌病暂不考虑。

2. 修正诊断依据。根据以上临床表现、实验室检查等，排除冠心病、肺栓塞、心动过速性心肌病后，初步诊断为急性重症心肌炎、扩张型心肌病待除外。研究发现急性重症心肌炎在疾病初期，与扩张型心肌病一样，心室发生球形改变（左心室扩张和球腔改变），但随访发现，随着左心室容积缩小、心室腔形态恢复正常、EF 提高，即心室重构可逆。而该患者经积极治疗多次复查心脏彩超未见明显回缩且心脏彩超结果符合扩张型心肌病的特点，故将"重症心肌炎"修正为"扩张型心肌病"。

3. 植入 ICD 的 I 类适应证。①非可逆因素导致的心室颤动或血流动力学不稳定的持续心室颤动引起的心脏骤停存活者；②合并自发持续室性心动过速的器质性心脏病患者；③不明原因的晕厥患者，电生理检查诱发出血流动力学不稳定持续室性心动过速或心室颤动；④心梗 40 天以上，EF≤0.35，心功能 Ⅱ~Ⅲ 级患者；⑤心功能 Ⅱ/Ⅲ，EF < 0.35 的非缺血性心肌病；⑥心肌梗死 >40 天，

EF≤0.30 且心功能Ⅰ级；⑦心肌梗死后非持续室性心动过速，EF≤0.40，电生理检查诱发心室颤动或持续室性心动过速。该患者病程中最突出临床表现是反复室性心动过速、心室颤动引发的晕厥，符合安装 ICD 的Ⅰ类适应证。

4. 射频消融术。该患者为扩张型心肌病合并室性心动过速，ICD 植入术后联合抗心律失常治疗，室性心动过速、心室颤动频繁发作，提示治疗无效，建议行射频消融术。行射频消融术后，规律口服抗心力衰竭"金三角"药物（螺内酯 20 mg，1 次/日；比索洛尔 5 mg，1 次/日；培哚普利 8 mg，1 次/日）和抗心律失常药物胺碘酮（200 mg，1 次/日）后，未再出现不适症状。

🏥 专家点评

该患者最初没有诊断为扩张型心肌病，主要是无法解释发病初期心肌酶及心肌梗死标志物肌钙蛋白为什么明显升高。该患者心肌酶、心肌肌钙蛋白改变可能与扩张型心肌病合并休克、心力衰竭及反复室性心动过速有关。

患者于 2012 年初次发病，急诊测血压 30/ – mmHg，给予胺碘酮后转为窦性心律。当时患者存在血流动力学障碍，是否电复律更合适值得进一步讨论。本患者符合 ICD 的Ⅰ类适应证，病程中曾反复与家属沟通，由于经济原因直至发病 5 年后才安装 ICD，及时 ICD 治疗可能改善预后。患者行 ICD 植入术及射频消融术后，在 ICD 的保驾下，β 受体阻滞剂及 ACEI 类的药物是否还有余地再增加至指南推荐的最大剂量值得进一步讨论。

（王瑞英）

028　扩张型心肌病并发急性脑梗死

病历摘要

　　患者，男，31岁。主因咳嗽3周、腹泻5天、呼吸困难5天、端坐呼吸1天入院。2018年11月中旬于静息状态出现咳嗽、咳痰症状，痰为黄色，量中等，易咳出，无发热，无头晕、头痛，无气短、胸痛、呼吸困难，自行口服止咳糖浆、秋梨膏后缓解。11月22日出现腹泻，黄色稀便，每日3~4次，无腹胀、腹痛，无发热，无明显消瘦，无腹部肿块。11月25日在日常活动后感到呼吸困难，无胸憋、胸痛、咽部紧缩感；无恶心、呕吐，可自行缓解。11月27日游泳时呼吸困难明显，运动耐量下降，当晚夜间阵发性呼吸困难，未给予特殊处理。于11月28日就诊于山西省某医院，当晚呼吸困难加重，为端坐呼吸。行心脏彩超提示全心扩大（左心为著），胸部X线检查提示心影增大，化验结果示心肌酶增高，诊断为病毒性心肌炎，给予营养心肌、利尿、改善心功能、抗感染治疗。稍好转后转入我院进一步治疗。

　　[入院查体]　体温35.7℃，脉搏100次/分，呼吸22次/分，血压92/80 mmHg。急性病容，神志清楚。双肺呼吸音粗，双下肺可闻及湿啰音。心前区无隆起，心尖冲动减弱，叩诊示心界向左侧扩大，二尖瓣可闻及收缩期杂音。双下肢无水肿。

　　[实验室检查]　心肌酶：CK 3407.23 U/L，CK-MB 31.9 U/L，乳酸脱氢酶（LDH）920.4 U/L，羟丁酸脱氢酶（HBDH）295 U/L；心肌4项：CK-MB 1.25 ng/mL，Myo 1165.54 ng/mL，超敏肌钙蛋

白 0.06 ng/mL，B 型钠尿肽测定 1389.22 pg/mL。

[辅助检查] 心脏彩超示左心房内径 50 mm，左心房四腔径 59 mm×50 mm，左心室舒张末期内径 68 mm，三尖瓣口收缩期可见反流，反流速度约 315 cm/s，压差约 40 mmHg，估测肺动脉压力约 50 mmHg，EF 21%，FS 10%，结论：全心增大，室壁偏薄，心搏减弱，二尖瓣、三尖瓣口少量反流，肺动脉压力增高（轻度），心包积液（微量），左心功能减低。胸部 CT 示右肺下叶炎症，双侧胸腔、心包积液。

[初步诊断] 扩张型心肌病，心功能Ⅳ级肺部感染，双侧胸腔、心包积液。

[治疗经过] 给予利尿、强心、扩血管、抗感染治疗，并尽早给予依诺肝素钠注射液抗凝。11 月 30 日下午 3 时许出现言语不利，神经查体示神志清楚，不完全混合性失语，以运动性失语为主，右唇沟浅，伸舌居中，全颅神经征阴性，右侧 Babinski 征阳性，浅感觉双侧对称。急行头颅 CT 提示急性左侧颞叶脑梗死。神经科会诊后给予依达拉奉注射液、丁苯酞氯化钠注射液、银杏叶提取物注射液治疗。NIHSS 评分 4 分。第 2 天完善头颅 MRI + DWI + MRA：双侧额叶及左侧颞叶梗死灶（急性）（图 28 - 1 ~ 图 28 - 3）。

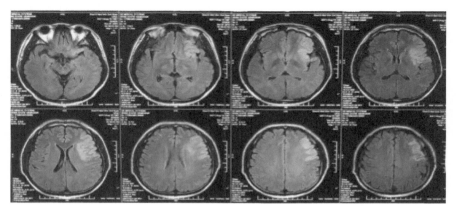

图 28 - 1　急性脑梗死后第 2 天头颅 MRI

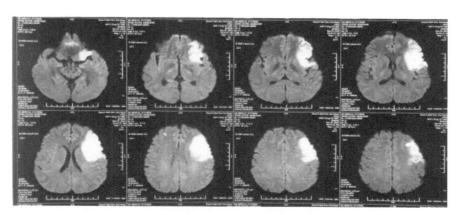

图 28 - 2　急性脑梗死后第 2 天头颅 DWI

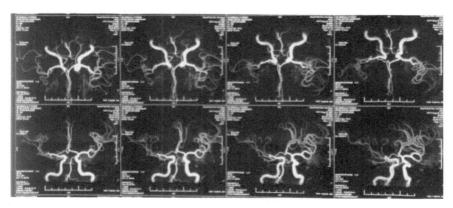

图 28 - 3　急性脑梗死后第 2 天头颅 MRA

再次请神经内科会诊，会诊意见根据心功能酌情加用甘露醇防止脑水肿。其余治疗同前。第 3 天加用利伐沙班。遵医嘱执行后病情好转。出院时患者 NIHSS 评分 0 分，未遗留脑梗死后遗症。嘱长期利伐沙班抗凝。

病例分析

患者虽有呼吸道、消化道感染史，心肌酶增高等表现，结合发病前有大量运动，考虑心肌酶增高与此有关，并且心脏超声心动图示全心增大、运动弥漫性减弱为慢性进行性改变，故诊断为扩张型心肌病。扩张型心肌病全心增大、心肌收缩力差，血液在此处容易形成涡流，从而形成血栓，该患者入院后 D-二聚体值高，心脏较大，EF 值低，已形成血栓，可能已经有不可检测到的小凝块。综合以上因素，发生心源性栓塞可能性大，故及早使用抗凝药物。但患者仍不可避免地发生急性脑梗死，追问病史，患者自发病以来未感到心悸，心电监护及动态心电图均未监测到心房颤动，胸部 X 片及胸部平扫未显示肺栓塞可能。扩张型心肌病导致脑梗死的病因不同，其急性期治疗方案也不同。尽管目前脑梗死急性期治疗指南建议脑梗死发病 3～4.5 小时尽快静脉溶栓（Ⅰ级推荐，B 级证据），但仍有部分临床医师认为心源性脑栓塞的溶栓效果不佳。目前已有扩张型心肌病并发脑梗死患者抗凝治疗二级预防的报道，但尚未检索到扩张型心肌病并发脑梗死患者行静脉溶栓治疗的病例报道。患者在发生急性脑梗死后，行 MRI + DWI + MRA 示梗死面积大，未发现出血灶，综合检查及化验，评估出血风险小，故梗死后第 3 天加用新型抗凝药物利伐沙班，出院时嘱患者院外长期服用利伐沙班抗凝。其远期疗效有待随访。

专家点评

该患者在出现失语早期就及时进行头颅 CT 检查和神经内科会诊，得到及时诊断和治疗，并取得良好疗效。急性脑梗死要做到及时预防、及时发现、及时治疗。根据个体化原则行及时有效的措施。缺血性脑卒中 24 小时内的血压变化应谨慎处理。应先处理紧张焦虑、疼痛、恶心呕吐及颅内压增高等情况。患者血压较平稳，需要继续密切监测血压及心电图。应重视卒中后液体及营养状况评估，必要时给予补液和营养支持。患者目前可正常经口进食，无须额外补充营养。扩张型心肌病患者的心房、心室扩大，心腔内常见有附壁血栓形成，故要定期做超声心动图，观察心脏结构功能、房室运动情况及是否有血栓形成。监测凝血系列，依据凝血功能及早进行抗凝治疗。对于已经有附壁血栓形成和血栓栓塞并发症发生的患者必须接受长期抗凝治疗。由于多数扩张型心肌病心力衰竭患者存在肝淤血，口服华法林时须调节剂量使国际化标准比值（INR）保持在 1.8 ~ 2.5，或使用新型抗凝药（如达比加群酯、利伐沙班）。

（周荣）

029　心力衰竭伴重度低钠血

病历摘要

患者，女，71 岁。主因间断心悸 4 年，胸闷 1 个月常诊入院。2014 年始无明显诱因出现心悸，伴轻度胸闷，无出汗、乏力、胸痛及肩背痛，自行口服速效救心丸，5 ~ 10 分钟后症状缓解。上述症状间断出现，多于精神紧张时，平均 2 ~ 3 天发作 1 次。2015 年就诊当地医院考虑冠心病，予口服阿司匹林肠溶片、单硝酸异山梨酯片、美托洛尔片、阿托伐他汀钙片，发作频率较前明显减少。2018 年 11 月间断出现胸闷，伴出汗、乏力，活动及休息时均可发作，持续 10 ~ 30 分钟可缓解，外院行心电图示窦性心律、V_2 ~ V_6 导联 ST 段压低 0.1 ~ 0.2 mV，T 波倒置，左心室肥大（RV_5 5.07 mV）。遂就诊于我院。

[入院查体]　体温 36.5 ℃，脉搏 60 次/分，呼吸 20 次/分，血压 125/54 mmHg。心率 60 次/分，心律齐，各瓣膜听诊区未闻及

病理性杂音。双下肢无水肿。

[**初步诊断**]　冠心病，不稳定型心绞痛，左心室肥大原因待查，肥厚型心肌病？

[**辅助检查**]　行心脏彩超示升主动脉增宽，主动脉瓣口少量反流，左心室舒张功能减低，左心室收缩功能正常。行冠状动脉造影示前降支中段狭窄40%～50%，D_2对角支狭窄60%，回旋支近中段斑块，右冠状动脉全程多发斑块，近段狭窄60%，远端狭窄50%～60%，左心室造影示心尖肥厚型心肌病可能。

[**治疗**]　给予抗血小板、抗凝、扩冠、调脂等对症治疗。

[**出院诊断**]　冠心病，不稳定型心绞痛，偶发多源房性期前收缩，短阵房性心动过速，心尖肥厚型心肌病.

[**转归**]　患者未再发作心悸、胸憋。

病例分析

心尖肥厚型心肌病属于肥厚型心肌病中的特殊类型，首先由日本学者Yamaguchi于1976年报告。其与经典的肥厚型心肌病不同，常不伴有左心室流出道动力性梗阻和压力阶差。肥厚的心肌主要位于前侧壁心尖处，而室间隔基底部却多无肥厚。近年来，由于超声心动图尤其是二维超声心动图的广泛应用，该病并不少见。

心尖肥厚型心肌病具有遗传倾向，1/3～1/2患者有心肌病家族史。男性远比女性多见，可能通过隐性遗传。发病年龄以30～50岁居多。1/3～1/2患者可能系多种因素综合的结果，包括高血压、剧烈运动、慢性缺氧、酗酒、儿茶酚胺和遗传等因素长期刺激心肌，导致心肌肥厚。

由于该病无左心室流出道梗阻和压力阶差存在，对血流动力学的影响比经典的肥厚型心肌病少，故多数患者无自觉症状，仅在体检或超声心动图检查时发现。部分病例可有胸痛、胸闷、心悸等症状。胸痛可酷似冠心病心绞痛，但一般持续时间长，舌下含服硝酸甘油往往无效。此外，可有头晕、乏力等。其并发症同于肥厚型心肌病，可出现心律失常、动脉栓塞和感染性心内膜炎等，但较少出现心脏性猝死和心力衰竭。该病预后较好。

超声心动图是临床上最有诊断意义的检查。二维超声心动图特征性改变是左心室长轴观切面可见心尖部室间隔和左心室后下壁明显增厚，最厚处可达 20 ~ 35 mm，心尖部心室腔狭小，在收缩期可见肥厚心肌呈瘤状突起，导致心尖部左心室腔闭塞和心室腔明显缩小。M 型超声心动图属一维图像，如未探查心尖部，则极易漏诊本病。患者心电图异常包括：①左心室高电压并左胸导联（V_4 ~ V_6）ST 段压低；②深尖倒置的 T 波；③80% 患者室间隔除极 Q 波消失，半数患者可呈二尖瓣型 P 波，而 aVL 导联偶有深窄的 Q 波。此外，可有各种心律失常。该病绝大多数患者根据临床表现，结合超声心动图和心电图均能确立诊断，极少数才需要做心血管造影。冠状动脉造影常显示冠状动脉无狭窄。左心室造影特征性改变是右前斜位左心室舒张末期造影呈"黑桃"样改变，收缩期左心室心尖部有强力的对称性收缩，左前斜位双心室造影可见室间隔下部明显增厚，可呈"三角"状表现。

该病治疗原则和非梗阻性肥厚型心肌病相同。轻症无自觉症状，24 小时动态心电图监测未发现有心律失常，家族中也无猝死者，可不必治疗，但应做定期随访。有临床症状但无心律失常和心功能不全征象者，可首选 β 受体拮抗药治疗。

🏥 专家点评

该患者因心绞痛来诊。心电图显著特点是左心室异常高电压，

RV$_5$高达 5.07 mV，患者无高血压、心脏瓣膜病等引起心肌肥厚的常见疾病，需注意除外肥厚型心肌病，且该病可出现心绞痛症状。那么，该患者病因是冠心病？肥厚型心肌病引起继发性心绞痛？还是二者兼而有之？需进一步行心脏彩超、冠状动脉造影来鉴别诊断。

该患者冠状动脉造影术前行心脏彩超未明确肥厚型心肌病诊断，可能与该病发病率低易漏诊、超声科大夫经验不足有关。但根据心电图仍不能除外肥厚型心肌病的特殊类型——心尖肥厚型心肌病，故行冠状动脉造影时同时完善了左心室造影检查。结果显示前降支、回旋支病变，左心室舒张末期造影呈典型"黑桃"样改变。

心尖肥厚型心肌病与冠心病有相似性，临床常规诊断极易漏诊，需仔细判读心电图并结合影像学检查，提高心尖肥厚型心肌病诊断准确率。

（岳莉英）

030 应激性心肌病误诊为急性非 ST 段抬高型心肌梗死

病历摘要

患者，男，75 岁。主因外伤后双髋部疼痛 17 小时于 2018 年 8 月 9 日入院。2018 年 8 月 8 日 17 时左右，在田间劳作时不慎从高空坠落，双髋部剧烈疼痛，伴大汗，无胸憋、胸痛、气短，约 3 小时后被发现，立即送往当地县医院，头颅 CT、骨盆平片、双下肢正侧位片未见异常。心电图示窦性心律，Ⅱ、Ⅲ、aVF、$V_3 \sim V_6$ 导联 T 波深倒置，呈冠状 T 波，心肌酶谱及肌钙蛋白异常（图 30 - 1），诊断为 AMI。8 月 9 日 7 时转入我院急诊。

[既往史]　否认高血压、糖尿病史及冠心病家族史，有长期吸烟史，1 包/日。

[实验室检查]　CK-MB > 80 ng/mL，cTnI 3.47 ng/mL，Myo > 600 ng/mL，同型半胱氨酸 88.61 μmol/L。

[辅助检查]　心电图示（我院急诊）窦性心律，Ⅱ、Ⅲ、aVF、$V_3 \sim V_6$ 导联 T 波倒置，呈冠状 T 波，$V_1 \sim V_3$ ST 段抬高 0.1 ~ 0.2 mV（图 30 - 2）。心脏彩超示左心室下壁运动稍僵直，心包积液（微量），二尖瓣反流（微量），三尖瓣反流（微量），左心室舒张功能减低。冠状动脉造影示前降支近端斑块，余未见异常。

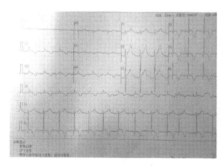

图 30 - 1　8 月 9 日 4 时心电图

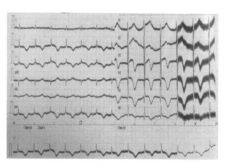

图 30 - 2　8 月 9 日急诊心电图

[查体]　后转入病房。患者诉双髋部疼痛，持续不能缓解，辗转不安，伴全身大汗。脉搏 84 次/分，血压 125/70 mmHg，营养不良，体形消瘦，急性病容，神志清楚，强迫体位。双肺呼吸音清，未闻及干、湿啰音，心率 84 次/分，心律齐，各瓣膜听诊区未闻及杂音，未闻及心包摩擦音；右下腹壁可见多处皮肤擦伤，最大处约 6 cm × 3 cm 擦伤，表皮剥脱，局部有渗出，右下肢可见 18 cm × 5 cm

笔记

皮肤擦伤，表皮剥脱，局部有渗出物。

[治疗经过] 反复给予吗啡肌内注射止痛，效果差。请骨科会诊，行胸腰椎MRI示脊柱侧弯，胸、腰椎退行性改变；胸1、胸2椎体融合；腰3~4、腰4~5椎间盘膨出；腰5至骶1椎间盘突出。给予依托考昔口服后疼痛稍减轻。8月10日行主动脉CTA：左肾缺如，双侧少量胸腔积液，请麻醉科会诊，给予舒芬太尼止痛，疼痛明显缓解，患者安静嗜睡状态，精神、食欲差，给予营养支持、补充水电解质、抗感染治疗，同时给予伤口换药，患者病情平稳。8月13日患者疼痛缓解，呈嗜睡状态，夜间烦躁不安，出现幻觉。急查头颅CT示右侧侧裂沟内高密度影，请神内、神外会诊，考虑出血，出血量约5 mL，考虑出血与外伤有关，建议保守治疗，给予奥氮平口服后症状减轻。化验：CK-MB 105.4 ng/mL，cTNI 1.02 ng/mL，Myo >1713.67 ng/mL，APTT 62.5秒，D-二聚体1596 ng/mL，白细胞 10.49×10^9/L。心电图呈动态演变（图30-3，图30-4）。8月21日SPECT示静息心肌血流灌注：左心室心肌各壁血流灌注未见明显异常；左心腔未见明显增大及缩小，左心室室壁运动未见异常，EF 58%。

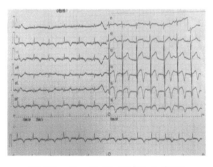 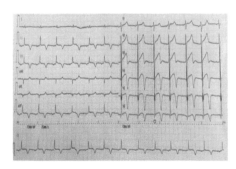

图30-3　8月16日心电图　　　　图30-4　8月20日心电图

[诊断] 应激性心肌病。

[转归] 8月27日复查心脏彩超示左心室下壁运动未见异常。病情好转出院。

病例分析

　　应激性心肌病，也被称作章鱼篓心肌病、心尖球形综合征，主要为一过性左心室收缩功能异常，其临床表现、心电图及心肌酶学改变均酷似于 AMI，但冠状动脉造影却往往排除有意义的冠状动脉狭窄性疾病。因其大多有应激因素（包括躯体应激及心理应激等），左心室在收缩期末呈圆底窄颈类似于日本渔民用的章鱼篓形状，心尖部收缩减弱使心尖呈气球样等特征而命名。绝经后女性为多发人群，最早于 1991 年由日本学者 doteh 及同事报道，此后陆续在欧洲、北美洲等地区均有报道。

　　该病病因不明，常见的诱发因素包括：心理应激（如突然失去亲朋挚友、企业破产及赌博失意等情绪刺激）；躯体应激（如高血压、慢性阻塞性肺疾病、哮喘等疾病急性发作）；医源性应激包括药物刺激（如应用拟交感神经药、抗胆碱能药、也有他汀类继发应激性心肌病的报道）及侵入性检查（如麻醉等）；神经源性因素（如脑卒中、动脉瘤相关性蛛网膜下腔出血可发生神经源性心肌顿抑，考虑产生或激活大量儿茶酚胺有关）。但是并非每例应激性心肌病发病前都必须有相关的诱发因素。应激性心肌病确切的发病机制仍尚未明朗，目前以交感神经过度兴奋、冠状动脉痉挛及冠状动脉微血管功能障碍及雌激素缺乏为研究热点。

　　应激性心肌病的临床表现、心电图及心肌酶学检查酷似急性冠状动脉综合征，故大多数应激性心肌病患者均首诊为急性冠状动脉综合征而入院。常见的症状有胸痛、呼吸困难、晕厥等。严重病例可出现心脏骤停、恶性室性心律失常、心力衰竭、心脏压塞、心尖部血栓形成或血栓脱落至全身性系统栓塞、心脏破裂等并发症。常伴有心电图的改变伴心肌标志物不成比例的升高。典型的应激性心肌病室壁运动异常为心尖部运动障碍，表现为球样改变、运动减弱伴或不伴有基底部运动增强，非典型的还包括基底部、左心室中段及右心室运动障碍也有被报道。目前应激性心肌病的诊断主要参考梅奥诊所 2008 年关于应激性心肌病推荐的诊断标准：①左心室中部一过性运动减弱、消失或运动障碍伴或不伴心尖受累；②没有阻塞性冠状动脉病变或急性斑块破裂的血管造影证据；③新出现的心电图异常 ST 段抬高和（或）T 波倒置/心脏肌钙蛋白升高；④近期没有严重头部外伤、颅内出血、嗜铬细胞瘤、心肌炎、肥厚型心肌病等。

通过主观症状、生化检查、心电图、心脏彩超、阴性的冠状动脉造影及典型的左心室造影表现可诊断该病。大多数无并发症的患者预后良好（通常数周至数月可恢复，现最短报道有 2 天内康复病例），10% 患者有再发可能。对于未合并并发症者，仅给予去除诱因、治疗原发病及对症治疗即可，根据目前试验结果，尚未发现早期应用 β 受体阻滞剂、ACEI、他汀类调脂药有明确获益。对于合并心力衰竭患者，首先应明确是否存在收缩功能障碍或流出道梗阻，因为如果盲目地给予正性肌力药，有加重流出道梗阻可能。如为单纯收缩功能障碍，可给予利尿药、α 受体激动剂、主动脉内球囊反搏等治疗。存在流出道梗阻时，给予 β 受体阻滞剂及 α 受体阻滞剂时应慎重，应用 β 受体阻滞剂有加重 Q-T 间期延长等风险，而过度扩张外周血管有加重流出道梗阻可能，梗阻时亦不能应用主动脉内球囊反搏。心脏破裂发生相对罕见，类似于心肌梗死，早期应用 β 受体阻滞剂对心脏破裂有一定的预防作用。

专家点评

结合应激性心肌病的诊断标准，该患者左心室下壁一过性运动僵直，冠状动脉造影未见阻塞性冠状动脉病变或急性斑块破裂，心电图示窦性心律，Ⅱ、Ⅲ、aVF、V₃～V₆导联 T 波倒置，T 波倒置逐渐加深，Q-T 间期逐渐延长，肌钙蛋白升高，室壁运动异常、心电图改变及肌钙蛋白升高均呈一过性，符合应激性心肌病诊断。临床医师在工作中应提高对应激性心肌病的认识，尽量避免误诊，使该病患者尽早得到明确诊断和有效的治疗。

（申晓彧）

031　左心室心肌致密化不全

病历摘要

患者，男，56 岁。胸憋、气紧 6 年，加重伴双下肢水肿 1 个月来诊。

[既往史]　无吸烟、饮酒、高血压、糖尿病、高脂血症病史。患者自 2011 年起出现活动时胸憋、气紧，短暂休息后可缓解，无胸痛、肩背部放射痛，就诊于当地医院考虑为风湿性心脏病、心功能不全，给予口服地高辛、硝酸异山梨酯片、螺内酯、托拉塞米等药物治疗，病情仍反复，自行增减药物用量。1 个月前受凉后胸憋及心悸再次发作，夜间不能平卧，半卧位可缓解，伴双下肢水肿。于我院就诊。

[入院查体]　血压 95/56 mmHg，颈静脉轻度充盈，肝颈静脉回流征阴性，双肺呼吸音粗，双下肺可闻及湿啰音，心率 105 次/分，可闻及重叠奔马律（S₃、S₄），双下肢轻度可凹性水肿。

[实验室检查]　肌钙蛋白 0.35 ng/mL，BNP＞10 000 pg/mL。

149

血糖、血脂、血尿酸、血同型半胱氨酸、肝肾功能正常。

[**辅助检查**] 心电图示窦性心律、电轴不偏，胸前导联 R 波递增不良；心脏彩超示左心室侧壁及后壁二尖瓣至乳头肌水平心肌肥厚且呈限制性改变，左心室心肌致密化不全（non-compaction of ventricular myocardium，NVM）表现，左心室各节段收缩活动减弱，EF 44%（图 31 - 1）。冠状动脉 CT 检查未见明显异常。心脏 MRI 示左心室游离壁向左心腔突出内突出的多发充盈缺损，以广基底与心室壁相连，外形呈粗大肌小梁样缺损（图 31 - 2）。

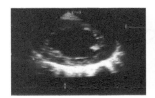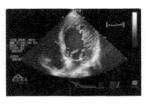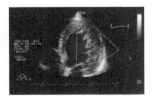

图 31 - 1　心脏彩超

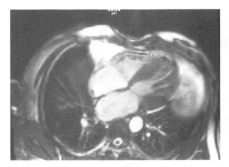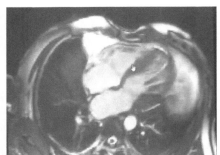

图 31 - 2　心脏 MRI

[**初步诊断**] 先天性心室壁分化障碍。

病例分析

1. NVM 是以心室内异常粗大的肌小梁和交错的深隐窝为特征的一种心肌病。目前 WHO 将其归类于不定型心肌病。NVM 过去被称为海绵状心肌、窦状心肌持续状态、胚胎样心肌等。因主要累及左心室，也常被称为左心室过度小梁形成或左心室 NVM。1932 年对 1 例患有多种先天性心脏病的新生儿尸检时描述了第 1 例 NVM。此后间断有相关的病例报道，直到 1990 年 Chin 等报道了 8 例患者，并建议把此类疾病称为 NVM 才逐渐引起了人们的重视。

最近在澳大利亚对 10 岁以下儿童心肌病流行病学进行的调查显示，儿童 NVM 占所有新发心肌病的 9.2%，排在第 3 位，仅次于扩张型心肌病和肥厚型心肌病。回顾性分析美国德克萨斯州儿童医院 26 000 名儿童心脏超声检查，发现心脏病患者 344 例，其中 NVM 占 9.5%。回顾性分析一家医院成人心脏超声心动图检查，成人 NVM 占总检查人数的 0.014%，而另一家医院占 0.47%。从目前的病例报道来看，男性发病率要高于女性。

2. NVM 的病理特点。主要累及左心室异常粗大数目众多的肌小梁向心室内突起和深陷交错的小梁间隐窝。而在正常人类的左心室中，粗大肌小梁一般不超过 3 个。NVM 常合并各种心脏畸形，尤其见于婴幼儿和儿童患者。不合并其他心脏畸形者被称为孤立性 NVM，但其与非孤立性 NVM 在病理学上并没有明显差别。NVM 大多发生于左心室，少数累及右心室，个别文献报道可累及双心室。大体标本可见心脏增大，冠状动脉正常，受累部位呈现两层结构，外层为心外膜带，由致密化心肌组成；内层为心内膜带，由非致密化心肌组成，表现为数目众多突出于心室腔的肌小梁和深陷的小梁隐窝，小梁隐窝常深达心室壁的外 1/3，并与心室腔相交通。受累心肌分布不均匀，往往呈现局限性，常累及左心室心尖部，侧壁或者下壁，累及室间隔极为少见。病理组织学上 NVM 没有特异性，表现为深陷的小梁隐窝表面覆盖一层心内膜，小梁隐窝与心室内腔相交通，不与冠状动脉循环相交通。心内膜下纤维组织、胶原纤维组织增生明显，可见心肌组织结构破坏、纤维化、瘢痕形成及退行性改变，有时可见到炎性细胞浸润。

3. NVM 的具体发病机制尚不十分清楚，多认为可能是胚胎时期心肌致密化过程停止所致，这可能与基因变异有关。①胚胎时期心肌致密化胚胎发育的第一个月，冠状动脉循环形成前，胚胎心肌同冷血脊椎动物一样由海绵状相互交织的心肌纤维组成，其间形成深入凹陷的隐窝，心腔的血液通过这些隐窝营养相应区域的心肌。第2个月，心室肌逐渐从外膜到内膜，从基地部到心尖部开始致密化，隐窝被压缩成毛细血管，冠状动脉微循环逐渐形成。由于NVM的心肌改变与胚胎期心肌形态相似，NVM被认为是上述正常的心肌致密化过程停止所致。尽管这一观点被广泛接受，但目前没有心肌致密化停止的直接证据。②遗传学研究12%～50%的NVM患者都有家族史，且常合并心脏畸形及其他遗传性疾病，这使得人们不断探索NVM的遗传学发病基础。近几年来不少NVM家系存在基因变异，如 *G4.5*（*TAZ*）、*alpha-dystrobrevin*（*DTNA*）、*11p15* 等。NVM家系的遗传方式发现有X连锁遗传、常染色体显性遗传、线粒体遗传等。

4. 临床及病理生理特点。NVM临床表现多样，从无症状到严重的心力衰竭、心律失常，甚至猝死。1990年Chin等提出了NVM的三大临床特点，即心力衰竭、心律失常及体循环栓塞。其他临床表现还有猝死、特殊面容、发绀、生长受限等，心脏听诊常可发现心脏杂音。①心力衰竭是NVM患者就诊的主要原因，心力衰竭是NVM患者就诊的主要原因，国外报道发生率在30%～73%，国内约有77.27%的患者心脏EF小于50%，66.2%的患者存在不同程度的心力衰竭。②NVM患者心电图异常极为普遍，国外报道在88%～94%，国内为87.32%，其中室性心律失常（多为室性期前收缩和室性心动过速），束支传导阻滞，心房颤动最常见。另外有45.16%的患者存在ST-T改变，其他心电图异常还有心房扑动、交界性心律失常、房室传导阻滞、异常Q波等。国外有报道NVM患者可有WPW预激综合征，但国内尚未见报道。③NVM发生血栓栓塞的风险大小尚不明确。既往报道血栓栓塞发生率较高，在21%～37.5%。

但也有证据显示 NVM 栓塞的发生率并不高。国内 71 例患者体循环栓塞发生率仅为 8.45%。

5. 诊断及诊断标准。超声心动图可特异性显示 NVM 心肌结构特点，是首选的影像学检查。必要时可行经食管超声心动图或造影超声波心动图检查。MRI 对 NVM 诊断有较好的敏感性（86%）和特异性（99%），可用于当超声诊断不明确的情况。其他检查手段如 CT、心室造影等也能为诊断提供帮助。由于正常右心室心肌致密化程度远不及左心室，右心室 NVM 与正常右心室心肌在解剖学上有时也难以鉴别，至今尚没有右心室 NVM 的超声诊断标准。对于左心室 NVM 至少存在 3 种不同的超声诊断标准。其中 Jenni 等推荐的孤立性左心室 NVM 诊断标准应用最为广泛。2006 年 Jenni 等重申了该诊断标准：①不合并其他心脏畸形（孤立性 NVM 的定义）；②可见到典型的两层不同的心肌结构，外层（致密化心肌）较薄，内层（非致密化心肌）较厚，其间可见深陷隐窝，心室收缩末期内层非致密化心肌厚度与外层致密化心肌厚度比值大于 2；③病变区域主要位于心尖部（＞80%）、侧壁和下壁；④彩色多普勒可测及深陷隐窝之间有血流灌注并与心腔相通，而不与冠状动脉循环相通。Chin 诊断标准采用左心室不同水平时的肌小梁基底部至心外膜的间距与肌小梁顶端至心外膜的间距之比值做定量分析，由于分析方法复杂，未能在临床上运用。Stollberger 等认为 Jenni 诊断标准不够明确，提出了另一个诊断标准：从心尖水平到乳头肌水平，如果有 1 个平面可以见到大于 3 个粗大的肌小梁不与乳头肌相延续，且周围存在充满血流的小梁间隙，便可诊断 NVM。

6. 治疗与预后。目前对 NVM 没有特殊治疗，主要是针对心力衰竭、心律失常及合并心脏畸形的治疗，对存在心房颤动及其他血栓形成风险时需预防性抗凝治疗。心律失常是导致 NVM 患者猝死的重要原因，常需抗心律失常药物治疗，也可以考虑使用 ICD。在疾病的终末期，需行心脏移植。

专家点评

该患者以胸憋、气紧 6 年,加重伴双下肢水肿 1 个月来诊,结合心脏彩超及 MRI 结果,参考国内外文献,发现左心腔多个肉柱样改变,考虑为先天性心肌发育不良、海绵状心肌、心功能Ⅳ级,经过讨论一致同意此诊断。海绵状心肌又称 NVM,由于胚胎时期疏松的心肌组织致密化障碍,是肌小梁化的心肌持续存在的先天性畸形,多见于左心室从基地部到心尖部,不同程度地累及心室壁内的 2/3,靠心室外侧有一层薄层致密化心肌,也可同时累及右心室,病因尚不清楚,有家族聚集倾向,男性多见,多为常染色体显性遗传。临床表现为进行性心力衰竭,晚期药物无法控制,可做心脏移植。有恶性心律失常,则植入自动除颤器。心室壁网性结构有低速血流与心腔相通,故需长期抗凝治疗,预防血栓栓塞并发症。

(周华)

032 致心律失常性右心室心肌病

病历摘要

患者,女,44 岁。主因间断双下肢水肿半年余,加重伴腹围增加半月余入院。患者 2018 年 2 月下旬出现双下肢水肿,晨轻暮重,休息后可缓解,伴双足发黑,偶有腹泻,无气短、胸憋,无心悸、晕厥,不伴尿量减少、腹围增加,无黄疸,无泡沫尿等,未予以诊治。2018 年 9 月 10 日双下肢水肿加重，伴腹围增加，伴全身乏力，日常活动感心慌、气短，无胸憋、晕厥等，于山西省某医院行胃镜检查示慢性浅表性胃炎伴糜烂，胃多发息肉。2018 年 9 月 29 日就诊于我院消化科，完善相关检查后考虑致心律失常性右心室心肌病可能。

[家族史]　无家族遗传倾向疾病，家族中无发生猝死者。

[入院查体]　脉搏 124 次/分，血压 101/79 mmHg。全身皮肤黏膜未见黄染及出血点，无肝掌及蜘蛛痣；颈静脉怒张，肝颈反流征阴性；双肺呼吸音粗，双肺底可闻及少量湿啰音。心率 124 次/分，心律不齐，偶可闻及期前收缩，各瓣膜听诊区未闻及病理性杂音。腹部膨隆，无压痛、反跳痛，肝脾肋下未触及，移动性浊音阳性；双下肢中度可凹性水肿，双足发黑。

[实验室检查]　血常规示白细胞 10.29×10^9/L，中性粒细胞百分比 87.90%；BNP 567.71 pg/mL。

[辅助检查]　心电图示心率 79 次/分，交界性心动过速；心电轴左偏 −49°；全导联低电压；左前分支传导阻滞；$V_1 \sim V_5$ 导联 T 波倒置（图 32 − 1）。心脏 MRI（平扫 + 增强）（图 32 − 2）：右心室、右心房、左心房体积增大；右心室壁信号异常，请结合临床；三尖瓣关闭不全；心包积液。心脏彩超示 EF 59%，左心房四腔径 50 mm × 39 mm，右心房四腔径 59 mm × 48 mm，左心室舒张末期内径 45 mm，右心室内径 32 mm；右心室流出道显著增宽，三尖瓣中度关闭不全；三尖瓣瓣叶关闭不良（隔叶闭合运动减弱）；二尖瓣中度关闭不全；主动脉瓣口少量反流；心包积液（微量）；左心室舒张功能减低，左心室收缩功能正常；右心功能减低（图 32 − 3）。腹部彩超示脂肪肝，泥沙样胆结石，胆囊壁毛糙增厚，腹腔积液，胰脾双肾未见明显异常。动态心电图：①窦性心律；②心室率在 44 ~ 175 次/分，平均心室率 65 次/分；③频发多源房性期前收缩（单发、成对、室内差异性传导）总数 1518 个，短阵房性心动过

155

速，可见蝉联现象；④阵发性交界性心动过速阵发性心房颤动？
⑤偶发多源室性期前收缩（单发、成对）265个，多源短阵室性心
动过速4阵；⑥全导联低电压；⑦ST-T段呈异常动态改变。

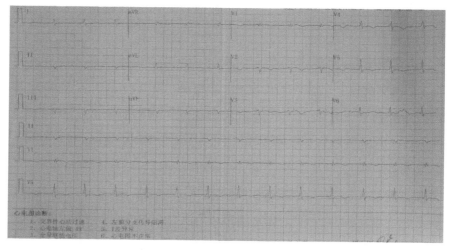

图32－1　心电图检查

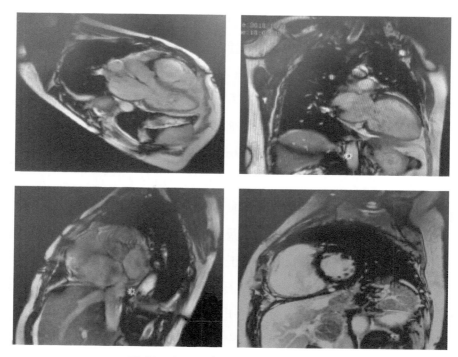

图32－2　心脏MRI（平扫＋增强）

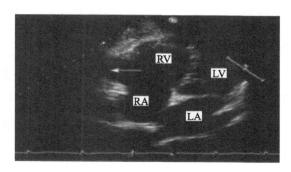

图 32 - 3　超声心动图

[诊断]　致心律失常性右心室心肌病（arrhythmogenic right ventricular cardiomyopathy，ARVC），心功能Ⅲ级，三尖瓣中度关闭不全，二尖瓣中度关闭不全，右束支传导阻滞，左前分支传导阻滞，心律失常，频发多源房性期前收缩，短阵房性心动过速，阵发性交界性心动过速，阵发性心房颤动？偶发多源室性期前收缩，多源短阵室性心动过速，多浆膜腔积液，下肢动脉硬化斑块，脂肪肝，胆结石，慢性浅表性胃炎伴糜烂胃多发息肉。

[治疗经过]　给予抗感染、利尿、强心、抑制心室重构等治疗后，双下肢水肿明显减轻，腹围明显缩小出院，院外规律口服培哚普利、参松养心胶囊、呋塞米片、螺内酯片治疗。

病例分析

ARVC 于 1961 年由 Dallavolta 首次报道，1995 年世界卫生组织/国际心肌病学协会（WHO/ISFC）在修订心肌病分类时被正式命名，与扩张型心肌病、肥厚型心肌病、限制型心肌病和未分类心肌病共同为原发性心肌病。ARVC 是一种遗传性心肌病，特征为纤维脂肪组织替代心肌组织，干扰了心电传导，是形成 epsilon 波、RBBB、晚电位和折返性心动过速的病理基础，是诊断该病的"金标准"。纤维脂肪组织替代心肌组织呈进行性，开始于心外膜下或

笔记

中层心肌后进展为全层心肌，出现右心室壁变薄和室壁瘤。典型发病部位为下壁、心尖和漏斗部的右心室发育不良三角。ARVC 是一种具有进展性的遗传性心肌病，其发病有家族性特点，其中 50% ~ 70% 的病例是家族性的，这也是 35 岁以下人群发生室性心律失常和心源性猝死（SCD）的主要原因。ARVC 患者 SCD 的机制是持续性室性心动过速或心室颤动导致的心脏骤停，常是既往无症状年轻患者的首发症状。

ARVC 的临床表现与心肌组织病变范围及受累部位有关，轻者仅表现为心悸、胸闷、气短等不适，重者可出现晕厥、心力衰竭及猝死等，多于运动或精神紧张时出现。ARVC 可分为四个阶段。①早期隐匿期：运动时有轻微室性心律失常；②显性电紊乱期：可见症状性室性心律失常，伴有更明显的右心室形态和功能异常；③右心室衰竭期：左心室功能相对保持正常；④双心室衰竭期：显著累及左心室，发生双心室衰竭，导致心律失常等。ARVC 的诊断需结合患者的临床表现及心电图、心脏彩超、心脏 MRI 等检查综合评估。

随着对 ARVC 心律失常、危险因素和挽救生命的干预措施认识的不断深入，及时解决 ARVC 患者临床治疗问题迫在眉睫。临床上治疗 ARVC 患者最重要的目标包括：①降低死亡率，包括心律失常性 SCD 或心力衰竭导致的死亡；②阻止右心室、左心室或双心室功能障碍和心力衰竭的进展；③通过减少和消除心悸、室性心动过速再发或 ICD 放电（适当的或不适当的）改善症状，提高生活质量。④改善心力衰竭症状，增加心功能储备。

治疗方法包括以下几种。①生活方式的改变，目前已明确青少年 ARVC 患者 SCD 与剧烈运动相关。体育锻炼也被认为是一个促进 ARVC 表型发展和进展的因素。对于明确诊断 ARVC 的患者及无临床表现的健康基因携带者或基因型不明确应限制参加体育活动。②药物治疗，包括抗心律失常药物、β 受体拮抗药及治疗心力衰竭的药物。③导管射频消融术。④植入心脏自动复律除颤器。⑤手术治疗，终末期患者也可以考虑心脏移植。

专家点评

　　该患者为中年女性，主要表现为间断双下肢水肿，伴腹水形成、全身乏力，日常活动感心慌、气短，无晕厥等，心脏彩超示右心室运动减弱及功能异常；心脏 MRI 示心肌运动减弱，以右心室壁为著，心肌延迟扫描右心室心肌可见不均匀强化；心电图示 V_1 ～ V_5 导联 T 波倒置；24 小时动态心电图示非持续性 LBBB 型室性心动过速，伴电轴向上（Ⅱ、Ⅲ、aVF 导联 QRS 波群负相，aVL 导联 QRS 波群正相），可诊断为 ARVC，入院给予限制运动、利尿、抗感染、强心、抑制心室重构治疗，症状明显好转，无心悸等不适，出院后继续限制运动联合利尿药及 ACEI 类药物等治疗，以保守治疗为主。

（周荣）

033　心脏淀粉样变性

病历摘要

　　患者，男，60 岁。主因间断气紧 7 年，加重 7 天，于 2018 年 9 月 26 日入住我院。2011 年始活动后出现胸憋、气紧，无咳嗽、咳痰，无心悸、乏力，休息后自行缓解，未诊治。2013 年 9 月上 1 层楼、饱食或睡眠时感胸憋、气紧，伴大汗、乏力，伴左手麻，坐起或休息后缓解，未诊治。2014 年 4 月 11 日胸憋、气紧症状较前加重，出现夜间阵发性呼吸困难，就诊于山西省某医院，行心脏彩超示左心室增大，左心室壁运动弥漫性减弱，二、三尖瓣关闭不全（轻度），左心室收缩、舒张功能减低。诊断为扩张型心肌病，给予稳心颗粒、参芪五味子胶囊等对症治疗，效果不佳。2014 年 4 月 15 日坐公交站位时出现头晕、黑蒙，自行蹲下后意识丧失，无四肢抽搐，无口吐白沫、大小便失禁、双眼上吊，5 分钟后清醒，醒后感出汗、乏力，无心悸、胸痛。遂就诊于我院心内科，心电图示窦性心律，$V_1 \sim V_5$ 导联 QS 型，行冠状动脉造影未见明显异常，诊断为扩张型心肌病、心功能Ⅲ级、高脂血症，给予利尿、改善心肌重构、降脂治疗，症状好转出院。2014 年 5 月 9 日就诊于北京某医院，超声心动图示左心室壁轻度增厚，左心室舒张末内径 54 mm，EF 50%；直立倾斜试验阳性。2018 年 9 月 19 日夜间小便时突发气紧加重，无咳嗽、咳痰，无心悸、大汗，无头晕、黑蒙、晕厥，休息 30 分钟后缓解，为求进一步诊治，入住我科。

[既往史] 慢性发病，长期吸烟史。2014 年 5 月 27 日患者主因双下肢、眼睑水肿半年，发现蛋白尿阳性 2 个月，入住北京某医院肾病科，行肾活检诊断为肾淀粉样变、肾病综合征、慢性肾脏病 1 期、动脉粥样硬化并高脂血症、老年性白内障（双眼）、干眼症（双眼）、肾囊肿（左肾），于 2014 年 6 月 11 日转入血液科，给予 TCD 方案化疗，给予博宁抑制破骨细胞活性，减轻骨破坏，症状好转出院。

[入院查体] 体温 36.6 ℃，脉搏 104 次/分，呼吸 20 次/分，血压 106/52 mmHg，唇红，正常面容，查体合作。双肺呼吸音清，未闻及干、湿啰音，心率 104 次/分，心律齐，听诊心音弱，各瓣膜听诊区心音正常，未闻及杂音，未闻及心包摩擦音，腹软，全腹无压痛反跳痛、肌紧张，双下肢轻度凹陷性水肿。

[初步诊断] 心脏淀粉样变性，心功能Ⅲ级，肾淀粉样变性，

肾病综合征，慢性肾脏病 1 期，血管迷走性晕厥，动脉粥样硬化并高脂血症，老年性白内障（双眼），肾囊肿（左肾）。

[**实验室检查**]　甲状腺功能：血清游离三碘甲状原氨酸6.24 pmol/L，血沉 21.00 mm/h。生化：总胆固醇 6.58 mmol/L，甘油三酯 1.80 mmol/L，高密度脂蛋白 1.99 mmol/L，低密度脂蛋白4.02 mmol/L。MTHFR 基因型检测中代谢性。凝血、尿便常规、心肌 4 项、糖化血红蛋白未见明显异常。

[**辅助检查**]　心电图（2018 年 9 月 2 日，我院）示窦性心律，心电轴不偏，低电压，胸前导联 R 波递增不良，QT 间期延长。心脏彩超：左心室稍大，左心室壁稍厚，心肌内散在高回声（结合病史心肌淀粉样变待除外）；二尖瓣口少量反流；左心功能减低。心脏 MRI：左、右心室全心内膜下延迟强化伴血池信号减低，心肌淀粉样变性可能，左心室功能减低。动态心电图诊断：①窦性心律窦房结内游走性心律；②心率波动在 63～149 次/分之间，平均心率为 85 次/分；③频发房性期前收缩（单发成对），短阵房性心动过速，可见伴室内差异性传导；④频发多源室性期前收缩（单发成对二联律、三联律）；⑤多源短阵室性心动过速；⑥异常 Q 波；⑦ST段未见明显动态改变，T 波呈异常动态改变。

[**治疗经过**]　给予强心、利尿、控制心律失常、改善心肌重构、营养心肌、降脂等治疗，病情好转出院。

病例分析

　　淀粉样变多系单克隆浆细胞功能紊乱产生淀粉样蛋白，沉积于组织并致组织损伤所引起的临床综合征，可累及多器官、系统，特别是心脏、肾脏、肝脏、神经系统及消化系统等。淀粉样蛋白是以异常的 β 折叠形式沉积在细胞外的某种自体蛋白纤维，可在心肌内沉积，导致限制性心肌病或难治性心力衰竭。该病发病率低，早期

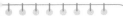
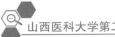

诊断困难，预后差。淀粉样变性累及心血管系统时可包括限制型心肌病、收缩性心力衰竭、直立性低血压和传导系统疾病等心血管疾病综合征。最常见的临床表现是充血性心力衰竭。常见的非侵入性检查包括胸部 X 线检查、心电图、超声心动图、心脏放射核素和磁共振成像，可通过心肌活检或其他不同部位组织，如腹部脂肪垫、直肠、牙龈、骨髓、肾脏或肝脏等活检确诊。心肌淀粉样变性属于浸润性心肌病，形态上需与高血压性心脏病、肥厚型心肌病、扩张型心肌病、缺血性心肌病等疾病相鉴别。

①高血压性心脏病（简称冠心病）：高血压病程，除急进型高血压外，高血压发展到高血压性心脏病心力衰竭，往往要数年病史；高血压严重程度，高血压导致冠心病心力衰竭时，往往有较严重的血压升高；冠心病时左心室肥厚扩张，且伴有主动脉增宽；高血压时，常有高血压眼底改变及肾脏改变。该患者血压不高，无高血压病史，可排除。

②肥厚型心肌病：目前认为肥厚型心肌病是一种可发生于任何年龄阶段、男女均可发病的常染色体显性遗传性心肌病，同时也有少数常染色体隐性遗传和非常染色体、X 连锁的隐性遗传性病例的报道，约占发病的 60%；少部分和代谢、神经肌肉的遗传病、染色体异常、遗传综合征有关，约占发病的 5%~10%；还有部分由非遗传疾病导致，如老年淀粉样变性。大多数有家族史，发病率为 1/500，年死亡率约为 2%~4%，表现为心肌呈节段性、非对称性或弥漫性肥厚，导致心室腔变小，左、右心室舒张功能降低、收缩功能升高，临床可表现为胸闷、胸痛、呼吸困难、气促、乏力、头晕、黑蒙、晕厥、心悸、心律失常等，有晕厥病史患者其猝死风险是未发生晕厥患者的 5 倍。部分患者无症状，偶在行超声心动图（UCG）中发现。是生活中常见的猝死原因之一，猝死发病率为 0.04%~0.4%，尤其以家族中早年猝死史病史发病概率大。排除高血压、室间隔缺损、运动员生理心肌肥厚、主动脉瓣狭窄、肺心病

及冠心病等其他引起心肌肥厚的心血管或全身性疾病，才可诊断为肥厚型心肌病。肥厚型心肌病患者临床表现多样，无特异性。常有明显家族史，心脏轻度增大，能闻及 S_4，心电图可见左心室肥大 ST-T 段改变，UCG 可见室间隔非对称性肥厚，舒张期室间隔的厚度与后壁之比≥1.3，该患者可除外。

③扩张型心肌病（简称扩张型心肌病）：该病主要特征是单侧或双侧心腔扩大，以收缩功能受损为特征的临床综合征。扩张型心肌病主要以弥漫性损伤为主，患者的心脏结构会由此而发生改变，以室壁变形为主要表现。由于心肌收缩泵的功能障碍，导致心室腔扩大呈球形心、心脏弥漫性波动减弱、二尖瓣呈大心腔小开口、运动幅度降低为特征的充血性心肌病。另因心脏扩大、血流缓慢导致房室内不显色或瓣口仅出现短暂显色，瓣口反流较为严重。该病起病缓慢，具备充血性心力衰竭的表现；心界扩大，心率增快，反复出现各种心律失常；X 线检查示心影扩大（普大型），心胸比多在 60% 以上，肺常淤血，但与心力衰竭不成比例；心电图示心律失常、ST-段 T 异常、低电压、R 波减低、病理性 Q 波（心肌纤维化结果）；超声心动图示心室内径扩大，室壁运动减弱，LVEF 常减至 50% 以下。诊断标准：左心室舒张末内径 >5.0 cm（女性）>5.5 cm（男性）LVEF <45% 和（或）左心室缩短速率（FS）<25%。该患者左心室舒张末内径 5.7 cm，LVEF 43%，心脏彩超虽符合扩张型心肌病的诊断，但扩张型心肌病属于排除性诊断，在无明确病因的情况下方可诊断。

④缺血性心肌病：属于冠心病的一种特殊类型或晚期阶段，是指由冠状动脉粥样硬化引起长期心肌缺血，导致心肌弥漫性纤维化，产生与原发性扩张型心肌病类似的临床综合征。该病以冠状动脉粥样硬化为发病基础，导致患者心肌出现纤维化及慢性缺血，心脏收缩功能也会受到影响，通常以左心室增大为主要表现症状。缺血性心肌病由于冠状动脉粥样硬化造成狭窄、闭塞，心肌处于缺

血、缺氧状态，造成心肌功能严重障碍，LVEF 下降，并伴有多灶性室壁异常运动。该病心脏扩大主要以左心室为主，心尖部的室壁厚度多增加，瓣口反流程度较轻。缺血性心肌病老年患者居多，心肌纤维化程度高，其心肌损伤较扩张型心肌病更加严重，瓣膜钙化也较为常见。该患者冠状动脉造影未见明显异常，可排除冠心病诊断，故可除外。

专家点评

　　该患者慢性发病，长期吸烟史，以胸憋、气紧为首发症状，后患者症状逐渐加重，冠状动脉造影未见明显异常，心脏彩超结果符合扩张型心肌病诊断，在未找到明确病因情况下，被误诊为"扩张型心肌病"，予以对症治疗，效果不佳；后随着患者多年间病情进展，出现双下肢、眼睑水肿，发现蛋白尿阳性，行肾活检诊断"肾淀粉样变，肾病综合征，慢性肾脏病 1 期；故结合患者肾淀粉样变病史及心脏彩超、MRI 等影像学检查均提示该患者出现心力衰竭症状加重可能为心脏淀粉样变所致。

　　临床上，当患者出现以下特征时应引起警惕：①高血压病史，但有"自愈"趋势，血压逐渐下降至正常或偏低；②超声心动图提示双心房增大，无左心室流出道梗阻，左心室壁增厚，舒张功能受限，但心电图无左心室高电压；③抗心力衰竭治疗欠佳，病情反复、进展；④累及多器官、系统，特别是心脏、肾脏、肝脏、神经系统及消化系统等。病因治疗包括化疗及骨髓移植。对症治疗上主要以适当利尿、扩管及其他支持治疗为主，洋地黄类药物慎用。必要时可考虑心脏移植。

（马娇婷　高奋）

第五部分
心血管内科介入技术

034. 全皮下 ICD 植入术

病历摘要

患者，男，12岁。主因发作性晕厥、抽搐1年，加重2个月入院。2018年3月晨起被叫醒时出现短暂意识丧失、抽搐30秒，无发热、心悸、大小便失禁，自行恢复。就诊于山西省某医院考虑癫痫，给予口服药丙戊酸钠治疗。2019年9月4日晚自习时心悸半小时，后出现意识丧失、抽搐，无大小便失禁、舌咬伤，无出汗、恶心、呕吐，无腹痛、腹泻，无气短、咯血。再次就诊于山西省某医院，查体未见阳性体征。遂就诊于我院。

[**辅助检查**]　心电监护示频发室性期前收缩，心电图示 QT 间期延长（图 34-1）。心脏彩超示三尖瓣关闭不全伴轻度反流，左心室收缩功能正常。

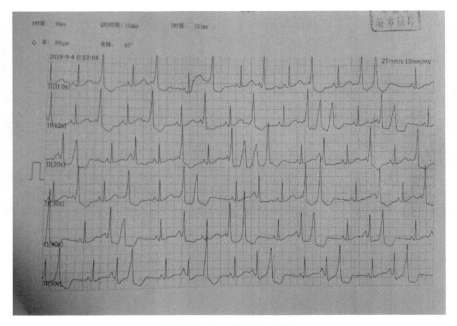

图 34-1　患者心电图

[**实验室检查**]　生化（2019 年 9 月 4 日, 外院）：血糖 7.68 mmol/L，丙酮酸 114.5 μmol/L，pro-BNP 554 pg/L，PCT < 0.05 ng/mL。血常规（2019 年 9 月 4 日，外院）：白细胞数 6.91×10^9/L，红细胞数 4.73×10^{12}/L，中性粒细胞绝对值 4.92×10^{12}/L，淋巴细胞绝对值 1.51×10^9/L，中性粒细胞百分比 71.2%，淋巴细胞百分比 21.9%，C-反应蛋白 0.5 mg/L。心肌标志物：TnI 0.035 ng/mL，Myo 24.6 ng/mL，CK-MB 1.62 ng/mL。尿常规：管型（低倍视野）4.55/LPF（0~3.8）。

[**入院诊断**]　心律失常，阵发性室性心动过速，频发室性期前收缩。

[**治疗经过**]　停用丙戊酸钠，给予口服药普罗帕酮 150 mg/次

（4 次/日），9 月 8 日减量为 3 次/日，倍他乐克 25 mg/次（2 次/日），后室性期前收缩逐渐减少。10 月 15 日复查动态心电图未见期前收缩，改口服比索洛尔 2.5 mg（1 次/日）。

动态心电图（2019 年 9 月 11 日，山西省某医院 24 小时）：窦性心律，平均心率 75 次/分，最小心率 47 次/分，于 9 月 11 日 03：34 发生，最大心率 121 次/分，于 9 月 10 日 13：21 发生，总心搏 108 415 次，大于 2 秒的停搏 0；全程未见室性期前收缩及室上性期前收缩，QT 间期延长，T 波异常。心率增快时 Ⅱ、Ⅲ、aVF 导联 ST 段下移。

于北京行基因检测分析示 *KCNH2* 基因的 1 个变异，提示长 QT 综合征（long Q-T syndrome，LQTS）2 型。结合病史、心电图、基因分析，诊断为心律失常，LQTS 2 型。手术植入全皮下 ICD 治疗进行心源性猝死的二级预防（图 34 - 2，图 34 - 3）。

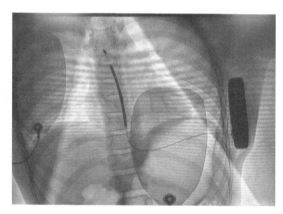

图 34 - 2　患者术后 X 线透视正位片

病例分析

1. 先天性 LQTS。LQTS 是一种以心电图 QT 间期显著延长和 T 波异常为特征的遗传性心律失常，表现为反复发作的室性心律失

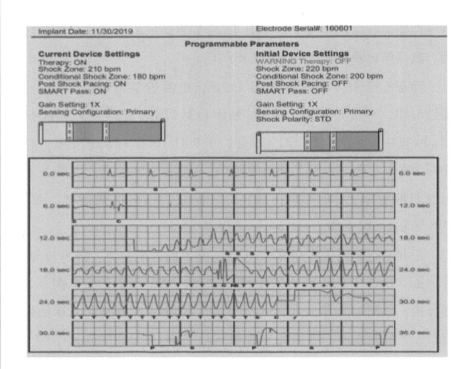

图 34 –3　术后诱颤腔内记录图及相关程控参数

常，可以导致尖端扭转型心律失常，甚至心源性猝死。多发于儿童与青少年，在人群中的发病率为 1/（2000 ~ 5000），有 1/2500 的 LQTS 患者终身伴随着猝死的风险。有研究表示，临床诊断中近 75% 的患者基因检测阳性，常见的临床分型为 LQTS 1（KCNQ1）、LQTS 2（KCNH2）、LQTS 3（SCN5A），三种类型在遗传基因检测阳性的病例中占 90%。

（1）LQTS 最常见的症状是晕厥或猝死，多在患者 40 岁以前发病，尤其是青少年时期。心电图表现为 QT 间期延长，根据患者的临床症状容易误诊为癫痫。劳累或者声音刺激，或睡眠期间出现的癫痫样发作必须高度怀疑 LQTS 的存在。根据基因突变可以将 LQTS 分型，最常见的是 LQTS 1 ~ 3 型（表 34 –1）。

表34-1　LQTS 分型

LQTS	突变基因	LQTS	突变基因
LQTS 1	KCNQ1	LQTS 9	CAV3
LQTS 2	KCNH2	LQTS 10	SCN4B
LQTS 3	SCN5A	LQTS 11	AKAP9
LQTS 4	ANK2	LQTS 12	SNTA1
LQTS 5	KCNE1	LQTS 13	KCNJ5
LQTS 6	KCNE2	LQTS 14	CALM1
LQTS 7	KCNJ2	LQTS 15	CALM2
LQTS 8	CACNA1C		

　　（2）LQTS 的诊断主要依赖患者的病史、家族史、基因检测及心电图的特征性表现，不只是 QT 间期的延长，还要关注特异性的 T 波。根据 2015 年欧洲心脏病学会关于心肌病、遗传性心律失常、小儿和先天性心脏病患者室性心律失常治疗和心脏性猝死预防指南。LQTS 的诊断标准：①基因检测手段。目前已知 13 种基因型的缺陷与 LQTS 有关，对患者进行基因检测，可以得到相关通道蛋白基因或者膜连接蛋白编码基因的变异，当有相关基因发生明确的致病突变时，即可诊断为 LQTS。②心电图诊断。排除继发性原因后，不明原因的心电图 QTc≥480 毫秒；排除继发性原因后，不明原因的晕厥及心电图 QTc≥460 毫秒；心电图不仅能确诊 LQTS，还对患者的 LQTS 分型有一定的意义。③Schwartz 积分诊断排除继发性原因后，Schwartz 积分≥3 分即可诊断为 LQTS（表34-2）。以上 3 种手段对于临床确诊 LQTS 都是必不可少的，三者结合可以有效地降低 LQTS 患者的漏诊率。

笔记

表 34 -2   Schwartz 积分诊断

诊断依据	记分	诊断依据	记分
心电图表现		临床表现	
QTc >480 毫秒	3	晕厥：紧张引起	2
460 ~ 470 毫秒	2	非紧张引起	1
>450 毫秒（男）	1	先天性聋	0.5
TdP（除外继发性因素）	2	家族史	
T 波交替	1	家族成员中有肯定的 LQTS	1
T 波切迹	1	直系亲属中有 <30 岁的心脏性猝死	0.5
静息心率低于正常2个百分数	0.5		

（3）LQTS 的治疗。由于 LQTS 具有猝死率高、青少年及儿童发病率高的特点，所以对于 LQTS 的治疗，首要任务是要预防患者发生严重的心律失常及心源性猝死，长期目标是控制患者的症状。治疗手段主要包括三个方面：生活方式的改变、β 受体阻滞剂的应用及手术植入 ICD。

1）对于明确诊断为 LQTS 的患者，建议调整生活方式，避免使用可以延长 QT 间期的药物；识别和纠正电解质紊乱（可以在腹泻、呕吐和代谢过程中发生）；避免基因型特异性诱发的心律失常（剧烈游泳，特别是 LQTS 1 型患者，以及 LQTS 2 型患者暴露于大噪音）。

2）β 受体阻滞剂作为一线治疗药物，有着不可动摇的地位，对于临床诊断为 LQTS 的患者，推荐使用 β 受体阻滞剂；心电图 QT 间期正常的 LQTS 致病突变基因携带者，也应该使用 β 受体阻滞剂。

3）ICD：ICD 的植入可以有效地预防心源性猝死的发生，ICD 的植入适应证包括心脏骤停史的患者，建议同时使用 β 受体阻滞剂和 ICD 植入；当足够剂量的 β 受体阻滞剂也无法缓解患者的晕厥等症状时，应该同时植入 ICD；对于无症状的 *KCNH2* 或 *SCN5A* 致病突变基因携带者，当 QTc >500 毫秒时，除了使用 β 受体阻滞剂治疗外，可以考虑植入 ICD。

4）左侧心交感神经切除术：有症状的 LQTS 患者，当出现以下情况时，需要行左侧心交感神经切除术。β 受体阻滞剂无效、不能耐受或禁忌时；ICD 治疗禁忌或拒绝时；服用 β 受体阻滞剂并植入 ICD 的患者，发生多次放电时。

5）指南提出，可以预防性的植入 ICD，对于高危患者，如 LQTS 2 型或者 QTc≥500 毫秒的女性患者、有放电不稳定的患者或者有高危基因突变（杰威尔和兰格·尼尔森综合征或者提摩西综合征）的患者，可以考虑进行预防性的 ICD 植入。

2. 全皮下 ICD（S-ICD）。第 1 台 ICD 问世以来，其已被广泛应用于临床，挽救了许许多多的生命，但是静脉导管引起的起搏系统感染和导线问题也是不容忽视的，全皮下 ICD 的问世为这个问题的解决提供了一个有效的方法。

尽管经静脉的 ICD（TV-ICD）已经发展了 30 年的时间，但是一些 TV-ICD 可能带来的长期并发症，如导线问题、起搏系统感染（包括局部感染和全身感染）及导线断裂等，对于患者来说，尤其是年轻患者是一个需要攻克的难题。TV-ICD 带来的并发症主要与长期放置于静脉系统中的导线有关系，而全皮下 ICD 不需要通过静脉系统，可以减少后续由于静脉导线带来的并发症，而且更加适合预期寿命长的年轻人或者血管通路受到限制的患者。

在 Stefan 的文献报道中，对二次植入 ICD 的两组患者进行七年的随访，随访过程中，植入 S-ICD 的一组患者中没有全身性的感染、导线问题及死亡病例，而 TV-ICD 植入的患者发生了相关并发症，并且还发现将 TV-ICD 植入在肌下或者肌下袋时，发生并发症的概率更低。

专家点评

心源性猝死（sudden cardiac death，SCD）是指由于各种心脏原因引起的非暴力自然死亡，在急性症状出现后 1 小时内突然出现意识丧失，引起意外的死亡。

患者在生前可以有或没有心脏病表现，其发生的时间是无法预测的。据国家心血管病中心统计，我国每年心源性猝死者高达 54.4 万，也就是说，每分钟都可能有 1 人发生心源性猝死。高危患者有效预防猝死的国际公认疗法——ICD 植入。ICD 和 CRTD 的植入是预防心源性猝死、避免患者发生意外的重要方法之一。对于心脏骤停患者的救治有黄金四分钟的说法，心脏骤停 4～6 分钟，脑组织会发生不可逆的损害，大于 10 分钟将脑死亡。98% 的致命性心律失常能被经静脉 ICD 有效终止，然而在这些研究中，高达 15% 的患者在植入后最初的 6 个月存在较高的并发症风险。

该患者早期症状为抽搐、晕厥，由于发病年龄小，容易误诊为癫痫。之后行基因检测及心电图跟踪检查后确诊为 LQTS 2 型。根据指南，首选治疗药物为 β 受体阻滞剂，考虑到患者年少，为了预防导线相关严重并发症及心源性猝死，选择全皮下 ICD 植入进行二级预防。

2015 年欧洲心脏病学会（ESC）指南将 ICD 系统纳入 Ⅱa 类推荐。对于成人植入 ICD，已经得到了广泛的证实，缺少有关儿童植入 ICD 的临床指南，但是儿童植入 ICD 的数量呈上升的趋势。经静脉的 ICD 可能导致一系列的有关导线的并发症，且小儿静脉较成人细，给 TV-ICD 的施行增加了一定的手术操作难度。随着全皮下 ICD 的发展，为这些困难提供了可选择的可靠解决方法。

最终为患儿进行了全皮下 ICD 植入术，术后进行了诱颤，80 J 成功转复，出院前多体位程控感知参数良好。术后一个月回访，术口愈合良好，无不良事件发生。该例手术亦为山西省第 1 例全皮下 ICD 植入术。

（柴婵娟）

035　IABP 应用于复杂高危冠心病介入治疗

病历摘要

患者，男，61 岁。主因间断胸憋 4 年，加重伴气短 10 天入院。患者 2016 年初开始出现快步行走或爬坡时心前区憋痛，伴气紧，无胸痛、出汗、咳嗽，持续 3 ~ 5 分钟可缓解，未重视及诊治。2017 年 1 月因持续胸痛数小时不缓解，就诊于当地医院诊断为急性广泛前壁心肌梗死。行冠状动脉造影示左主干、前降支及回旋支近段重度狭窄，于左主干、前降支及回旋支近段植入支架。院外规律冠心病二级预防用药。2018 年 12 月开始出现静息状态时胸憋，一般日常活动明显受限，偶伴夜间不能平卧，舌下含服硝酸甘油 3 ~ 5 分钟稍缓解，外院行心脏彩超示左心室舒张末期内径 63 mm，EF 28%；冠状动脉造影示左主干支架内闭塞，右冠状动脉中段重度狭窄。予规律冠心病及心力衰竭二级预防治疗 3 个月上述症状无改善，为求进一步诊治入我院。

[入院诊断]　冠心病，不稳定型心绞痛，陈旧性心肌梗死，缺血性心肌病，心功能Ⅳ级（NYHA 分级）。

[治疗经过]　监测心率、血压、呼吸；记 24 小时出入量；口服阿司匹林 100 mg（1 次/日）、替格瑞洛 90 mg（1 次/日）、阿托伐他汀钙片 20 mg（1 次/日）、美托洛尔缓释片 47.5 mg（1 次/日）、螺内酯片 20 mg（1 次/日）、沙库巴曲缬沙坦钾片 50 mg/次（2 次/日）。于 2019 年 4 月 9 日在主动脉内气囊反搏术（intra-aortic ballon pump，

IABP）IABP 支持下，行冠状动脉造影示左主干末端及前降支、回旋支支架内 100% 闭塞，右冠状动脉中段狭窄 80%～90%，遂行右冠状动脉支架植入术（图 35－1），术后规律药物治疗，症状较前稍改善，2019 年 5 月 31 日行左冠状动脉闭塞开通及支架植入术（图 35－2）。住院期间及出院后随访心脏彩超变化见表 35－1。

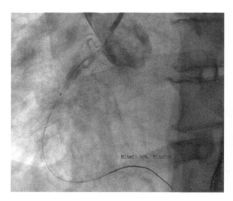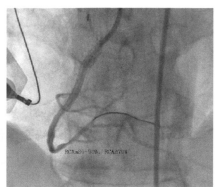

图 35－1　4 月 9 日在 IABP 辅助下行右冠状动脉介入治疗手术前后

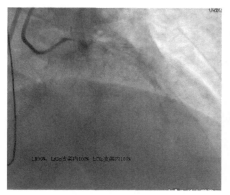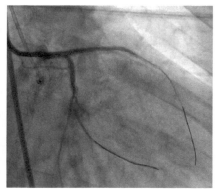

图 35－2　5 月 31 日左冠状动脉介入治疗手术前后

表 35－1　患者心脏彩超变化

日期	LV（mm）	EF（%）	MR	pH
3.29	61	33	中度	轻度
5.23	59	38	轻度	—
9.2	55	55	轻度	—

病例分析

　　复杂高危冠状动脉患者（complex higher risk indicated patients，CHIP）诊断前提为有血运重建治疗（PCI 或 CABG）的指征。临床特点主要包括高龄、心肌梗死病史、低 EF 值、充血性心力衰竭、近期曾发生过血流动力学不稳、肾功能不全、合并有外周血管疾病等；而冠状动脉造影的影像学特点为左主干病变、严重的多支病变、介入术前冠状动脉血流减慢、血栓性病变复杂病变（如钙化、迁曲、分叉病变等）。对于这部分复杂冠状动脉病变的患者，国内外血运重建指南一致推荐首选 CABG，尤其是多支血管病变伴有心功能较差时，情况更是这样。面对复杂、高危冠状动脉病变患者，指南还要求至少要有心血管内科和心血管外科医师一起直面手术风险、共同商讨血运重建策略，其中相当一部分患者由于病变复杂，需要外科医师完成血运重建，因为年龄、心功能不全、肺部疾病及肾功能不全等全身因素的制约，外科手术风险大，而被拒绝 CABG 血运重建治疗。研究显示相比药物治疗，血运重建（CABG/PCI）能改善多支血管病变患者全因及心血管死亡、再入院率，随着冠状动脉介入治疗技术的发展，近年开始对复杂高危冠状动脉病变，但外科拒绝介入治疗的患者可在机械循环辅助装置辅助下行介入治疗。目前机械循环辅助装置包括 IABP、Impella、体外膜肺氧和（extracorporeal membrane oxygenation，ECMO），具体优缺点如表 35 - 2 所示。

　　IABP 由于其问世时间早、操作简便、价格适中等原因，应用最为广泛，其主要功效在于提高舒张压、增加心脏灌注和降低收缩压、减轻心脏后负荷，总的血流动力学效应表现在增加心脏指数和增加舒张早期主动脉压力。PROTECT 研究结论两组 30 天的 MAE 发生率无明显异常，但是 90 天观察中 Impella 组有改善预后的趋势。

表 35 -2　常用血流动力学辅助装置优缺点

常用血流动力学辅助装置	优点	缺点
IABP	操作简便，增加冠状动脉灌注，减少后负荷，减少心室耗氧量，增加冠状动脉血供。	需要心脏有一定功能。
Impella	操作简便，增加平均动脉压，减少心室耗氧量，增加冠状动脉血供，效果优于 IABP，循证医学证据多。	需要一定的右心功能，心律失常或术中心脏骤停不能保障，国内目前不能采用。
ECMO	提供完全的心肺支持，不需要心肌功能，右心衰、严重低氧血症也可使用。	操作复杂增加心脏后负荷，增加心肌耗氧及心室张力，循证医学证据少，需要与IABP 联合应用以减轻心脏负荷，增加冠状动脉血供。

该患者为陈旧性心肌梗死，左主干支架内闭塞，右冠状动脉重度狭窄且左心室增大、EF 为 33% 的复杂高危冠状动脉病变患者，目前表现为静息心绞痛，长期心肌缺血引起的心脏扩大缺血性心肌病心功能Ⅳ级（NYHA 分级），请心血管外科会诊由于外科手术风险大，建议改善心功能后再行外科手术治疗，但予药物治疗，患者心绞痛症状频频发作，心功能仍趋恶化，考虑患者心力衰竭与其严重、广泛心肌缺血有关，虽经 3 个月的最优化冠心病及心力衰竭二级预防治疗，患者心绞痛症状及心功能仍无改善，患者存在明确的血运重建指征，但再次请外科会诊，仍由于 EF 低下，手术风险大，拒绝行 CABG，遂与患者及家属商议在机械循环辅助装置辅助下行冠状动脉介入治疗，由于经济原因，选择在 IABP 辅助下行冠状动脉介入治疗。考虑左冠为慢性闭塞，右向左提供侧支，且右冠状动脉病变相对简单，手术耗时短，造影剂用量小，故先行右冠状动脉支架植入，1 个月后复查，患者 EF 较前改善，可耐受较长时间手术，术中尽量减少造影剂用量，IABP 床旁备用，开通左冠状动脉并行

介入治疗，该患者完全血运重建后于院外继续规律冠心病及心力衰竭药物治疗，3 个月复查时左心室舒张末期内径及 EF 均恢复正常，一般日常活动无心绞痛发作，患者生活质量较前明显改善。建议继续长期规律药物治疗，定期门诊随访。

专家点评

多项证据表明血运重建可改善复杂冠状动脉病变患者的心功能、改善顽固性心绞痛、提高生活质量、改善长期预后，但其介入治疗过程往往手术风险高、难度大，对于无法行 CABG 的患者，可在血流动力学支持下行介入血运重建，判断患者是否需要血流动力学支持（表 35 - 3）。

表 35 - 3　不同分层患者的特点及是否需要血流动力学支持

分组	特点	是否需要血流动力学支持
低危患者	左心室功能好，单支血管病变，解剖不复杂。	不需要。
中危患者	左心室功能差，多支血管病变，解剖复杂。	需要简单血流动力学支持，如 IABP。
高危患者	左心室功能差，多支血管病变，慢性闭塞病变，解剖复杂。	需要进一步的血流动力学支持，如 Impella，ECMO。

虽然 IABP 改善血流动力学的效果已被大多数临床医师认可，但目前应用 IABP 的循证医学证据尚存在争议，相关指南在争议中仍支持选择性 IABP 的应用。BCSI-1 研究结论显示接受 PCI 治疗的严重缺血性心脏病患者的 51 个月的全因死亡率是 33%，对比未行 IABP 辅助的患者，PCI 期间有 IABP 支持的患者全因死亡率下降了 34%。PROTECT 研究结论显示两组 30 天的 MAE 发生率无明显异常，但是 90 天观察中 Impella 组有改善预后的趋势。

本例患者入院改善心功能治疗后选择在 IABP 支持下先行右冠

状动脉血运重建，1 个月后行左冠状动脉血运重建，联合冠心病及心力衰竭最优化药物治疗后，患者心绞痛及心力衰竭症状较前明显改善，左心室舒张末期内径及 LVEF 逐渐恢复正常。对于此类复杂高危冠状动脉病变患者，如经最优化药物治疗仍不能改善心肌缺血和（或）心力衰竭症状，与患者及家属充分沟通后，建议在机械循环辅助装置下行冠状动脉血运重建，机械循环辅助装置的选择以 Impella、ECMO、ECMO 联合 IABP 首选，如经济条件受限，可以选择 IABP 辅助下分次行完全血运重建治疗。

（吉鹏娟）

036　原发性醛固酮增多症

📋 病历摘要

患者，男，56 岁。2 个月前无明显诱因出现间断胸憋、乏力症状，与劳累、情绪激动无明显关系。2019 年 7 月曾就诊于外院，诊断为高血压、低钾血症，行降压、补钾等对症治疗，症状未缓解，出院后口服阿罗洛尔、拜新同、螺内酯，血压波动于 130 ~ 160/80 ~ 100 mmHg。发病以来，精神、睡眠、食欲不佳，小便较频，体重减轻约 5 kg。

[既往史]　高血压病史 10 年，最高 160/100 mmHg，近 2 个月来血压明显升高，最高可达 180/110 mmHg。2015 年体检查出低钾血症，血钾最低时 2.8 mmol/L。2016 年于当地医院诊断为腔隙性脑梗死。2018 年 2 月体检发现右下肺鳞癌，于上述医院行右下肺切除术。

[**个人史**]　目前职业为国家公务员，吸烟35年，20支/日。

[**家族史**]　父亲有糖尿病、心房颤动，母亲有高血压、阿尔茨海默病。

[**入院查体**]　血压146/92 mmHg（左上肢）、156/91 mmHg（右上肢），脉搏66次/分，呼吸18次/分，身高165 cm，体重71 kg，BMI 26。右下肺呼吸音减弱，其余肺野呼吸音清，未闻及干、湿啰音或胸膜摩擦音。心率66次/分，律齐，各瓣膜听诊区未闻及杂音或额外心音。

[**辅助检查**]　肾上腺薄层CT示双侧肾上腺结节，考虑腺瘤。心电图示窦性心律，心率66次/分；T波倒置（V_4，V_5，V_6）。

[**初步诊断**]　高血压病3级（高危），继发性高血压？原发性醛固酮增多症？冠心病？低钾血症，右下肺切除术后。

[**治疗经过**]　院内行卡托普利抑制试验测定前后肾上腺四项，结果示醛固酮肾素比值无明显抑制，原发性醛固酮增多症诊断明确。为确定肾上腺腺瘤优势侧分泌，进一步行双侧肾上腺静脉采血检查（图36-1）。结果未见优势侧分泌，不支持手术治疗。同时行冠状动脉造影术，结果未见各冠状动脉异常。暂予口服坎地沙坦、拜新同、螺内酯药物治疗。嘱患者1年后复查。

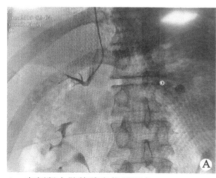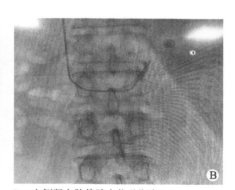

A：左侧肾上腺静脉定位及取血　　　　B：右侧肾上腺静脉定位及取血

图36-1　静脉采血检查

病例分析

该患者临床表现特点为常规药物治疗难以控制的高血压伴难以纠正的低钾血症，符合原醛症的临床特点。原发性醛固酮增多症，是由肾上腺皮质病变致醛固酮分泌增多导致水钠潴留及血压增高并抑制肾素－血管紧张素－醛固酮系统（renin-angiotensin-aldosterone system，RAAS）所致。国外报道在高血压患者中原醛症患病率分别为1.99%、8.02%和13.2%；而在难治性高血压患者中，其患病率更高，为17%～23%。发病高峰年龄为30～50岁，女性患病人数多于男性。最常见的病因为醛固酮瘤及特发性醛固酮增多症。常见的临床表现有高血压，低血钾，神经肌肉功能障碍，肾脏浓缩功能减退相关症状，心脏表现（QT延长，T波、U波，阵发性室上性心动过速）。化验常见：低血钾，高血钠，高尿钾，尿比重低，碱血症，血、尿醛固酮增高（伴严重低钾者可不高）。条件允许的情况下，优势侧肾上腺手术切除是最理想的治疗方法。如不能行手术治疗，可采用RASI＋醛固酮受体拮抗剂保守治疗。

专家点评

肾上腺静脉采血（adrenal venous sampling，AVS）被认为是原醛症分型诊断的"金标准"，通过导管在双侧肾上腺静脉进行穿刺采血，直接测定分侧肾上腺分泌醛固酮的情况，从而明确分泌优势侧，为手术策略的制定提供至关重要的依据。传统的影像学如肾上腺CT在遇到无功能腺瘤、微小腺瘤或未见明显影像学异常时诊断价值受限。相比于肾上腺CT，AVS对于肾上腺优势侧分泌的判定灵敏度和特异度分别高达95%和100%。该技术创伤小，准确性高，但由于肾上腺静脉细小，尤其是肾上腺静脉汇入下腔静脉解剖

笔记

位置及角度变异大，对于操作者的插管技术要求较高，目前国内仅有少数医院开展此项技术。AVS 技术的开展使我院的原醛症诊疗水平有了质的飞跃。近年来随着诊断水平的不断提高，原醛症在高血压患者中其实并不少见。我们应当提高对继发性高血压特别是原醛症的认识，及时识别高血压的病因，才能不断提高高血压的诊治水平。

（王轩　陈帅奇）

037 体外膜肺氧合术应用于急性心肌梗死致心源性休克

📋 病历摘要

　　患者，女，67 岁。主因间断恶心伴精神萎靡 3 天，低血压状态 1 天，于 2019 年 11 月 12 日入住我院。患者 2019 年 11 月 9 日静息状态下突发恶心、呕吐，伴精神萎靡，就诊于忻州市某医院，行心脏彩超示室间隔、左心室前壁下 1/2 段及左心室心尖室壁变薄、左心室室壁瘤形成；心电图示急性广泛前壁心肌梗死。给予冠心病药物治疗（具体不详）。11 月 11 日院内出现低血压，心源性休克，行心脏彩超示室间隔、左心室前壁下 1/2 段及左心室心尖室壁变薄、室间隔心尖段收缩期向外膨隆（范围约 27.3 mm × 14.5 mm）、左心室室壁瘤形成、EF 为 46%，考虑室间隔穿孔，心源性休克。予以改善心功能、升压等治疗无效，转入我科。

　　[既往史]　高胆固醇血症、老年痴呆症病史，否认高血压病、

糖尿病病史。

[入院查体]   体温 36.6 ℃，脉搏 134 次/分，呼吸 26 次/分，血压 56/34 mmHg，急性病面容，贫血貌，浅昏迷，高枕体位，言语含糊，不能对答。颈动脉波动可闻及，双肺呼吸音粗，双肺可闻及湿啰音。心音低钝，心率 134 次/分，律不齐，胸骨左缘可闻及收缩期震颤，胸骨左缘 3 ~ 4 肋间可闻及 4/6 级收缩期杂音，未闻及心包摩擦音。腹平软，肝脾肋下未触及。双下肢轻度水肿，四肢末梢干冷，足背动脉搏动弱。

[辅助检查]   入院绿色通道行冠状动脉造影示左主干狭窄约 50%，前降支全程弥漫性病变，近段狭窄约 70%，中段闭塞；回旋支近段狭窄约 50%；右冠状动脉近中段弥漫性病变，狭窄约 50%。

[入院诊断]   冠心病，急性广泛前壁心肌梗死，室间隔穿孔，Killip Ⅳ级，心源性休克，肺部感染，双侧胸腔积液，肾功能不全，电解质紊乱，低钾血症，低钠血症，高胆固醇血症，中度贫血，老年痴呆症。

[治疗经过]   ECMO 支持下行血栓抽吸及球囊扩张后转入重症病房进一步治疗。

病例分析

ECMO 原理是将体内的静脉血引出体外，经过特殊材质人工心肺旁路氧合后注入患者动脉或静脉系统，起到部分心肺替代作用，维持人体脏器组织氧合血供。ECMO 的基本结构包括：血管内插管、连接管、动力泵（人工心脏）、氧合器（人工肺）、供氧管、监测系统。其最核心的部分是氧合器和动力泵，分别起人工肺和人工心的作用，可以对重症心肺功能衰竭患者进行长时间心肺支持，为危重症的抢救赢得宝贵的时间。根据血液回输路径不同，ECMO 可分为 V-V（静脉到静脉）和 V-A（静脉到动脉）两种模式：前者

笔记

经静脉将静脉血引出经氧合器氧合并排除二氧化碳后泵入另一静脉。通常选择股静脉引出，颈内静脉泵入，也可根据患者情况选择双侧股静脉。原理是将静脉血在流经肺之前已进行部分气体交换，弥补肺功能的不足。V-V 转流适合单纯肺功能受损、无心脏停搏危险的病例。需要强调 V-V 转流是只可部分代替肺功能，因为只有一部分血液被提前氧合，并且管道存在重复循环现象。而后者经静脉将静脉血引出经氧合器氧合并排除二氧化碳后泵入动脉。成人通常选择股动静脉；新生儿及幼儿由于股动静脉偏细选择颈动静脉；也可开胸手术动静脉置管。V-A 转流可同时支持心肺功能的连接方式，适合心功能衰竭或肺功能严重衰竭并有心脏停搏可能的病例。

ECMO 适应证因其强大的心肺替代功能并且操作简单而非常广泛。包括以下内容。

（1）各种原因引起心跳呼吸骤停。在 ECMO 支持下多科协作治疗，尽快实施冠状动脉搭桥手术或冠状动脉支架植入术是可迅速恢复心功能的。此治疗路径的关键是：①确认排除脑损伤引起的心搏骤停；②迅速有效的心肺复苏，迅速地 ECMO 启动，保护重要脏器功能；③及时的后续治疗。

（2）急性严重心功能衰竭。严重的心功能衰竭不但会减少组织器官血供，更严重的是随时会有心搏骤停的可能。ECMO 可改善其他器官及心脏本身的氧合血供，控制了心搏骤停的风险。常见于重症爆发性心肌炎、心脏外科手术后、AMI。需要进一步治疗，必要时进行手术治疗。在 ECMO 同时实施主动脉内球囊反搏（IABP）可减轻心脏后负荷，改善冠状动脉循环，改善微循环，减轻肺水肿，促进心功能恢复。

（3）急性严重呼吸功能衰竭。呼吸功能衰竭是 ECMO 支持实施最早的成功率很高的病种。常见有感染、火灾气体吸入、刺激性气体吸入、肺挫伤。因为大多数严重呼吸功能衰竭病例随时有心搏骤停的可能。一旦出现心搏骤停或其他器官损害则势必影响愈后。

治疗原则还是尽快建立稳定的生命支持，缩短器官缺氧时间。呼吸功能衰竭需要支持时间长，一般选择 V-V 转流，氧合器首选硅胶膜式氧合器。对于肺挫伤首选 V-A 转流方法，可减少肺血流，同时可应对可能发生的肺出血。

（4）各种严重威胁呼吸循环功能的疾患。酸碱电解质重度失衡、重症哮喘、溺水、冻伤、外伤、感染。这些是常见的 ECMO 治疗适应证。有的患者虽然心肺功能尚好，但心肺功能随时可受原发病影响。可导致功能下降甚至丧失。出于保障可预见性的实施 ECMO 支持，或准备随时实施。

专家点评

该患者术前评估：①老年患者，急性广泛前壁心肌梗死；②超声示室间隔、左心室前壁下 1/2 段及左心室心尖室壁变薄，室间隔心尖段收缩期向外膨隆（范围约 27.3 mm × 14.5 mm），左心室室壁瘤形成，EF 46%；③NYHA Ⅳ级；④血压 56/34 mmHg，心源性休克。患者血压低，心源性休克，行改善心功能、升压治疗无效，有行 ECMO 治疗的指征。考虑患者发病主要原因为冠心病，而生命体征无法耐受直接行 PCI 术，ECMO 可改善心脏及其他器官的氧合血供，为 PCI 术提供支持。故最终治疗方案为 ECMO 支持下行血栓抽吸及球囊扩张，开通冠状动脉。

ECMO 是目前针对严重心肺功能衰竭最核心的支持手段，也被誉称为重症患者的"最后救命稻草"，是一项顶尖的生命支持技术，其代表一个医院、一个地区，乃至一个国家危重症急救水平的一门技术。

（逯朝阳　杨滨）

038　Impella 辅助下冠状动脉旋磨及支架植入

病历摘要

患者，男，84 岁。因间断性左肩背部憋胀伴气短 9 个月，加重 1 周，于 2019 年 5 月 20 日来我院就诊。平素无烟酒嗜好史。患者于 2018 年 8 月 20 日开始出现快步行走时左肩背部憋胀伴气短，每次发作持续 10 ~ 20 分钟，休息后缓解，未重视。8 月 27 日休息时出现上述症状，程度较前加重，休息约 30 分钟后缓解，就诊于当地医院急诊科，行心电图提示 V_1 ~ V_4 导联 ST 段抬高 0.1 ~ 0.3 mV，Ⅱ、Ⅲ、aVF 导联 ST 段压低 0.05 ~ 0.1 mV，化验结果示心肌梗死标志物升高，诊断为冠心病、AMI。给予抗血小板聚集、调脂稳斑、营养心肌等治疗后好转出院。出院后规律服用冠心病二级预防药物，仍于快步行走时出现间断性左肩背部憋胀伴气短，每次发作时间持续约 15 分钟。

2019 年 3 月因左肩背部憋胀伴气短症状频繁发作就诊于我院。行冠状动脉造影示左主干末端狭窄约 20%；前降支近段长病变，最窄处狭窄约 95%，D1 开口狭窄约 90%，第二间隔支狭窄约 90%；回旋支开口长病变，最窄处狭窄约 95%，中间支开口长病变，最窄处狭窄约 80%；右冠状动脉全程钙化严重，近段狭窄约 50%，远段狭窄约 60%，后降支近段狭窄约 90%，左心室后支中段狭窄约 90%，可见向前降支中段的侧支循环。建议患者行冠状动脉搭桥术，患者拒绝。出院后继续口服冠心病二级预防药物，仍于轻微活动时感间断性左肩背部憋胀，伴气短、全身乏力，每次发作时休息约 30 分钟后缓解，遂于 5 月 20 日再次来我院就诊。

[入院诊断] 完善相关化验检查，诊断为冠心病、恶化劳力型心绞痛、陈旧性心肌梗死。

[治疗经过] 再次向患者及家属交代病情，告知患者系冠心病三支病变，冠状动脉狭窄重，心绞痛发作频繁，存在血运重建指征，患者及家属仍拒绝冠状动脉搭桥术，要求行介入治疗。考虑到患者高龄、左心室舒张功能不全、冠状动脉重度钙化，直接进行冠状动脉介入治疗发生心源性休克等风险很高，故建议在 Impella 左心室辅助装置支持下行冠状动脉旋磨＋支架植入术，患者及家属考虑后同意此手术方案，于 5 月 21 日在 Impella 2.5 左心室辅助装置支持下顺利进行冠状动脉造影＋冠状动脉旋磨＋经皮冠状动脉腔内成形术（percutaneous transluminal coronary angioplasty，PTCA）＋PCI 术（图 38 - 1），术中在 Impella 2.5 辅助下对前降支及左主干行旋磨＋PTCA＋PCI，于前降支及左主干由远及近植入 2.5 mm × 33.0 mm、3.0 mm × 29.0 mm、3.0 mm × 18.0 mm 支架各 1 枚；用 1.5 mm × 15.0 mm 球囊对回旋支进行预扩张。手术过程中患者无特殊不适，生命体征平稳，观察 30 分钟后撤除 Impella，术后安返病房。考虑到患者系冠状动脉三支病变，病变长，钙化重，且左主干植入支架，支架内血栓风险较大，且一旦支架内血栓形成后果严重，遂将抗血小板方案由阿司匹林 100 mg/d 联合氯吡格雷 75 mg/d 更换为阿司匹林 100 mg/d 联合替格瑞洛 180 mg/d，此外继续规律口服其余冠心病二级预防药物。5 月 22 日凌晨患者于休息时出现气短，查体肺部未闻及干、湿啰音，测生命体征正常，复查心电图较前无明显变化，考虑出现替格瑞洛不良反应，可能在患者逐渐耐受后消失，建议患者继续观察，必要时可口服氨茶碱缓释片缓解症状。此后患

者左肩背部憋胀、气短等症状较入院时明显好转，逐渐开始下床活动，日常活动时基本可耐受，5月23日患者顺利出院。

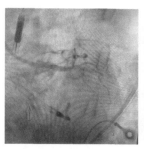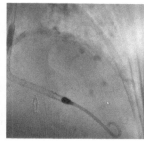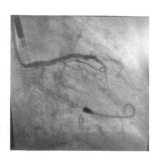

图 38-1　Impella 2.5 术中影像

病例分析

　　本例患者为84岁高龄患者，既往有心肌梗死病史且此前未行冠状动脉血运重建，入院前心绞痛发作频繁，此次入院前2个月曾行冠状动脉造影示冠心病三支病变且伴部分冠状动脉严重钙化，入院时心率、血压尚可，入院后查心脏彩超示左心室舒张功能降低，EF为58%。该患者如采用介入方式进行血运重建，需对钙化冠状动脉进行旋磨，并且由于病变严重的冠状动脉数量较多，狭窄较重，因此手术难度大，手术时间长。基于患者的病情，如进行无保护的冠状动脉旋磨+介入术，术中、术后发生冠状动脉无复流、慢血流、AMI、急性左心衰竭、心源性休克、猝死等风险很高。若采用左心室辅助装置，在术后及术后一段时间内利用其能主动地将左心室内的血液抽送至主动脉内的这一特性，可显著降低左心室因泵血产生的耗能，这既能使全身血液循环得到有力保证，还能使左心室得到很大程度上的休息，可谓一举两得。在左心室辅助装置中，目前发展迅猛、应用广泛的便是Impella左心室辅助装置，该种装置具有结构相对简单、可经皮植入、可快速植入、创伤小等特点。

187

因此选择经股动脉植入 Impella 2.5 左心室辅助装置后再对该患者行冠状动脉旋磨及介入手术,最大限度地降低了患者的手术风险。患者术中及术后生命体征平稳,取得了预期效果。

另外,患者前降支及左主干狭窄和钙化严重,符合支架植入指征。然而如果直接进行支架植入,球囊及支架可能难以通过钙化斑块处,即使顺利通过并释放支架,仍有较大概率出现支架贴壁不良情况,增加术后支架内急性血栓形成和 ISR 风险,而由于支架植入操作比较困难,手术时间会延长,该患者对手术的耐受性将下降。如果在支架植入前先对钙化斑块进行旋磨,修饰冠状动脉通道,然后再植入支架,则可以很大程度上降低上述风险。因此,我们决定对该患者进行冠状动脉旋磨,而后再植入支架。

最后,由于该患者冠状动脉造影示冠心病三支病变伴严重钙化,本次对其实施冠状动脉旋磨及冠状动脉支架植入术,术后发生血栓风险较其他冠心病支架植入术后患者高,并且一旦发生血栓形成,后果十分严重,故应当接受更强的双联抗血小板治疗。与阿司匹林联合氯吡格雷相比,阿司匹林联合替格瑞洛抗血小板能力更强,起效更快,抗血小板能力的人群差异性更小,但发生出血风险并不比前者高,故为该患者选用了阿司匹林联合替格瑞洛双联抗血小板方案。

专家点评

冠心病三支病变指冠心病累及前降支、回旋支及右冠状动脉。已有的研究显示其多发于早发冠心病家族史、糖尿病和(或) HDL-C、LDL-C 人群中。流行病学资料显示冠状动脉钙化随年龄增加而增加,冠状动脉狭窄程度越高,通常伴有钙化的概率也越大。另外,脂质代谢异常、糖尿病、甲状旁腺功能亢进、慢性肾病、肾透析及高钙血症的患者也是冠状动脉钙化病变的高发人群。与钙化程度低的患者相比，钙化程度高的患者其发生冠心病事件、非致死性心肌梗死及冠心病猝死事件的相对危险度更高。对于此类患者，应当选择冠状动脉旋磨、血管内超声（intravenous ultrasound，IVUS）、光学相干计算机断层摄影术（optical coherence tomography，OCT）、血流储备分数（fractional flow reserve，FFR）等方式协助植入冠状动脉支架。此外，还应当重视对此类患者进行严格的糖脂代谢管理。

左心室辅助装置起源于 20 世纪 70 年代，1964 年 Spencer 首次对术后患者进行左心辅助（left heart assist，LHA），此后左心室辅助装置经过了数十年的发展，目前已在国外有较广泛的应用，但在国内的使用尚较少。目前左心室辅助装置主要分为短期经皮植入式和长期植入式两类，前者主要包括 IABP、Tandem Heart 和 Impella 心室辅助系统，后者主要有 Heart Mate Ⅱ LVAD 和 Heart Ware HVAD。Impella Recover LP 2.5 是目前常用的一种 Impella 心室辅助系统，其可经皮快速植入，操作要求较低，创伤较小，最大能提供 2.5 L/min 的流量（图 38 - 2）。其原理是一个直径 4 mm（12 F，）安装于 9 F 的猪尾导管上的轴流泵（最大转速 50 000 r/min，最大流量 2.5 L/min），经内置导线与体外控制装置相连。猪尾导管经 13 F 股动脉鞘管插入左心室，左心室的血液在血液进入口泵入，在左心房位置的血液流出口泵出，以此减少心室挤压做功，最长可提供长达 5 天的循环支持。

Impella Recover LP 2.5 的适应证主要有：①作为治疗性措施，用于心外科手术后不能脱离体外循环机者、顽固性左心衰竭及急性心源性休克。②作为预防性措施，主

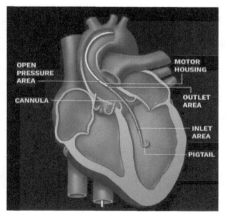

图 38 - 2 Impella Recover LP 2.5

要是用于高危冠心病患者进行介入术，预防心搏骤停，维持动脉压和心输出量，保证人体各器官的血液供应。

已有研究显示 Impella 心室辅助系统能提高心脏 EF 值、提高平均动脉压、降低肺毛细血管楔压、降低 AMI 心源性休克患者死亡率和费用、降低高危 PCI 中的急性肾损伤和血液透析值，且在这些指标上优于应用 IABP 者。在 Impella 心室辅助系统使用中常存在的并发症有出血、血栓栓塞、感染、溶血、肾衰和多脏器功能衰竭（multiple organ failure，MOF）等，应当注意。

在 PCI 术中，球囊和支架难以通过冠状动脉内膜严重钙化的病变处，严重影响了 PCI 术的成功率。冠状动脉旋磨术可以通过带有钻石颗粒的旋磨头，打磨钙化或纤维化的斑块，修饰血管通道，使支架通过中重度钙化的部位，提高 PCI 的成功率。2016 版中国 PCI 指南认为对无法充分扩张的纤维性或严重钙化病变，植入支架前采用旋磨术是合理的（Ⅱa，C），可提高钙化病变 PCI 术成功率，但不降低再狭窄率；此外，完全生物可降解支架植入前需要在血管病变处进行充分预扩张，当球囊导管预扩张效果不理想时，可考虑应用旋磨术。

2014 版《冠状动脉钙化病变诊治中国专家共识》中指出冠状动脉斑块旋磨术的成功率为 90%～95%，尤其是使严重钙化病变的介入治疗成功率大大提高。成功率与病变的钙化程度无显著相关性，而与其形态学特点相关。同时，该共识指出冠状动脉旋磨术的主要适应证为：①血管内膜严重钙化的病变；②球囊无法通过或无法充分扩张的病变。其绝对禁忌证为：①血栓性或溃疡性冠状动脉病变；②退行性变的大隐静脉桥病变；③严重的成角病变（＞60°）；④有明显内膜撕裂的病变；⑤导丝不能通过的慢性完全闭塞病变。冠状动脉旋磨术常见并发症有冠状动脉痉挛、慢血流/无复流、夹层、旋磨头嵌顿、导丝断裂及穿孔等，应予注意。

（杨滨　邓兴强）

039　头臂动脉型大动脉炎

病历摘要

　　患者，女，39 岁。间断头晕 5 年，加重伴左上肢无力 4 个月。患者 2014 年始间断头晕，伴视物模糊、黑蒙，不伴心悸、胸憋、气紧、大汗、视物旋转、意识丧失等，静坐休息或低头后可缓解，症状发作与劳累及体位变化无关。就诊于我院行相关化验检查诊断为大动脉炎（头臂动脉型），无名动脉、颈动脉、锁骨下动脉、椎动脉受累。予醋酸泼尼松片、氢氯喹片口服治疗，行无名动脉、左颈总动脉球囊扩张治疗（图 39－1，图 39－2）。术后头晕症状

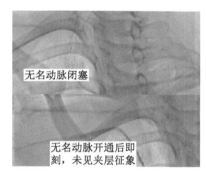

无名动脉闭塞

无名动脉开通后即刻，未见夹层征象

图 39 －1　2014 年无名动脉
介入治疗前后

好转，院外规律服药，定期心内科及风湿科复诊。2017 年再次出现上述头晕、黑蒙症状，性质、程度、发作频率均同前，再次就诊于我院，考虑大动脉炎致颈动脉狭窄复发，开通左锁骨下动脉，并再次行左颈总动脉球囊扩张术（图 39－2，图 39－3）。术后头晕症状较前缓解，院外规律服药，定期心内科及风湿科复诊。2019 年 8 月初头晕、黑蒙症状再次反复出现，伴左上肢无力、麻木，于 11 月 20 日于我院门诊行颈动脉彩超示双侧颈动脉多发狭窄，伴右侧椎动脉侧支形成，左侧腋动脉弥漫性狭窄伴侧支形成，双侧腋动脉低搏动，考虑近心端狭窄或闭塞。

笔记

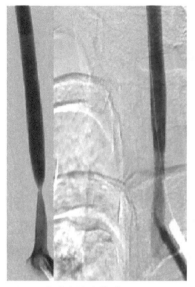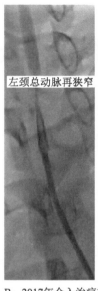

左颈总动脉再狭窄

A：2014年介入治疗前后　　　　　　　B：2017年介入治疗前后

图 39 - 2　左颈总动脉 2 次介入治疗

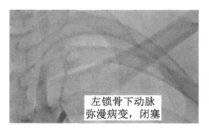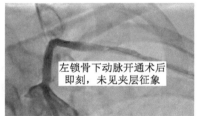

左锁骨下动脉开通术后即刻，未见夹层征象

左锁骨下动脉弥漫病变，闭塞

图 39 - 3　2017 年左锁骨下动脉介入治疗前后

[入院查体]　体温 36.3 ℃，脉搏 86 次/分，呼吸 20 次/分，血压 122/81 mmHg，神清语利，查体合作，全身皮肤黏膜未见黄疸及出血点，浅表淋巴结未触及肿大，双侧颈动脉及左侧桡动脉搏动减弱，双肺呼吸音清，未闻及干、湿啰音，心率 86 次/分，各瓣膜听诊区未闻及病理性杂音，腹软，全腹部无压痛、反跳痛，肝脾肋下未触及，双下肢无水肿。

[辅助检查]　头颈部血管 CTA：主动脉弓及其三大分支、双侧颈总动脉管壁环形增厚伴狭窄，考虑大动脉炎；右侧椎动脉闭塞伴

侧支循环形成，左侧颈总动脉远端未显影，考虑闭塞，左侧椎动脉骨外段、椎间孔段管径纤细。头颅 CTA 未见明显异常。颅脑 CT 平扫未见明显异常。化验检查未见明显异常。

[治疗经过]　入院后给予口服阿司匹林和氯吡格雷抗血小板治疗，阿托伐他汀钙片降脂稳斑治疗。入院后 6 天完善颈动脉、椎动脉造影，术中见左颈内动脉 C1 段狭窄约 99%，左椎动脉口狭窄约 95%，选择 2.0 mm×15.0 mm 双导丝球囊，3.0 mm×13.0 mm 棘突球囊及 3.5 mm×30.0 mm 药物球囊对左颈内动脉病变处行球囊扩张，2.0 mm×15.0 mm 双导丝球囊对左椎动脉病变处行球囊扩张，术后复查造影，狭窄较前明显减轻，血流通畅，未见夹层（图 39－4，图 39－5）。

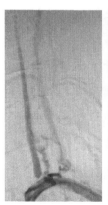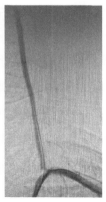　　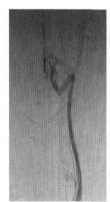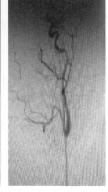

图 39－4　2019 年左椎动脉　　　图 39－5　2019 年左颈内动脉
　　　　　介入治疗前后　　　　　　　　　　介入治疗前后

病例分析

　　大动脉炎是发生于青年女性的一种自身免疫性疾病，是一种以中膜损害为主的非特异性全动脉炎，全层呈弥漫性不规则增厚和纤维化，增厚的内膜向腔内增生引起动脉的狭窄和阻塞。根据累及动脉的部位和范围分为 4 种类型：头臂动脉型（主动脉弓综合征），胸、腹主动脉型，广泛型和肺动脉型。

1. 治疗。由于大动脉炎是全身性疾病，目前的治疗均为对症处理或姑息治疗。约20%是自限性的，在发现时疾病已稳定，对这类患者如无并发症可随访观察。对发病早期有上呼吸道、肺部或其他脏器感染因素存在的患者，应有效地控制感染，对防止病情的发展可能有一定的意义。

（1）激素治疗：基础治疗。肾上腺皮质激素对本病活动期仍是主要的治疗药物，及时用药可有效改善症状，缓解病情。以血沉和C-反应蛋白下降趋于正常为减量的指标，应长期维持一段时间。如用常规剂量泼尼松无效，可改用其他剂型，危重者甚至可大剂量静脉冲击治疗，但要注意激素引起的并发症，如 Cushing 综合征、感染、高血压、糖尿病、精神症状和消化道出血等不良反应，长期使用要防止骨质疏松。

（2）免疫抑制剂：适用于单纯肾上腺皮质激素疗效欠佳或为增加疗效和减少激素用量的患者，最常用的药物为环磷酰胺、硫唑嘌呤和甲氨蝶呤。新一代的免疫抑制剂，如环孢霉素 A、骁悉、来氟米特等疗效似乎更好，不良反应小但仍存在。现多认为大动脉炎一经诊断，应积极开始免疫抑制剂与激素的联合治疗法，即使临床缓解，免疫抑制剂仍需持续较长时间的使用。

（3）介入治疗：经皮腔内血管成形术为大动脉炎的治疗开辟了一条新的途径，目前已应用治疗肾动脉狭窄及腹主动脉、锁骨下动脉狭窄等，获得较好的疗效。但是不适于病变活动期。

（4）外科手术治疗：手术目的主要是解决肾血管性高血压及脑缺血。胸或腹主动脉严重狭窄者，可行人工血管重建术。单侧或双侧肾动脉狭窄者，可行移位肾脏自身移植术或血管重建术；患侧肾脏明显萎缩者可行肾切除术。颈动脉窦反射亢进引起反复晕厥发作者，可行颈动脉窦摘除术及颈动脉窦神经切除术。冠状动脉狭窄可行冠状动脉搭桥术或支架植入术。

治疗的关键是"合适的时间做合适的事"，避免错误治疗。监测主要指标成为评估治疗效果及决定治疗方案的依据。

2. 监测指标。①红细胞沉降率（血沉），是反映本病病变活动的一项重要指标。疾病活动时血沉增快，病情稳定时血沉恢复正常。②C-反应蛋白，其临床意义与血沉相同，为本病病变活动的指标之一。③抗结核菌素试验，我国的资料提示约 40% 的患者有活动性结核，如发现活动性结核灶应抗结核治疗。④其他，少数患者在疾病活动期白细胞增高或血小板增高，也为炎症活动的一种反应。可出现慢性轻度贫血，高免疫球蛋白血症比较少见。

专家点评

患者发病年龄早，患病时间长，2014 年患病初期化验 C-反应蛋白偏高，血沉正常，规律口服醋酸泼尼松龙、骨化三醇、碳酸钙片、阿司匹林、阿托伐他汀钙片等，造影发现左右侧锁骨下动脉 100% 闭塞，左颈总动脉近段狭窄约 55%，对双侧锁骨下动脉行 PTCA，2017 年 11 月再次行造影示左锁骨下动脉近段 100% 闭塞，左颈总动脉近段狭窄约 90%，对左锁骨下动脉及左颈总动脉行 PTCA，2019 年再次出现动脉狭窄，给予球囊扩张。介入治疗病变部位主要集中在胸段降主动脉、腹主动脉、弓上动脉（锁骨下动脉、无名动脉和颈动脉）及肾动脉。

PTA 是动脉狭窄治疗的最主要方式，最好应用具有高爆破压性能的非顺应性球囊。其次，如有条件也可应用切割式球囊，即利用切割刀片在内膜、中膜上划几处切口之后，再径向地扩张狭窄的血管。此时，由于病变部位弹力纤维已破坏，球囊扩张时阻力有所减小，管腔弹性回缩概率也会减少。支架植入虽可作为 PTA 后再狭窄治疗的手段，但有研究证实，支架植入后更容易造成管腔再狭窄，

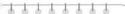

因此支架的植入应谨慎。介入治疗适应证包括：①有因动脉狭窄、闭塞而产生的相应临床缺血症状，如肾动脉狭窄性高血压，累及髂股动脉引起的下肢活动受限等；②弓上动脉病变引起脑血管缺血明显或至少三支弓上血管存在狭窄；③临床处于非动脉炎活动期；④治疗的血管狭窄程度超过50%，局限性病变。

虽然外科血管重建的长期预后较好，但由于病变的炎症性的本质特征极大地妨碍了外科血管重建的广泛应用。腔内介入治疗对于缓解病变的狭窄来说是一项安全和有效的治疗方法。PTA 扩张时会产生疼痛，有时会很严重，由于治疗时常需要高压性扩张，因此必须要引起高度重视，要防止过度扩张所带来动脉破裂的危险。球囊直径大小不应超过病变相邻"正常"血管的直径。病变范围越长的血管治疗后效果似乎越差，再狭窄发生率也越高。

有报道，介入治疗成功率在80%～90%。与动脉粥样硬化性狭窄病变疗效相比，动脉炎血管狭窄治疗的残余狭窄率高，再狭窄发生率也高（19%～78%）。治疗后残余狭窄大于20%及残余狭窄两端压差大于10 mmHg，是预判术后再狭窄的危险因素。与成人相比，儿童患者的再狭窄率似乎更高。

支架虽可用于PTA后残余狭窄的治疗，但是与动脉硬化病变治疗相比，常规支架的应用并未带来长期管腔通畅率提高，特别是在动脉炎活动期。免疫抑制剂在术前的应用，可能会减少术后再狭窄的发生。综上所述，大动脉炎血管病变始终并仍然是一项具有严重挑战性的治疗课题。

（刘景瑜　杨滨）

040 生物可降解支架植入

病历摘要

患者，男，38岁。主因间断性胸憋痛2年，加重4天，于2019年3月28日常诊入院。患者2017年开始出现活动时胸部憋闷，以心前区为著，发作时伴出汗、心悸，无气短、头晕、头痛、恶心、呕吐、肩背部放射痛等情况，休息1~2分钟缓解。此后上述症状间断出现（多于爬坡、搬重物时），症状、性质及缓解方式同前，未诊治。2019年3月24日开车时再次出现胸部憋痛，以左侧胸部为著，为压榨性疼痛，发作时伴肩背部、左上肢放射痛，四肢无力，无心悸、气短、头晕、头痛、恶心、呕吐等症状，持续2小时不缓解，自行含服速效救心丸后30分钟胸痛缓解。就诊于当地医院，行心电图示窦性心律，心率73次/分，ST-T段V_4~V_6导联压低> 0.05 mV，T波V_4~V_6导联倒置。为求进一步诊治入我院。

[个人史] 体健，吸烟10余年，20~40支/日，偶饮酒。

[家族史] 父亲患冠心病，母亲患高血压病、糖尿病。

[入院查体] 体温36.6 ℃，脉搏96次/分，呼吸19次/分，血压157/97 mmHg。发育正常，营养中等，神志清楚，自由体位，言语流利，对答切题，查体合作。双肺呼吸音清，未闻及干、湿啰音，叩诊心界不大，心率96次/分，律齐，各瓣膜听诊区心音正常，未闻及杂音，未闻及心包摩擦音。腹软，全腹无压痛、反跳痛，肝脾肋下未触及，未触及肿块。双下肢无水肿。

[辅助检查] 血清肌钙蛋白1.95 ng/L；血脂：总胆固醇

4.76 mmol/L, 甘油三酯 1.76 mmol/L, 低密度脂蛋白 3.15 mmol/L; 血糖 9.45 mmol/L; OGTT 试验: 空腹血糖 7.99 mmol/L, 餐后 0.5 小时 11.22 mmol/L, 餐后 1 小时 13.79 mmol/L, 餐后 2 小时 14.30 mmol/L, 餐后 3 小时 13.62 mmol/L。颈动脉彩超: 颈部动脉 管壁毛糙, 内中膜增厚。心脏彩超: EF 73%, 心脏大致正常, 左 心室收缩功能正常。

[治疗经过]　术中冠状动脉造影: 前降支中段狭窄 90%, 第 二对角支狭窄 90%, 回旋支中段狭窄约 50%, 远段 100% 闭塞, 冠 状动脉分布呈左优势型, 病变累及前降支及回旋支。行 PCI 术, 回 旋支远段开通后植入 1 枚 Nano 支架 (2.5 mm × 36.0 mm), NC TREK (2.75 mm × 8.00 mm) 球囊后扩张; 前降支 OCT 检查, 于前 降支植入 1 枚乐普 neovas 支架 (3.0 mm × 21.0 mm), NC TREK (3.25 mm × 8.00 mm) 球囊后扩张复查 OCT 示贴壁好, 未见夹层、 血栓征象 (图 40 - 1)。

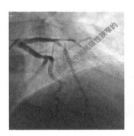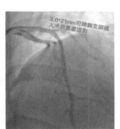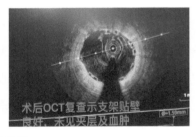

图 40 - 1　术后影像

病例分析

冠心病主要由于冠状动脉发生粥样硬化而引起血管腔狭窄或阻塞, 引发心肌缺血、缺氧及心肌细胞坏死。随着首例 PTCA 的完成, 开启了介入治疗冠状动脉血运重建的新时代。但 PTCA 存在血管急性弹性回缩、急性闭塞等问题, 冠状动脉支架应运而生。裸金属支架的植入可在球囊扩张后早期为血管提供支撑，并减少晚期的负性重构，但有 20%～30% 的患者在术后 1 年内出现 ISR。为了降低 ISR 风险，研究者研发出了药物洗脱支架，即可通过抑制血管平滑肌增生而降低 ISR 及靶病变血管血运重建的发生率。但随着药物释放及涂层降解，永久存在的金属支架梁会导致持续的炎症反应和内皮功能障碍，影响血管舒缩功能的恢复。

　　生物可降解支架（bioresorbable scaffold，BRS）是继 PTCA、裸金属支架、药物洗脱支架之后，经皮冠状动脉治疗的第四次革命。与传统的永久性金属支架相比，其由生物可降解或可吸收的材料制成，具有良好的组织相容性和生物降解性。BRS 可在短期内为血管提供径向支撑力，在完成血管修复后完全消失，解除支架对血管的束缚，恢复血管的生理特性；在对血管腔提供机械支撑的同时向管腔释放抗增生药物，抑制平滑肌细胞增生，且随着支架梁的降解，血管自身功能的恢复不受影响，不妨碍血管重构及血运重建，具有广阔的临床应用前景。

　　有研究指出 BRS 与第二代耐久聚合物药物洗脱支架有相似的安全性和功效，具有晚期血栓形成发生率低、对边支血管影响小、对血管内皮功能影响小等优点。可降解药物洗脱支架与永久药物洗脱支架相比，具有更好的早期内膜覆盖效果。此外，生物可降解药物洗脱支架与耐久聚合物西罗莫司洗脱支架相比，具有更低的心肌梗死发生率和更高的安全性、有效性。5 年的随访研究结果显示，西罗莫司 BRS 与耐久聚合物依维莫司洗脱支架相比，具有更长期的安全性及有效性，并且没有明确的支架血栓形成。冠状动脉生物可吸收血管支架与金属药物洗脱支架相比，对冠心病患者 30 天及 1 年心绞痛发病率影响差异不显著。

　　随着对 BRS 的深入探索及研究，专家建议临床应用需排除以下病变：①病变长度超过 24 mm（直径 < 2.5 mm 或 > 3.75 mm）；②2 个以上靶病变；③左主干病变；④分叉病变（直径 > 2 mm，侧

支直径狭窄 ≥ 50%）；⑤开口（LAD、LCX、RCA 的 3 mm 内）；⑥严重扭曲和钙化；⑦血栓病变；⑧完全闭塞病变。学术界强调规范植入操作，运用影像学技术指导，并提出以下 PSP 原则：充分扩张（pre-dilation）、精准测量血管直径在 2.25 ~ 3.50 mm（sizing vessel）、使用非顺应性球囊进行正确后扩张（post-dilation）。

专家点评

2019 年 2 月 27 日 Neovas BRS 正式获得国家食品药品监督管理总局批准的医疗器械注册证〔国药注准 20193130093，乐普（北京）医疗器械股份有限公司〕，成为目前国际上唯一的上市 BRS 产品。Neovas BRS 采用左旋聚乳酸高分子材料制作，支架在术后 3 年后大部分降解吸收，血管弹性舒缩功能得到恢复。

该患者为中年男性，术前造影及 OCT 检查显示为局限性病变，未见钙化、迂曲，非分叉病变，前降支中段直径约 3.0 mm，病变长度在 24 mm 以内，符合 BRS 植入的条件。与患者及家属商议后于前降支中段植入乐普 Neovas 3.0 mm×21 mm 可降解支架 1 枚，术后复查 OCT 示支架贴壁良好，未见夹层、血栓征象。该例为山西省首例 BRS 植入术。

PCI 是治疗冠心病的重要手段，但裸金属支架及药物洗脱支架均可能造成不同程度的血管内皮结构和功能的损伤，进一步造成血管再狭窄。BRS 保证了早期血管的径向支撑，且支架溶解吸收后使得血管恢复正常的内皮功能及完整性，避免了冠状动脉内异物永存造成的不良后果，其出现给冠心病介入治疗提供了新的选择。

（曹慧丽　赵娅敬）

04.1 准分子激光冠状动脉斑块消融术联合药物涂层球囊成形术治疗冠状动脉支架内重度狭窄

病历摘要

　　患者，女，66岁。主因间断胸痛15年，加重5日入院。患者15年前开始出现阵发性胸痛，并多次住院治疗，冠状动脉内植入支架4枚，近5日胸痛较前加重，最严重时持续约1小时，自行服用速效救心丸5粒后缓解，为进一步治疗入住我科。

　　[既往史]　高血压病史20年，血压最高180/100 mmHg，规律服用比索洛尔、尼克地尔片，血压控制可。糖尿病病史6年，规律口服拜糖平、西格列汀，平素血糖控制较差。否认药物过敏史。无家族冠心病遗传史，无吸烟饮酒史。

　　[入院检查]　体温36.9 ℃，脉搏75次/分，呼吸18次/分，血压105/68 mmHg，神清语利，双肺呼吸音清，未闻及明显干、湿啰音和胸膜摩擦音，心界不大，心率75次/分，律齐，各瓣膜听诊区未闻及杂音。腹部平坦，全腹软。肝脾肋下未触及，双下肢无水肿。

　　[实验室检查]　肾功能：血清肌酐66.00 μmol/L，估算肾小球滤过率为83.52 mL/min，肝功能、心肌酶、离子、凝血未见明显异常。

　　[辅助检查]　心电图示窦性心律，Ⅰ、aVL导联T波倒置。

　　[治疗经过]　入院后仍有间断胸痛发作，2019年7月17日行冠状动脉造影示左主干原支架未见有意义狭窄；前降支近中段原支

架内狭窄约 70%，D1 狭窄约 90%，D2 口部狭窄约 90%；回旋支近段支架内狭窄约 95%；右冠状动脉全程弥漫病变，中段狭窄约 50%，远段狭窄约 70%，PD 狭窄约 80%，PL 近段支架内 100% 闭塞，考虑患者支架内存在严重的狭窄，决定对回旋支及前降支支架内狭窄病变行介入治疗，强生导引导管 XB3 经 J 形头导丝推送至左冠开口，选择 VT 导丝通过病变至 LCX 远段，考虑近段支架内闭塞病变伴钙化，斑块较硬，决定采用准分子激光冠状动脉斑块消融术（excimerlaser coronaryatherectomy，ELCA），送 0.9 mm 激光导管到达 LCX 近段病变处，以 fluence 50、rate 60 行激光消融 5 次，向前推进无阻力，退出激光导管，造影见管腔有所增大，前向血流改善，斑块负荷较前明显减少，血流 TIMI 2 级。选择 2.5 mm × 15 mm 双导丝球囊、2.5 mm × 6.0 mm 切割球囊扩张后，选择 Sequent please 2.5 mm × 30.0 mm 药物球囊扩张，复查造影残余狭窄不明显，血流 TIMI 3 级。选择 VT 导丝至前降支远段，选择 2.5 mm × 6.0 mm 切割球囊扩张，复查造影残余狭窄不明显，血流 TIMI 3 级，术后安返病房（图 41 - 1），未诉胸痛发作，生命体征平稳。术后第 2 天行心脏彩超示 EF 66%，左心室舒张功能减低，左心室收缩功能正常，未诉胸痛发作，康复出院，出院后截至目前随访无不良事件发生。

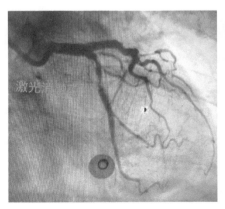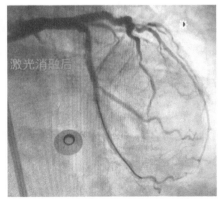

图 41 - 1　左图为激光消融前；右图为激光消融后

笔记

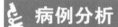 **病例分析**

1. ISR 是指支架植入后冠状动脉造影发现支架内再次出现管腔直径狭窄超过 50%，且球囊无法通过或无法充分扩张，包括在支架边缘外 5 mm 之内新的增生性病变。在糖尿病、分叉病变、长支架、小血管病变等患者中发生率高，ISR 发生机制主要为血管损伤、炎症反应、支架内膜过度增生，或新生动脉粥样硬化形成，以及部分支架内血栓形成等，患者通常表现为复发性心绞痛，甚至心肌梗死；ISR 的治疗目前仍然是心血管疾病领域一大挑战，严重的 ISR 通常通过重复经皮血运重建来治疗，包括球囊扩张术（切割球囊、药物洗脱球囊），再次支架植入（药物洗脱支架）和外科搭桥手术治疗，在当前 ISR 治疗方案中，CABG 的危险因素及禁忌证较多，而再次植入支架则可能引发再次 ISR 和其他多次支架植入风险，使用单纯球囊扩张术后的病灶再次出现 ISR 率也高达 27%。由此可见，现有的 ISR 治疗方案并不十分理想。

2. 现代 ELCA 作为一种辅助治疗方法，临床上可用于冠状动脉内血栓病变、球囊不能通过或扩张的病变、高阻力病变、慢性完全闭塞性病变（chronic totalocclusion，CTO）、ISR 及支架不能充分扩张打开的病变；ELCA 主要通过发射 308 nm 的紫外线，利用光化学效应、光热效应和光机械效应 3 种机制对周围组织产生销蚀作用，其中激光光线被血管内物质吸收并破坏碳 - 碳双键（光化学效应）；使得细胞内液温度升高，导致细胞破裂并在导管前端产生蒸汽气泡（光热效应）；这些气泡的膨胀和爆裂瓦解了血管内的阻塞成分（光机械效应），减少冠状动脉内纤维性、钙化、动脉粥样硬化性及血栓性斑块等组织成分，起到减容作用，扩大了局部管腔；销蚀过程中产生水、气体和直径 < 10 μm 的微小物质，被网状内皮系统所

吸收，因而与旋磨相比，ELCA 更少引发无复流和围手术期心肌梗死等并发症；此外，对再狭窄段行 OCT 和光学频域成像发现，激光治疗还能消融支架外的动脉粥样硬化物质。因此，近年来，ELCA 技术被应用于 ISR 病变的预处理，旨在利用激光的光化学和空泡压作用，打开支架内斑块或增生内膜内紧密的分子键，消减阻塞性动脉粥样硬化斑块，而不是像球囊扩张那样仅产生斑块变形，与单纯使用球囊扩张相比，ELCA 技术可以辅助在球囊扩张之前进行斑块体积的减积，获得更大的支架扩张程度，改善支架膨胀不全的血管壁力，提高随后球囊和支架植入的即刻管腔获得，从而改善长期预后。Ichimoto 等观察了 81 例患者的 87 处再狭窄病变，其中 23 例患者 24 处病变介入治疗联合激光消融，结果发现相对于介入治疗未行激光治疗组，激光消融组定量冠状动脉造影（quantitifying coranary angiography，QCA）急性管腔获得显著增加（$P < 0.001$）。

3. 药物涂层球囊（drug coated balloon，DCB） 通过局部向冠状动脉血管壁释放抗增生药物，从而达到抑制血管内膜增生的效果，目前均是使用以紫杉醇为基础的药物涂层。紫杉醇可阻断细胞增生早期启动因子，抑制细胞骨架生成，阻断有丝分裂，有效抑制细胞快速增生，还可抑制平滑肌细胞迁移和表型改变，抑制内膜增生性炎症反应。DCB 释放药物时，球囊贴覆于血管壁提供了充分的药物接触面积，使脂溶性的紫杉醇能迅速被血管壁组织摄取，与药物洗脱支架相比，DCB 无聚合物基质，又无金属网格残留，从而能减少内膜炎症反应，大大降低血栓形成风险，并可缩短双联抗血小板治疗的时间（DCB 术后仅需 1～3 个月双联抗血小板治疗）。同时 DCB 治疗避免了异物植入，为患者保留了必要时的后续治疗机会，为冠状动脉疾病的治疗提供了新的选择。

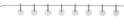

专家点评

1. 本例患者回旋支植入药物洗脱支架，支架选择明显偏小，因此导致的支架膨胀不良是发生 ISR 的主要原因，并且该患者有长期糖尿病史，是导致 ISR 的危险因素，尽管药物洗脱支架的出现相比于裸金属支架明显降低了支架内血栓和 ISR 的发生率，但是 PCI 术后仍有高达 10% 的患者发生 ISR。研究证实，ELCA 在治疗 ISR 时是安全有效的。一项纳入 98 例患者、共 107 例 ISR 病变的研究结果显示，与单纯球囊扩张相比，ELCA 在治疗 ISR 时可以获得更大的管腔横截面积直径，同时去除更多的增生内膜，使支架更容易膨胀释放。根据病变斑块性质，选择合适的能量密度及脉冲频率，高能量高密度的 ELCA（80 mJ/mm²，80 Hz）可以提高通过病变能力，而且未增加并发症的发生。本例患者通过使用 0.9 mm 的 ELCA 管至回旋支近段支架内严重病变处，由近及远先采用能量密度 50 mJ/mm²，频率 50 Hz 及 80 Hz 共消融十余次，成功通过左前降支近段原支架内严重病变，再以 80 mJ/mm²，频率 80 Hz 消融 8 次，撤出消融导管，先选择 2.5 mm×15.0 mm 双导丝球囊、2.5 mm×6.0 mm 切割球囊至左回旋支近段原支架内严重病变处由远及近以 18～20 atm（1 atm＝101.325 kPa）扩张 5 次，后选择 Sequent please 2.5 mm×30.0 mm 药物球囊扩张，贴壁 60 秒，复查造影示残余狭窄不明显，血流 TIMI 3 级。术后 3 个月临床随访无不良事件发生。复查造影示难以扩张的纤维性斑块、器械通过困难的复杂病变是 ELCA 的主要适应证，因其不需要交换导丝，而且对病变的销蚀是均匀的，很少出现明显夹层。因此，斑块减容为后续治疗创造条件。

2. 进行斑块销蚀时要遵守基本的安全章程，对于冠状动脉进行激光销蚀，首要避免的是穿孔，总体上采用 2/3 法则，激光导管的最大限度是血管自身直径的 2/3，冠状动脉大多应用 0.9～1.4 mm 的激光导管，对于直径达到 3～4 mm 的血管，可使用 1.7 mm 的激光导管，为避免穿孔要根据血管直径大小选择激光导管的型号。其次，激光导管在推送过程中对血管造成的切割损伤会引起术中并发症，遂操作过程中激光进入血管推送要慢，避免对血管内壁组织造成损伤，对于直径 1.4 mm 以上的导管，激光发射 5 秒激光仪将自动停顿 10 秒，以使激光发射时产生的气体溶解在血液里，气体压力过大会产生夹层。因此，行激光术前术者需要确认血管直径，有无成角病变，如有成角，则不能使用激光。本例病变无明显成角，但呈弧形走形，故前送激光导管不能强行推送。根据本例支架内病变的特点应用 0.9 mm 激光导管选择 6 F 指引导管递送，准备 500 mL 生理盐水 + 1000 U 肝素配成肝素盐水。因血液和含碘对比剂都存在非水性的细胞大分子，激光末端误用对比剂代替盐水形成气腔，在导管末端暴烈导致组织破坏甚至穿孔，也增加动脉夹层的风险，因此在操作技术上强调在缓慢消融斑块的同时注射生理盐水保护血管，将激光导管通过导丝送达病变处，如果激光发射之前注射对比剂，要用 20 mL 肝素盐水将对比剂冲洗干净。激光导管以 0.5～1.0 mm/s 的速度向前推进，通常冠状动脉激光导管发射 10 秒后会自动停止，同时肝素盐水也停止，病变斑块的性质决定 ELCA 激光能量的选择：ISR 病变应用直径 1.4 mm 以上激光导管，以 40 mJ/（mm² · 30 Hz）启动，确认激光导管进入支架内后以 50 mJ/（mm² · 40 Hz）消融 1 次，术者觉得效果满意则直接球囊扩张。如果需要继续消融则需以极慢的速度推进，以免推落栓子到远端造成无复流。要特别注意如果处理的为主要供血血管，则需每 30 秒退出导管使血流供应恢复 10 秒。我们认为 ELCA 可以低能量、低频率开始，使用准分子激光进行消融，配合 IVUS、光学相干断层扫描等腔内影像学技术对靶血管斑块性质、形态进行评估。如急性 STEMI 显著的特征为斑块易破裂形成富含血小板和纤维蛋白的白血栓，导致冠状动脉急性闭塞，对于这种情况，ELCA 可有效清除血栓，促进纤溶作用，抑制血小板聚集，同时消融斑块。若是球囊失败的病变（球囊无法通过或通过后无法充分扩张的病变），往往只有 0.014 英寸（1 英寸＝2.54 cm）的导丝可以通过，外径很小的球囊却无法通过，或勉强通过后无法完全膨胀扩张，而 ELCA 可以解决上述问题。本病例 LCX 近段支架内完全闭塞伴钙化，VT 导丝在 Corsair 微导管支撑下可以通过病变，小球囊及第 2 根导丝不能通过 LCX 病变，在 ELCA 消融成功后使用药物球囊贴壁 60 秒，复查造影残余狭窄不明显。总之，ELCA 为冠心病复杂病变的治疗带来了新希望，给导丝通过闭塞病变、球囊不能通过的严重病变患者带来了福音。

3. ISR 是 DCB 的优选适应证，也是经国家食品药品监督管理局批准的临床适应证。研究证明，DCB 与普通球囊和药物洗脱支架相比，在治疗 ISR 时显示出了更好的有效性和安全性，2014 年欧洲心脏病学会/欧洲心胸外科学会心肌血运重建指南推荐使用 DCB 治疗各类 ISR（包括裸金属支架 ISR），证据等级为 Ⅰ A 级。

4. 使用药物球囊能够治疗 ISR，但是在治疗的过程中，无法消除支架下病变而且有可能使金属支架磨损。使用 ELCA 可在不磨损支架的前提下，对支架内外的病变进行销蚀。ELCA 也可联合药物球囊共同治疗 ISR，DERIST 研究纳入 80 例患者，随访 9 个月。该研究证实了激光联合药物球囊治疗 ISR 的安全性和有效性，证明其可明显提高血管的畅通率。

5. ELCA 作为冠状动脉介入治疗的有益手段，安全、有效，可独立应用，也可联合其他常规介入手段应用，规范操作过程、严格把握适应证，可以最大程度降低手术并发症发生，提高手术即刻成功率。本病例中采用 ELCA 联合药物球囊治疗支架内重度狭窄，取得较好的改善，进一步证明 ELCA 不失为一种有效的辅助介入治疗手段，可为临床治疗冠状动脉 ISR 提供更多选择。

附：ELCA 手术过程

1. ELCA 激光治疗机 ELCA 激光机为 Spectranetics CVX-300 准分子激光消融仪，激光导管为快速交换型，经 6 Fr 指引导管可以应用直径为 0.9 mm 或 1.4 mm 的激光导管，经 7 Fr 指引导管可以应用直径为 1.7 mm 的激光导管。

2. ELCA 的准备激光仪需在使用前预热 5 分钟，术前导管内腔进行肝素化冲洗，将末端连接至激光操纵台，进行导管的校准。

3. 放置指引导管导丝通过病变后，将导管缓慢沿导丝向靶病变推进。接近靶病变时，设定能量，初始能量为 30 mJ/mm^2，初始脉冲为 25 Hz。

4. 激光治疗根据病变的坚硬程度及可通过性，增加能量及脉冲频率。0.9 mm 激光的最大频率为 80 Hz，最大能量为 80 mJ/mm^2；1.4 mm 激光的最大频率为 40 Hz，最大能量为 60 mJ/mm^2。钙化或 CTO 以增加频率为主，血栓病变以增加能量为主。对球囊不可通过或不可扩张的病变，由近及远推送激光导管从而增加斑块消融的效果，推进速度控制在 1 mm/s 以下。消融过程中，助手同时向冠状动脉内推注 0.9% 氯化钠注射液对导管进行冷却。全程透视观察导管前进过程，观察压力及心电图变化。每次消融（5～10 秒）后有 5～10 秒冷却期。

5. 支架植入及球囊扩张激光导管撤出后，根据标准术试行支架植入或球囊扩张。如球囊通过或扩张仍困难可考虑增加能量或频率再次消融。每次持续 10 秒消融、5 秒休息的循环（0.9 mm 直径）或 5 秒消融、10 秒休息的循环（1.4 mm 直径）。

（杨滨　贾子舟）

042 经导管主动脉瓣置换术联合经皮冠状动脉介入治疗

病历摘要

患者，男，78 岁。主因剑突下憋痛 1 年半，加重 2 个月入院。主要临床表现为活动时剑突下憋痛，伴气紧，无大汗、咽部紧缩感、胸背部及左上肢放射痛等，持续 10 ~ 30 分钟自行缓解，予冠心病口服药物治疗，上述症状仍间断发作。近 2 个月上述症状发作频繁，每日 1 ~ 2 次，多于活动时或夜间出现，无夜间阵发性呼吸困难，持续 10 ~ 20 分钟可缓解。

[既往史]　慢性咳嗽、咳痰 30 余年。否认高血压病、糖尿病病史。

[入院查体]　体温 36.2 ℃，脉搏 60 次/分，呼吸 18 次/分，血压 122/80 mmHg，双眼睑无水肿，颈静脉无怒张。双肺呼吸音清，未闻及干、湿啰音。心率 60 次/分，律齐，主动脉瓣第一听诊区可闻及 3/6 级收缩期喷射性杂音，向颈部传导。腹平软，肝脾肋下未触及。双下肢无水肿。

[辅助检查]　冠状动脉造影示左主干正常；前降支近段狭窄 80% ~ 85%，伴充盈缺损，中段狭窄 40% ~ 50%；回旋支中段狭窄 50% ~ 60%；右冠状动脉斑块（图 42 - 1）。经胸超声心

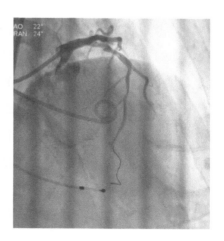

图 42 - 1　前降支近段狭窄
80% ~ 85%，伴充盈缺损

动图显示主动脉瓣呈三窦三叶，瓣膜明显增厚、钙化，瓣环内径约 24 mm，瓣口面积约 0.77 cm^2，收缩期血流速增快，最大流速约 452 cm/s，最大压差约 90 mmHg，平均压差约 51 mmHg，瓣口舒张期可见少量反流，主动脉瓣重度狭窄，左心室壁增厚，左心室舒张末期内径 47 mm，LVEF 59%。

[入院诊断]　重度主动脉瓣钙化性狭窄，心功能 II 级，冠心病，不稳定型心绞痛。

[治疗经过]　TAVR 联合前降支近段 PCI（图 42 - 2）。术前双联抗血小板治疗，TAVR 术前行前降支近段 PCI，术中植入 Venus 26 mm 自膨式生物瓣膜（图 42 - 3），术后测主动脉压力 106/56 mmHg（术前 171/55 mmHg），跨主动脉瓣跨瓣压 8 mmHg（术前最大压差 90 mmHg，平均 51

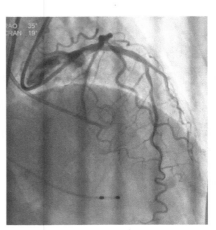

图 42 - 2　前降支近段 PCI 术后

mmHg），主动脉造影示瓣膜位置满意（图 42 - 4），轻微瓣周漏，冠状动脉开口血流未受影响。术后密切监测生命体征，严格容量管理，血流动力学稳定，无不适症状。术后第 3 天出现阵发性心房颤动，予胺碘酮转复成功，于第 4 天上午出现一过性黑蒙，心电图示窦性停搏，最长 RR 间歇 2.94 秒，完全性 LBBB，停用胺碘酮并给予地塞米松治疗，于当天下午完全性 LBBB 逐渐消失，未再出现窦性停搏。术后第 8 天康复出院。围手术期末发生不良心脑血管事件。术后口服双联抗血小板、他汀类药物，因术后阵发性心房颤动发作频繁，口服利伐沙班 2.5 mg/次，2 次/日。

笔记

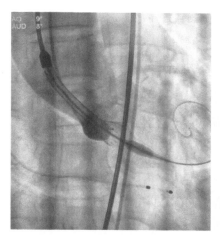 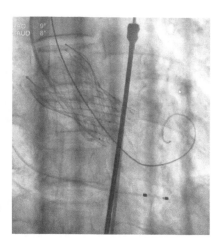

图 42 - 3　TAVR 术中 120 次/分起　　　图 42 - 4　术中瓣膜完全释放
　　　　搏下释放瓣膜

病例分析

　　钙化性主动脉瓣病变又称主动脉瓣退行性变，是一组以主动脉瓣及其周围组织纤维化、硬化、钙盐沉积为主要改变的一种退行性、慢性进行性疾病，其中以主动脉瓣狭窄为主要功能损害。MESA 研究显示主动脉瓣钙化的增长随年龄增加。美国 2013 年的一项研究显示，85 岁以上人群的主动脉瓣狭窄患病率达 8.2%，且主动脉瓣狭窄的发生率与传统的危险因素无关。我国的一项对北京老年人调查研究显示，超声心动图检查发现瓣膜钙化发病率 13.41%，年龄 >75 岁人群的中、重度主动脉瓣狭窄患病率约 2.8%，而 >85 岁患者的患病率接近 8%。且随年龄增加，因主动脉瓣狭窄导致的死亡率增加。

　　以往重度主动脉瓣狭窄的治疗需外科开胸进行主动脉瓣置换，手术创伤和风险大。经导管主动脉瓣置换术（transcatheter aortic valve replacement，TAVR）是经导管将组装好的人工主动脉瓣植入，替代原有病变主动脉瓣，在功能上完成主动脉瓣置换的一种微创手术，具有不停跳、创伤小、失血少等特点，已经成为极高危或无法耐受经胸主动脉瓣置换术患者的公认替代治疗。

　　该患者术前评估：①老年重度主动脉瓣钙化性狭窄；②超声示跨主动脉瓣血流速度≥4.0 m/s，跨主动脉瓣压力差≥40 mmHg，主动脉瓣口面积<0.8 cm²；③剑突下憋痛、气紧症状考虑与重度主动脉瓣狭窄有关；④NYHA Ⅱ级；⑤解剖上为三叶式主动脉瓣；⑥纠正重度主动脉瓣狭窄后的预期寿命超过1年，符合TAVR绝对适应证。《经导管主动脉瓣置换术中国专家共识》指出，对于重度主动脉瓣狭窄同时合并冠状动脉病变的患者，TAVR术前需处理冠状动脉病变，本例患者重度主动脉瓣狭窄诊断明确，同时存在前降支近段狭窄80%~85%，故最终治疗方案为TAVR联合前降支近段PCI。

　　心房颤动为TAVR术后的常见并发症之一。Jørgensen等报道TAVR术后心房颤动发生率为4%~32%，朱灏等报道TAVR术后新发心房颤动的发生率在0.6%~35.2%，TAVR术后新发心房颤动的发生时间基本上集中在术后72小时内，占发病患者的86.36%~100%。TAVR术后发生完全性LBBB与主动脉瓣的局部结构有关，正常的主动脉瓣三个瓣叶呈半月形附着于瓣环，瓣膜边缘距传导系统较远，而主动脉瓣狭窄患者瓣叶融合成环形，瓣叶与左束支距离变近，钙化的主动脉瓣与包括房室结在内的传导系统毗邻，紧邻的希氏束在瓣膜的植入过程中尤易受到损伤。

专家点评

　　TAVR为经导管进行的一种微创手术，具有不停跳、创伤小、失血少等特点，但TAVR无直视术野，对手术指征把握、移植物尺寸的选择及术中操作依赖术前影像学评估，故对术者的技术要求极高，随着手术例数的增加和经验的不断积累，成功率和安全性都得到很大的提升，将成为需要主动脉瓣置换患者的新选择。

　　TAVR术后发生心房颤动比例较高，但是否可以自愈，是否需要早期复律治疗，以及如何进行复律治疗，需今后的研究证实。TAVR 植入的是生物瓣膜，虽然生物相容性很好，但术后 3～6 个月的血栓形成风险仍然很高，有研究报道 TAVR 术后出现卒中或短暂性脑缺血发作（transient ischemic attack，TIA）的发生率在最初 1 个月内接近 5%，其中近一半发生于术后 24 小时内，需积极抗栓治疗。2017 年 ACC 经导管主动脉瓣置换术治疗成人主动脉瓣狭窄临床决策专家共识建议，使用自膨胀型瓣膜的患者在术后最初 3 个月联合使用阿司匹林和氯吡格雷，此后阿司匹林单药终身服用。2017 年 AHA/ACC 心脏瓣膜疾病管理指南更新版推荐 TAVR 术后前 3 个月使用维生素 K 拮抗剂进行抗凝治疗，并建议抗凝期间 INR 应至少达到 2.5，为Ⅱb 类推荐、B 级证据。2018 ACC 年会上 Cecilia Benz 等报道，TAVR 术后短期使用低剂量华法林不影响人工生物瓣膜植入后的血流动力学效能，但已有临床和基础研究显示，华法林潜在地促进血管和瓣膜钙化，进而可能加速人工生物瓣膜的衰败，而且华法林较抗血小板药物明显升高大出血事件的发生率，因此，维生素 K 拮抗剂在 TAVR 抗栓治疗中的前景仍不明朗。新型口服抗凝药兼具降低亚临床瓣叶血栓、较维生素 K 拮抗剂降低大出血风险以及与抗血小板药物相似的抗动脉血栓的优点，目前正在进行新型口服抗凝药用于 TAVR 的临床研究，结果值得期待。

（李彦红）

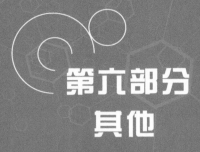

第六部分
其他

04.3 继发性高血压 – 大动脉炎

病历摘要

患者，女，35岁。本次因血压控制不佳入院。

[**既往史**] 高血压病史28年，血压最高为220/120 mmHg。患者7岁体检时发现血压升高，当时测血压185/90 mmHg，平时无自觉症状，无头晕、头疼、心悸、多汗、恶心、呕吐、周期性瘫痪，无面色苍白及面部潮红交替等症状，曾间断服用硝苯地平缓释片Ⅱ（伲福达）等降压药（具体不详），效果不佳，血压波动在185～220/90～105 mmHg，曾间断就诊，给予降压药物治疗，效果差。

笔记

[家族史]　其母曾患高血压，因 AMI 去世。

[入院查体]　体形消瘦。二尖瓣听诊区可闻及 3/6 级收缩期吹风样杂音，向腋下传导。

[实验室检查]　血沉 30 mm/h，FT3 4.36 pmol/L，FT4 11.81 pmol/L，TSH 1.84 mIU/L，钾 4.32 mmol/L，钠 138 mmol/L，余未见明显异常。

[辅助检查]　心电图示窦性心律，左心室高电压。心脏彩超结果示 EF 68%，左心室壁稍厚，二、三尖瓣口少量反流，左心室收缩功能正常。

[治疗经过]　给予美托洛尔 12.5 mg/次（2 次/日），硝苯地平控释片 30 mg/次（1 次/日）联合降压，效果差。结合患者发病年龄、临床表现及血沉稍快，不除外继发性高血压、原发性醛固酮增多症、嗜铬细胞瘤、肾血管性高血压等。

继续完善相关辅助检查明确病因和诊断。胸腹部 CTA 示胸主动脉下段及腹主动脉上段闭塞伴侧支循环形成（图 43－1）。明确诊断后加用贝那普利片 10 mg/次（1 次/日），并将美托洛尔加至 25 mg/次（2 次/日），增强降压效果，抑制心室重塑，改善预后。

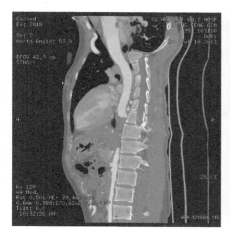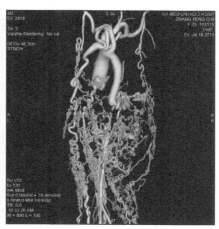

图 43－1　胸腹部 CTA

治疗 1 周后，患者血压仍持续维持在 180/116 mmHg，无明显改善，转血管外科或外院继续治疗。

[**出院诊断**]　继发性高血压 – 大动脉炎？

病例分析

　　大动脉炎是一种累及主动脉及其主要分支的慢性进行性非特异性炎症，可引起不同部位血管的狭窄或闭塞病变。主要临床表现为全身炎性反应及受累脏器缺血症状。因受累血管的部位、程度和范围不同，症状轻重不一，可表现为全身不适、易疲劳、发热、食欲减退、恶心、出汗、肌痛关节炎等全身症状和因血管狭窄或闭塞所致的局部缺血症状和体征。需要进行影像学检查及大血管造影了解动脉受累情况。尤其是青年女性，应仔细进行体格检查，从双侧及上下肢肢体血压的测定和外周血管的体检中发现线索。

　　临床特点如下：①患者的发病年龄多在 16 ~ 40 岁，部分患者从有症状到确诊需要 2 ~ 11 年的时间。②全身症状在局部症状或体征出现前，少数患者可有全身不适、易疲劳、发热、食欲减退、恶心、出汗、肌痛、关节炎和结节红斑等症状，可急性发作，也可隐匿起病。当局部症状或体征出现后，全身症状逐渐减轻或消失，部分患者则无上述症状。③局部症状与体征按受累血管不同，出现相应器官缺血的症状与体征，如头痛、头晕、晕厥、卒中、视力减退、四肢间歇性活动疲劳，肱动脉或股动脉搏动减弱或消失，颈部、锁骨上下区、腹部、肾区出现血管杂音，两下肢收缩压差 > 10 mmHg（1 mmHg = 0.133 kPa）。④实验室检查：红细胞沉降率（血沉），是反映该病疾病活动的一项重要指标。疾病活动时血沉可增快；病情稳定后血沉恢复正常。C-反应蛋白的临床意义与血沉相同，为该病疾病活动的指标之一。抗结核菌素试验，如发现活动性

笔记

结核灶应抗结核治疗，对结核菌素强阳性反应的患者，在经过仔细检查后，仍不能除外结核感染者，可试验性抗结核治疗。此外，少数患者在疾病活动期白细胞计数增高或血小板增高，也为炎症活动的一种反应，出现慢性轻度贫血、高免疫球蛋白血症比较少见。⑤影像学检查：彩色多普勒超声检查可探查主动脉及其主要分支狭窄或闭塞（颈动脉、锁骨下动脉、肾动脉等），但对其远端分支探查较难。增强 CT 可显示部分受累血管的病变，发现管壁强化和环状低密度影示为病变活动期。MRI 能显示出受累血管壁的水肿情况，有助于判断疾病是否活动。⑥造影检查：DSA 可直接显示受累血管管腔变化、管径大小、管壁是否光滑、受累范围和长度，但不能观察血管壁厚度的改变。DSA 为一项较好的筛选方法，优点为操作较简便，反差分辨率高，对低反差区域病变也显示，头颅部动脉、颈动脉、胸腹主动脉、肾动脉、四肢动脉、肺动脉及心腔等均可进行此项检查；缺点是对脏器内小动脉，如肾内小动脉分支显示不清。

　　治疗方案及原则：①该疾病约20%为自限性，在发现时疾病已稳定，对这类患者如无并发症可随访观察；②对发病早期有上呼吸道、肺部或其他脏器感染因素存在者，应有效地控制感染，对防止病情的发展可能有一定意义；③高度怀疑有结核菌感染者，应同时抗结核治疗，常用的药物有糖皮质激素和免疫抑制剂；④扩血管、抗凝，改善血循环，使用扩血管、抗凝药物治疗，能部分改善因血管狭窄较明显所致的一些临床症状，对高血压患者应积极控制血压；⑤经皮腔内血管成形术，为大动脉炎的治疗开辟了一条新途径，目前已应用治疗肾动脉狭窄及腹主动脉、锁骨下动脉狭窄等，获得较好的疗效；⑥外科手术治疗，其目的主要是解决肾血管性高血压及脑缺血。该病为慢性进行性血管病变，如病情稳定，预后好。

预后主要取决于高血压的程度及脑供血情况，早期应用糖皮质激素联合免疫抑制剂积极治疗改善预后。其并发症有脑出血、脑血栓、心力衰竭、肾衰竭、心肌梗死、主动脉瓣关闭不全、失明等。死亡原因主要为脑出血、肾衰竭。

专家点评

大动脉炎诊断需结合辅助检查及相关影像学检查综合判断。①患者胸部＋腹部血管 CT 提示胸主动脉下段及腹主动脉上段闭塞伴侧支循环形成，高度提示大动脉血管病变。②患者双侧肢体血压测量，可见因动脉压引起的血压偏差。③血沉指标较高，可高度怀疑大动脉炎。④对于患者的治疗，内科以控制血压为主，联合多种降压药同时增强降压效果，若患者病情仍无法到达理想效果。应考虑外科手术处理。

大动脉炎多发生于青年女性，可无明显诱因出现降压药难以控制的高血压，本例患者于少年时出现持续多年高血压，入院后通过多种联合降压措施仍无法控制，提示临床医师在工作中应警惕继发性高血压的类型。大动脉炎属于较为罕见的继发性高血压类型，本例患者已行相关鉴别继发性高血压检查，如甲状腺功能、肾功能等多项检查，并未见异常，可排除常见继发性高血压类型。对于血沉偏高，且发病较早的患者，难以确诊高血压病，应考虑到大动脉炎的可能；行血管造影或 MRI，可以帮助鉴别疾病；另外，辅以相关查体，如双侧血压差，可以帮助临床医师进一步确诊。在本病例中，患者经内科药物正规治疗仍未见效果，应积极做好沟通，建议其必要时行外科手术治疗。

（边云飞）

044. 二尖瓣重度狭窄伴大咯血

病历摘要

患者，男，60岁。主因间断活动后气短10余年，加重伴咯血4天常诊入院。患者2007年活动后出现气短，无胸憋、胸痛、肩背部放射痛、大汗，无头晕、黑蒙、晕厥，无咳嗽、咳痰、咯血，无腹痛、恶心、呕吐，持续约数分钟后渐缓解，未予以重视及诊治。此后上述症状间断出现，多于活动后，持续时间逐渐延长。2016年行心电图、心脏彩超诊断为风湿性心脏病、二尖瓣重度狭窄、心房颤动。给予对症治疗后好转出院。院外未规律用药，上述症状仍间断出现。2017年12月20日着凉后出现咳嗽、咳痰，气短加重。自行口服抗菌药物，咳嗽、咳痰好转。2018年1月1日出现咯血，每日约300 mL。2018年1月4日就诊于当地医院，给予输血、抗感染等对症治疗，咯血未见好转。为求进一步诊治入住我科。患者自发病以来，精神、食欲、睡眠差，大、小便正常。

[入院查体]　体温36.6 ℃，脉搏76次/分，呼吸20次/分，血压125/70 mmHg。二尖瓣面容，口唇发绀，双肺呼吸音粗，可闻及干、湿啰音。心率78次/分，心律绝对不齐，第一心音强弱不等，二尖瓣听诊区可闻及舒张期隆隆样杂音。双下肢可凹性水肿。

[实验室检查]　急查血常规示血红蛋白浓度81.0 g/L。凝血试验：INR 1.32。B型钠尿肽288.36 pg/mL。离子：钠133.00 mmol/L，余正常。血气分析：pH 7.37，PCO_2 37 mmHg，PO_2 78 mmHg。肾功能未见异常。

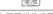

[**辅助检查**] 心电图示心房颤动。心脏超声示风湿性心脏病，二尖瓣狭窄（重度），主动脉瓣关闭不全（轻度），三尖瓣关闭不全（重度），肺动脉压力增高（重度），左心房内血栓形成，左心房明显增大，右心房、右心室增大，左心室收缩功能正常。胸部 X 线正位片示双肺纹理增重。腹部超声示肝淤血，胆、胰、脾、双肾未见明显异常。

[**诊断**] 风湿性心脏病，二尖瓣重度狭窄，主动脉轻度关闭不全，心房颤动，左心房血栓形成，全心衰竭，心功能Ⅳ级，三尖瓣重度关闭不全，肺部感染，低钾、低钠血症，失血性贫血。

[**治疗经过**] 入院后患者每日咯血量约为 1000 mL。给予心电、血压、血氧饱和度监测，给予持续吸氧、降肺动脉高压、利尿、输血、止血、控制心室率、抗感染、平喘、化痰、补钾、补钠等对症治疗。患者精神食欲好转，无咯血，偶咳嗽、咳痰。气短明显好转，可平卧。查体：体温 36.4 ℃，脉搏 60 次/分，呼吸 20 次/分，血压 105/65 mmHg。双肺呼吸音粗，未闻及干、湿啰音。心率 62 次/分，心律绝对不齐。双下肢无水肿。

病例分析

咯血是指喉及喉部以下呼吸道任何部位的出血，经口腔咯出。少量咯血有时仅表现为痰中带血，大咯血时血液从口鼻涌出，常可阻塞呼吸道，造成窒息死亡。一般认为每日咯血量在 100 mL 以内为小量，100~500 mL 为中等量，500 mL 以上或一次咯血 100~500 mL 为大量。大量咯血主要见于呼吸系统疾病，如空洞性肺结核、支气管扩张和慢性肺脓肿。

引起咯血的心血管疾病最常见于风湿性二尖瓣狭窄及左心衰竭，可表现为小量咯血或痰中带血、粉红色泡沫样血痰、大量咯血和黏稠暗红色血痰。其发生机制多因肺淤血造成肺泡壁或支气管内

笔记

膜毛细血管破裂和支气管黏膜下层支气管静脉曲张破裂所致。由肺淤血引起的咯血，血量较少。由于支气管黏膜下层静脉曲张破裂引起的咯血，则血量较多。肺静脉与支气管静脉间有侧支循环，由于肺静脉压升高则导致支气管黏膜下层小静脉压升高，以致发生曲张与破裂。某些先天性心脏病如房间隔缺损、动脉导管未闭等引起肺动脉高压时，也可发生咯血。

专家点评

①患者重度二尖瓣狭窄、左心房压力增高、肺静脉压升高导致支气管静脉破裂出血，是大咯血的主要病因。大咯血多见于二尖瓣狭窄早期，可以是患者的首发症状。后期因静脉壁增厚及右心功能不全回心血量减少，大咯血发生率降低，但该患者大咯血发生在后期，临床较少见。治疗上嘱其大咯血时取坐位，给予螺内酯联合袢利尿剂间断利尿减轻肺淤血、降低肺动脉压，硝酸酯类药物减少回心血量，酚妥拉明降低肺动脉压，同时给予酚磺乙胺、氨甲环酸、矛头蛇巴曲酶、尖吻蛇巴曲酶四联止血药。垂体后叶素主要通过收缩肺小动脉而止血，故对于二尖瓣狭窄致咯血的效果欠佳。因该患者出血量大，容量不足，注意补液。应用扩血管药时严密监测血压。②保持气道通畅，避免窒息。③由于咯血为肺静脉及毛细血管出血，介入成功率低，故不考虑介入方法止血。④肺部感染为心力衰竭重要诱因，积极抗感染。⑤该患者心房颤动病因为瓣膜性心脏病，左心房巨大，且左心房已经形成血栓，为血栓栓塞的高危人群，应长期口服华法林抗凝。但因大咯血禁用抗凝药物，血栓一旦脱落致重要脏器栓塞亦可危及生命。⑥二尖瓣狭窄患者出现临床症状时需考虑手术治疗，达心功能Ⅲ级为最佳手术时机。该患者为心功能Ⅳ级，需改善心功能后择期手术。建议患者行二尖瓣置换术、左心房减容术、三尖瓣修补术及血栓抽吸，但该患者二尖瓣病变

重，几乎出现所有并发症，包括左心衰竭、右心衰竭、肺动脉压力增高、心房颤动、肺部感染、咯血。手术风险高。

（岳莉英）

04.5 风湿性心脏病阵发性心房颤动合并急性心肌梗死行经皮冠状动脉介入治疗

病历摘要

患者，女，68 岁。曾于山西某医院行冠状动脉造影示右冠中段散在斑块，未见狭窄及阻塞，第二钝缘支中段 99% 狭窄，回旋支远端 99% 狭窄。于 2014 年因上呼吸道感染出现胸憋、气紧入院，诊断为风湿性心脏病、二尖瓣狭窄、阵发性心房颤动。2018 年 4 月 9 日下午 2 时，于餐后出现胸憋、气紧，伴上腹痛，无心悸、恶心、呕吐、大汗，无胸痛、咽部紧缩感、肩背部牵涉痛，无黑蒙、晕厥，自行含服硝酸异山梨醇酯（消心痛）10 mg，上述症状缓解，未予以重视。2018 年 4 月 10 日晨起，因情绪激动再次出现胸憋、气紧、上腹痛，伴牙痛，无大汗、肩背痛、黑蒙，自行含服消心痛 30 mg、硝酸甘油 10 mg，未有明显缓解，120 救护车送入我院急诊。

[既往史]　慢性病程，有高血压病（最高达 180/120 mmHg）、风湿性心脏病、冠心病、陈旧性脑梗死病史。

[入院查体]　体温 36 ℃，脉搏 68 次/分，呼吸 22 次/分，血压 145/78 mmHg。气紧貌，神志清楚，查体配合。口唇发绀，颈动

脉无充盈怒张，颈动脉无异常搏动，双肺呼吸音弱，未闻及干、湿
啰音。心率68次/分，心律齐，各瓣膜听诊区未闻及病理性杂音。
腹软，上腹部压痛阳性，无反跳痛，双下肢轻度可凹性水肿。

[**实验室检查**]　心肌4项示NT-proBNP 1683 pg/mL，余未见明
显异常。

[**辅助检查**]　心电图示窦性心律Ⅰ、Ⅱ、aVF、$V_2 \sim V_6$导联
ST段下斜型压低$0.1 \sim 0.3$ mV，aVR导联ST段抬高0.1 mV（图
45 - 1）。心脏彩超示左心房内径43 mm，左心房四腔径65 mm ×
57 mm，左心室舒张末期内径44 mm，二尖瓣舒张期开瓣间距
9.3 mm，二尖瓣开瓣面积1.6 cm²，主动脉瓣口收缩期血流速度约
318 cm/s，压差40 mmHg，EF 61%。诊断为风湿性心脏病，二尖
瓣狭窄（中度）伴少量反流，主动脉瓣狭窄（轻度）伴少量反流，
左心室收缩功能正常，双侧颈动脉彩超示双侧颈动脉管壁毛糙，内
中膜增厚伴双侧颈总动脉，双侧颈总动脉膨大处，左侧颈内、外动
脉起始处及右侧锁骨下动脉起始处硬化斑块形成。

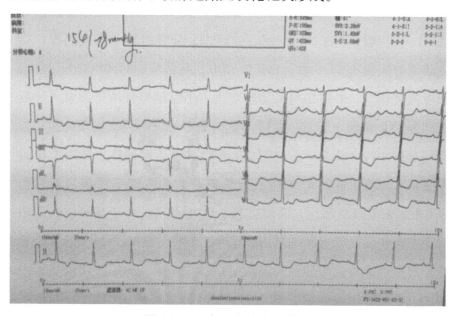

图 45 -1　急诊入院行心电图

[诊断]　ACS？风湿性心脏病，高血压 3 级（很高危），陈旧性脑梗死。

[治疗经过]　予以扩血管治疗后上述症状缓解，3 小时后复查心肌 4 项示肌钙蛋白升高至 2.53 pg/mL。于 2018 年 4 月 11 日 7 时患者用力时再次出现气紧、胸憋，心电监护示心率 70 次/分，血氧饱和度 98%，血压 178/96 mmHg，予以含服 15 mg 消心痛同时调节单硝酸异山梨酯至 20 mL/h，持续 20 分钟胸憋缓解。患者风湿性心脏病、二尖瓣狭窄并关闭不全诊断明确。患者既往有阵发性心房颤动病史，CHA_2DS_2-VASc 评分 6 分，HAS-BLED 评分 3 分，血栓风险及出血风险均较高，结合目前心梗诊断明确，需给予抗血小板治疗；结合目前 INR，予华法林减量，1.875 mg 与 1.25 mg 交替口服，使 INR 维持在 1.8~2.2；清晨患者用力后再次发作，将单硝酸异山梨酯改为硝酸甘油 10 μg/min 泵入，观察病情变化。4 月 11 日 15 时患者再次出现气紧、胸憋、伴胸痛，程度较前加重，心电监护示心率 68 次/分，血氧饱和度 99%，血压 179/92 mmHg，立即含服消心痛 10 mg、硝酸甘油 18 μg/min，持续 15 分钟缓解。凝血回报：凝血酶原时间测定 26.5 秒，INR 2.15 R，凝血酶原时间活动度 37%，患者胸憋频发，心电图可见动态变化，予以硝酸甘油持续泵入，凝血回报 INR 较前下降。4 月 13 日 6 时患者小便时再次出现胸憋，含服消心痛 10 mg 持续 3 分钟缓解；8 时胸憋再次发作，持续 1 小时不缓解。患者入院后心绞痛发作频繁，此次发作不缓解，急诊行 PCI 手术恢复血流灌注，缓解症状，阻止心肌进一步坏死。4 月 13 日经左侧桡动脉行冠状动脉造影术 + PCI 术（图 45 – 2），冠状动脉造影回报前降支近中段弥漫斑块远端狭窄 70%~80%，回旋支近段 99%，右冠中远段弥漫狭窄 50%~75%，冠心病病变累及前降支、回旋支及右冠状动脉，回旋支近段植入 EXCEL 2.75 mm × 24.00 mm

支架 1 枚。手术顺利，术毕安返病房。患者手术后 5 日病情稳定，心电图（图 45 - 3）：Ⅰ、Ⅱ、aVF、$V_2 \sim V_6$ 导联 ST 段斜向下压低 0.2 ~ 0.6 mV，aVR 导联 ST 段斜向上抬高 0.4 mV。复查心肌 4 项：肌钙蛋白 0.63 ng/mL，NT-proBNP 1383.70 pg/mL。INR 1.86 R。4 小时动态心电图示总心搏数 88 157 次，窦性心律，心率 49 ~ 101 次/分，平均心率 65 次/分；偶发房性期前收缩；偶发室性期前收缩；ST-T 段呈明显异常动态变化。患者经过抗凝、抗血小板、降压、调脂稳斑、PCI 术等对症治疗，目前一般情况可，准予出院。

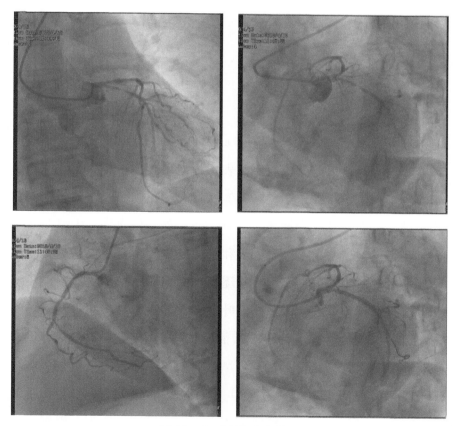

图 45 - 2　冠状动脉造影

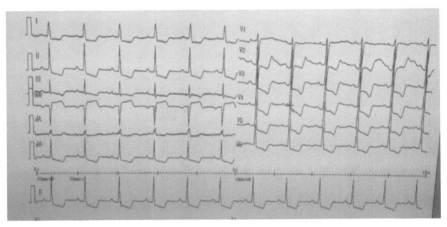

图 45 - 3　患者手术后 5 日心电图

病例分析

　　风湿性心脏病（rheumatic heart disease）是由于风湿热活动累及心脏瓣膜而造成的心脏病变，表现为二尖瓣、三尖瓣、主动脉瓣中有一个或几个瓣膜狭窄和（或）关闭不全。据研究结果表明，其中单纯二尖瓣病变比例最高，为 46.7%，然后依次为二尖瓣合并主动脉瓣、单纯主动脉瓣、三尖瓣和肺动脉瓣。病变主要是瓣膜的边缘和基底部发生水肿、渗出，并逐渐扩大到瓣膜全部，甚至累及腱索和乳头肌，使瓣膜交界区的瓣叶融合、腱索融合与缩短及瓣叶的纤维化、僵硬、卷曲与钙化，从而导致瓣膜开口狭窄或关闭不全等。瓣膜狭窄使瓣膜交界粘连、增厚、变硬，不能完全开放，瓣膜口小，阻碍血液正常流动。瓣膜关闭不全可导致腱索和乳头肌增生、缩短、硬化，瓣膜不能完全闭合，血液反流。临床上根据病情进展程度，主要有以下表现：①活动后心悸、气促，甚至出现呼吸困难、端坐呼吸、夜间不能平卧。②轻微活动或劳累后就出现咳嗽、咳痰带血丝，很容易受凉感冒。③食欲不振，即某段时间吃饭

笔记

不好，胃肠道淤血可能导致消化不好，出现腹胀、尿量减少、下肢水肿、腹水，肝、脾大等。④大部分患者出现两颧及口唇呈紫红色，即"二尖瓣面容"。⑤心悸常常因为心房颤动或心律失常所致，快速心房颤动导致患者自觉不适，甚至呼吸困难或使之加重，从而促使患者就医。心房颤动也是导致患者出现心房血栓甚至出现脑卒中的主要原因。⑥胸痛，单纯瓣膜病导致的胸痛一般使用硝酸甘油无效。需要指出的是，大部分血流动力学严重的瓣膜病变患者，除非合并有手术禁忌证，否则没有临床症状也应该手术治疗。随着心肌保护技术和心脏手术技术的进步，目前风湿性心脏瓣膜病治疗效果稳步提高，外科手术成功率达到了98%，长期生存率满意。主要手术方法包括瓣膜成形术和瓣膜置换术。

专家点评

该患者在不适后及时就诊，复查心电图、心脏彩超，因症状反复发作，药物效果不佳，及时行冠状动脉造影 + PCI 术。手术顺利并取得良好效果。术后应密切观察患者生命体征，预防并发症的发生，并及时复查心电图。如患者出现胸憋、大汗、意识改变等应及时处理，以免延误治疗。心肌梗死后必须做好二级预防，以防复发。患者应采用合理膳食（低脂肪、低胆固醇饮食），戒烟、限酒，适度运动，心态平衡。坚持服用抗血小板药物（如阿司匹林）、β 受体阻滞剂、他汀类调脂药及 ACEI 制剂，控制高血压及糖尿病等危险因素，定期复查。对于 AMI 患者，应做到及时发现，及时治疗。如若发生，首先应卧床，保持安静，避免精神过度紧张；舌下含服硝酸甘油或喷雾吸入硝酸甘油，若不缓解，5 分钟后可再含服 1 片。心绞痛缓解后去医院就诊。若胸痛 20 分钟不缓解或严重胸痛伴恶心、呕吐、呼吸困难、晕厥，应呼叫救护车送往医院。AMI 的预后与梗死面积的大小、并发症及治疗有很大的关系。死亡大多发生在第 1 周内，尤其在 1～2 小时，相当一部分患者在住院前死于心室颤动。住院后死亡原因除严重心律失常外，还包括心源性休克、心力衰竭、心脏破裂等。20 世纪 60 年代急性期住院病死率在 30% 以上，广泛采用监护治疗后降至 15% 左右，近年来应用直接 PCI 后降至 4%～6%。这样的病例在临床上屡见不鲜，希望得到心内科医师的高度重视。

（高奋）

046 老年病毒性心肌炎预激合并心房颤动、多脏器功能衰竭

病历摘要

患者，女，73 岁。主因乏力 10 天，加重伴心悸 4 天入院。患者"感冒"后出现乏力，有恶心、呕吐，自服感冒冲剂，病情无明显好转。症状进行性加重，后出现全身乏力、卧床不起、心悸、大汗、不能进食，无胸憋、胸痛、气紧、头晕、黑蒙等不适，出现心律失常、肝功能异常、胸腹水等，当地医院查心电图示宽 QRS 波群心动过速（图 46-1），心肌损伤标志物增高，给予胺碘酮 300 mg 静推后又以 1 mg/min 静点治疗 12 小时后出现心动过缓，40 次/分，交界性逸搏心律（图 46-2），停用胺碘酮。为求进一步治疗来我院就诊。

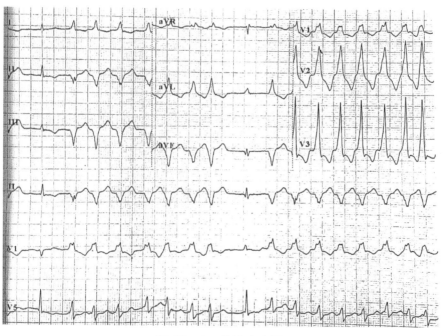

图 46 –1　外院心电图

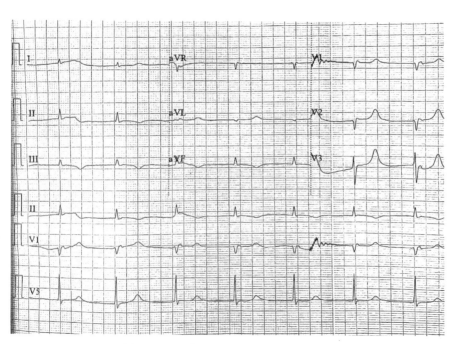

图 46 –2　外院治疗 12 小时后心电图

[**既往史**]　无高血压病、糖尿病病史。

[**入院查体**]　精神差，左肺可闻及干啰音；心率 147 次/分，心律不齐，第一心音强弱不等，各瓣膜听诊区未闻及病理性杂音；双下肢无水肿。

[**辅助检查**]　心电图示宽 QRS 波群心动过速，宽 QRS 波群中有个别 QRS 波群，心室率 147 次/分（图 46-3）。追问病史，曾体检行心电图示预激综合征（图 46-4）。结合以前的心电图，考虑入院心电图为预激合并心房颤动。腹部彩超示腹水，双侧胸腔积液。

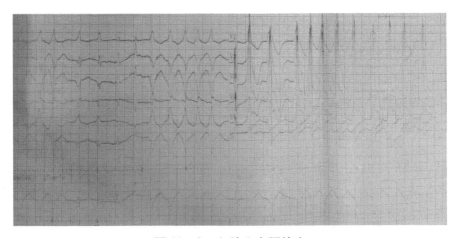

图 46-3　入院心电图检查

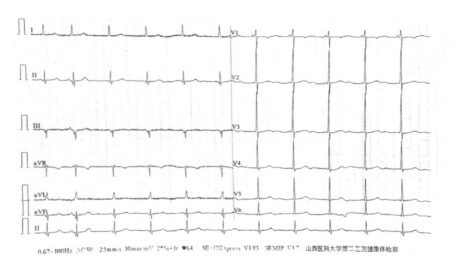

0.67-100Hz　AC50　25mm/s　10mm/mV　2*5s+1r ♥64　　SE-12Express V193　SEMIP V17　山西医科大学第二三宗健康体检部

图 46-4　曾体检行心电图示预激综合征

[**实验室检查**]　化验示肝酶、肌酶高，血小板、血钾低，凝血异常。生化：羟丁酸脱氢酶 418 U/L，乳酸脱氢酶 700 U/L，肌酸激酶 231 U/L，门冬氨酸转移酶 3450 U/L。肾功电解质：血钾 2.10 mmol/L，肌酐 91 μmol/L，尿素氮 8.40 mmol/L。心肌 4 项：B 型钠尿钛 433.08 pg/mL，超敏肌钙蛋白 0.05 ng/mL。凝血：纤维蛋白（原）降解产物 110.68 μg/mL，D-二聚体 6535 ng/mL，凝血酶原时间活动度 61%，凝血酶原时间测定 19.1 秒。血小板 24×10⁹/L。

[**治疗经过**]　积极给予吸氧、心电监护、抗心律失常、补钾、补镁、抗感染、保肝、纠正弥散性血管内凝血、输注成分血等治疗。2 周后好转出院。

病例分析

病毒性心肌炎患者临床表现轻者可无症状，重者可出现心源性休克及猝死，多数患者发病前 1～3 周有病毒感染前驱症状，如发热、全身倦怠感和肌肉酸痛，或恶心、呕吐等消化道症状。随后可有心悸、胸痛、呼吸困难、水肿，甚至晕厥、猝死。绝大部分是以心律失常为主诉或首见症状，其中少数患者可因此发生昏厥或阿 - 斯综合征。查体可有心律失常，以房性与室性期前收缩及房室传导阻滞最为多见。心电图可有改变，但无特异性，心肌损伤标志物可升高，确诊有赖于心肌活检。

宽 QRS 波群心动过速见于室性心动过速、室上性心动过速伴右束支传导阻滞、室上性心动过速伴 LBBB、预激综合征。该患者在病程中血压平稳，血流动力学稳定，未出现血流动力学障碍，而且在既往心电图中提示有预激综合征，所以不考虑室性心动过速。而预激综合征合并心房颤动的心电图特点是：①心房颤动的存在，P 波消失，代之以大小、形态、间距不等的心房颤动波，R-R 间期绝对不规则；②预激波的存在，QRS 波群宽大畸形（QRS 时限大于

0.1 秒），QRS 波群起始部顿挫（预激波），QRS 波群变异不定，宽 QRS 波群中会出现窄 QRS 波群；③心率异常，出现阵发性心率加快；④R-R 间距多变。结合患者既往心电图，此患者符合预激合并心房颤动的心电图表现。

预激综合征（preexcitation syndrome），又称 Wolf-Parkinson-White 综合征（WPW 综合征），是指起源于窦房结或心房的激动在经正常的房室传导系统下传激动心室的同时，快速通过房室之间的异常通路提前激动一部分或全部心室，引起特殊心电图改变并易伴发快速性心律失常的一种临床综合征。不发生心动过速时无症状，并发快速性心律失常，尤其是房扑或心房颤动，心室率极快，可诱发心功能不全、心源性晕厥，甚至蜕变为心室颤动而危及生命。发作期治疗可选用静脉滴注普罗帕酮或胺碘酮，如无效应及时选用同步电复律。洋地黄、维拉帕米等抑制房室结 – 希浦系（AVN-HPS）途径的药物，会加速房扑或心房颤动时的心室率，应避免使用。射频消融治疗是根治预激综合征的有效方法。

专家点评

患者有"感冒"病史，以乏力为首发症状，随后出现心悸、大汗、恶心呕吐等，心电图有心律失常，肌钙蛋白有升高，考虑患者病毒性心肌炎可能性大。患者有多脏器功能损伤，肝功能损伤，凝血功能障碍，考虑系感染致全身多脏器功能损伤，不能排除胺碘酮致肝脏损伤的作用。另外，患者无典型心电图动态演变，考虑为多脏器功能衰竭的心肌损伤，排除心肌梗死可能，考虑诊断病毒性心肌炎。这样的病例容易误诊为心肌梗死，希望得到心内科医师的高度重视。

宽 QRS 波群心动过速是临床上常见的需要鉴别诊断的一种心动过速，而且比较复杂。在鉴别诊断思路方面，对于这个病例，通过详细的询问病史，调查既往心电图提示有预激综合征，结合入院的心电图提示宽 QRS 波群，个别 QRS 波窄，辅助检查提示无血流动力学障碍，考虑诊断预激合并心房颤动，伴旁路前传，故洋地黄、β 受体阻滞剂、钙离子拮抗剂不可用。化验示肝肾功能均明显异常，血常规示血小板低下，感染或药物引起不明确，故抗心律失常药物胺碘酮、利多卡因、普罗帕酮暂不用，待病情稍好转给予美西律、胺碘酮口服抗心律失常治疗。待一般情况好转可射频消融治疗。

（白春林）

047 以急性左心衰竭为表现的老年病毒性心肌炎

🗒 病历摘要

患者，男，68 岁。主因发热、咳嗽 5 天，气紧 3 天入院。患者受凉后出现发热，体温最高 39 ℃，伴寒战、咳嗽、咳痰，痰为黄色黏痰，当地医院给予抗菌药物治疗，效果不佳。后出现胸憋、气短加重，端坐呼吸，不伴心前区疼痛，无大汗、咯血、腹痛、腹泻等症状，就诊于我院急诊。

[入院查体]　急性病容，端坐位，神志清楚，查体合作，颈静脉怒张，双肺呼吸音粗，双下肺可闻及湿啰音，叩诊心界稍向左扩大，心率125 次/分，心律齐，心音低弱，各瓣膜听诊区未闻及杂音，双下肢轻度可凹性水肿。

[实验室检查]　心肌 4 项示 CK-MB 50 U/L，CK 476 U/L，肌

笔记

钙蛋白 4.49 ng/mL，Myo 191 ng/mL，D-二聚体 315 ng/mL，心肌损伤标志物升高（表 47 - 1）。

表 47 - 1　心肌 4 项变化

日期	CK-MB（ng/mL）	Myo（ng/mL）	cTnI（ng/mL）
2012 年 3 月 4 日	50	191	4.49
2012 年 3 月 6 日	7.4	176	2.94
2012 年 3 月 8 日	6.0	200	0.67
2012 年 3 月 12 日	<1	65.7	<0.05

[辅助检查]　心电图（入院后第 1 天，2012 年 3 月 5 日）示窦性心律，心动过速，心电轴右偏，aVR 导联 R 波增高，提示完全性右束支传导阻滞，怀疑右心室肥大（图 47 - 1）。考虑冠心病、非 STEMI？追问病史，既往无慢性支气管炎、肺气肿、肺心病病史，考虑急性肺栓塞。心脏彩超示左心房内径 40 mm，左心室舒张末期内径 62 mm，肺动脉压力约 43 mmHg，EF 49%。

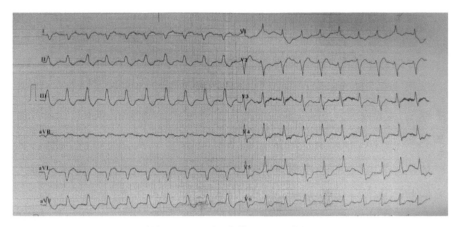

图 47 - 1　入院第 1 天心电图

[诊断]　左心房、左心室增大，心搏稍减弱，二尖瓣中度关闭不全，三尖瓣轻度关闭不全，肺动脉压力稍高，左心功能稍减退。

[治疗经过] 入院后行胸腹部 B 超示双侧胸腔积液。抽取胸腔积液化验常规、生化显示为漏出液,胸水病理示(胸腔积液)涂片中可见增生间皮细胞、淋巴细胞、中性粒细胞及少许核异质细胞。(胸腔积液石蜡包埋)切片中可见大量增生间皮细胞及少许核异质细胞。心电图(入院后第 4 天,2012 年 3 月 8 日)示窦性心律,心率 85 次/分,右束支传导阻滞(图 47 - 2)。给予地塞米松 5 mg,托拉塞米 20 mg,引流胸腔积液。复查心电图(入院后第 7 天,2012 年 3 月 12 日)示窦性心律,心率 78 次/分,右束支传导阻滞(图 47 - 3)。入院经抗感染、利尿、血管扩张剂等改善心力衰竭治疗后,患者气紧症状较前明显好转,可平卧位休息,病情稳定,于 2012 年 3 月 12 日行 CT 肺动脉造影未见明显异常,3 月 14 日行冠状动脉造影显示冠状动脉未见明显异常。后行病毒检测:弓形体-IgM、巨细胞病毒-IgM、单纯疱疹病毒-IgM、风疹病毒-IgM 均为阴性。复查心电图(入院后第 9 天,2012 年 3 月 14 日)示窦性心律,心率 88 次/分,右束支传导阻滞(图 47 - 4)。复查心脏彩超(入院后第 9 天,2012 年 3 月 14 日)示左心房内径 37 mm,左心室舒张末期内径 54 mm,EF 57%。诊断为左心房增大,二尖瓣轻度关闭不全,三尖瓣轻度关闭不全,左心室松弛性减低,左心室收缩功能正常。

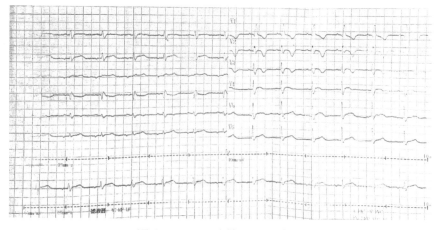

图 47 - 2 入院第 4 天心电图

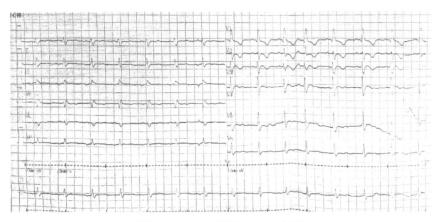

图 47-3　入院第 7 天心电图

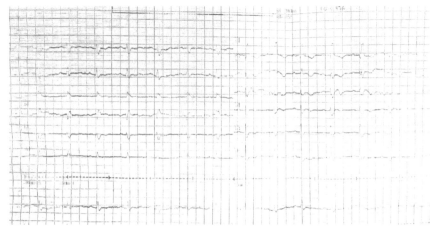

图 47-4　入院第 9 天心电图

病例分析

　　患者为老年男性，以胸憋、气短、端坐呼吸、不能平卧等急性左心衰竭症状入院，入院后化验心肌损伤标志物明显升高，心电图异常，但动态观察心电图无 ST-T 段动态演变，后行冠状动脉造影未见异常，故心肌损伤标志物升高不考虑冠心病、AMI 所致。因心电图示窦性心律，电轴极度右偏，aVR 导联 R 波增高，怀疑右心室肥大，但行肺动脉 CTA 未见异常，除外急性肺栓塞诊断。心电

笔记

图怀疑右心室肥大，但患者的临床症状及心脏彩超、既往病史均不支持右心室肥大，考虑心电图为左后分支阻滞图形，同时结合上呼吸道感染病史、端坐呼吸等左心衰竭的表现，心肌损伤标志物升高，心肌弥漫性损伤，考虑病毒性心肌炎。给予地塞米松、抗病毒等对症治疗后，症状好转、心电图 QRS 波群变窄，支持诊断。

左后分支阻滞常见的病因有冠心病、心肌梗死、高血压、心肌炎、心肌病、主动脉夹层、急性肺心病等，临床上较为少见，容易与右心室肥大心电图相混淆，对于出现心电轴明显右偏、右心室肥大，但无可引起电轴右偏的病因时，需考虑有无左后分支阻滞。

多数病毒性心肌炎患者由于心肌受累轻而缺乏临床症状。在流行性病毒感染期间约有5%的患者因心肌受累而发生病毒性心肌炎，其中急性重症者约占5%，有文献通过对急性重症病毒性心肌炎的首诊症状进行回顾性分析发现，30%患者入院前出现气促、呼吸困难、不能平卧等急性左心衰竭的症状，容易误诊为急性左心衰竭。急性左心衰竭是心内科常见的一种综合征，多种疾病均可引起，如不能及时诊断或诊断后不及时救治则病死率很高，故降低病毒性心肌炎病死率的关键在于早期诊断和治疗。

病毒性心肌炎，通常由柯萨奇、埃可及巨细胞等病毒感染引起，这些病毒对心肌细胞有较强的亲和力。其引起心肌炎的机制除了病毒复制对心肌细胞的直接损害外，更重要的病因是病毒介导的免疫反应造成的心肌细胞损伤，包括心肌细胞广泛变性、溶解、坏死伴炎性细胞浸润，还有严重的血管炎、弥漫性广泛出血。大面积心肌变性、坏死可在短时间内使心肌酶谱升高，引起心绞痛样胸痛，并可导致泵衰竭。在治疗上强调对症支持治疗，严格卧床休息，减轻心脏负担，减少心肌耗氧量，加速炎症吸收，使发生病变的细胞得到及时修复，使用激素治疗是患者迅速恢复的另一关键因

笔记

237

素。大量研究表明，病毒性心肌炎的发病与过氧化反应及氧自由基升高等密切相关，早期采用抗氧化治疗，如维生素 C 对病情有改善作用。

专家点评

病毒性心肌炎多发生在青少年中，本例患者为老年男性，有发热、寒战等上呼吸道感染病史，收入我科时表现为急性左心衰竭，且胸腔积液为漏出液，但早期应用激素后病情得到有效控制。根据心电图及心肌酶结果易误诊为 AMI，需通过以下两点进行辨别：①心电图无心肌梗死的特征性表现及动态演变过程；②心肌酶达峰时间与心肌梗死不符合。由于目前病毒性心肌炎的诊断缺乏特异性，因此，临床上需提高对该病的认识，早诊断、早治疗、早改善，对患者的预后有极其重要的意义。

（白春林）

048 感染性心内膜炎 2 例

病历摘要

病例 1

患者，女，15 岁。主因发热伴乏力、气促 15 天，腹痛 3 天来我院急诊。患者 2018 年 7 月 5 日打球后出现左侧肩关节脱位，就诊于当地医院予以复位对症治疗已恢复；7 月 6 日出现发热，伴畏寒、寒战、乏力、气促、恶心、中上腹不适，无咳嗽、咳痰、腹痛、腹泻、尿频、尿急、尿痛等，当地医院给予布洛芬混悬液等对症治疗，体温可降至正常，未予以重视，后仍间断发作，体温最高 39.0 ℃；7 月 15 日就诊于当地医院，予以口服美托洛尔（12.5 mg/次，3 次/日）、布洛芬混悬液及消炎药（具体不详）对症治疗 3 天，效果差；7 月 18 日症状加重，出现右下腹绞痛、腹泻，一天腹泻 2～3 次，为黄色稀水样变，就诊于他市某医院，化验 C-反应蛋白 296.36 mg/L，降钙素原 5.05 μg/L，心脏彩超示右心房内三尖瓣隔瓣旁高回声团（考虑赘生物），考虑急性感染性心内膜炎？给予亚胺培南西司他汀抗感染治疗 2 天，体温未下降，未再腹痛、腹泻；7 月 19 日出现鼻出血，予以左侧填塞止血，为求进一步诊治，7 月 21 日就诊于我院急诊。

[既往史]　先天性心脏病（室间隔缺损、动脉导管未闭），2010 年于北京市某医院行手术治疗。否认肝炎、结核等传染病史，无过敏史。

[入院查体]　双肺呼吸音粗，未闻及干、湿啰音，心率 140 次/分，心律齐，各瓣膜区心音正常，未闻及明显杂音。腹软，全腹无压痛、反跳痛，肝脾肋下未触及，双下肢无水肿。左侧肩关节及上臂肿胀，肩关节活动受限。

[实验室检查]　血常规：白细胞数 24.12×10^9/L，血红蛋白浓度 93.0 g/L，中性粒细胞绝对值 20.53×10^9/L，中性粒细胞百分比 85.1%。血沉 98 mm/h。肝功能：AST 37.5 U/L，ALT 15.8 U/L，白蛋白 23.5 g/L，谷氨酰转肽酶 109.1 U/L；D-二聚体 > 10 mg/L。

[辅助检查]　心电图示窦性心动过速，完全右束支传导阻滞，左心室高电压。心脏彩超示左心室舒张末期内径 32 mm，EF 71%，先天性心脏病术后，室水平及导管水平未探及明显异常血流，右心内异常高回声团（新生物？赘生物可能性大），右心房、右心室比例增大，肺动脉血流频谱射血时间缩短，三尖瓣口少量反

流，左心室收缩功能正常。腹部彩超示肝、胆、胰、脾、双肾未见明显异常。腹部血管彩超示腹主动脉、肠系膜上动脉主干未见明显异常。

[初步诊断] 急性感染性心内膜炎？心功能Ⅲ级，先天性心脏病，室间隔缺损、动脉导管未闭术后，低蛋白血症，轻度贫血。

[治疗经过] ①经验性给予氟氯西林联合依替米星抗感染治疗2周，效果欠佳，根据血培养结果及治疗指南改为替考拉宁联合利福平抗感染治疗6周，同时给予通便、调节肠道菌群治疗。②左侧上肢可见一大小约1.5 cm×1.5 cm局限性脓肿，有波动感，请普外科会诊，行脓肿切开引流，定期换药。③行胸部、左肩关节X线检查示左肺野斑片高密度影，血源性感染不除外，右侧胸膜增厚，包裹性积液；左肱骨干及干骺端骨髓炎，请骨科会诊，建议行左上肢四维重建以明确病变程度。左肱骨三维重建结果示左侧肱骨弥漫性骨质破坏，考虑畸形骨髓炎，但无死骨、脓肿、窦道，暂无特殊处理，给予口服复方磺胺甲恶唑治疗；左上臂软组织肿胀，左侧肩关节腔积液。④患者长期卧床休息，活动量少，血气分析提示Ⅰ型呼吸衰竭，考虑肺部感染、肺栓塞可能性不除外，请呼吸科会诊，建议行胸部CT、肺通气＋灌注扫描、血气分析进一步明确诊断。同时行胸部彩超定位，建议行右侧胸腔包裹性积液穿刺抽液。胸部CT示双肺炎症伴右侧胸腔包裹性积液，建议治疗后复查（图48－1）。肺通气＋灌注扫面：双肺通气功能正常，双肺未见明显肺栓塞影像。床旁胸部彩超示右侧胸腔积液（包裹性），范围约4.3 cm×6.7 cm，可见大量纤维分隔。血气分析：pH 7.5，PCO_2 37 mmHg，PO_2 54 mmHg。血气分析示Ⅰ型呼吸衰竭，但肺通气＋灌注扫描未见明显肺栓塞影像，暂不考虑肺栓塞。结合床旁彩超结果，予行超声引导下穿刺抽液，由于右侧包裹性胸腔积液纤维分隔明显，积液黏稠，不能通过穿刺彻底引流，建议转胸外科于胸腔镜下手术清除，

患者由于经济原因，暂不考虑。⑤病情平稳后，请普外科会诊建议手术摘除赘生物，家属表示暂不考虑。出院时复查血常规：白细胞数 8.19×10^9/L，血红蛋白浓度 91.0 g/L，中性粒细胞绝对值 4.97×10^9/L，中性粒细胞百分比 60.7%。C-反应蛋白 21.5 mg/L。降钙素原 0.21 μg/L。

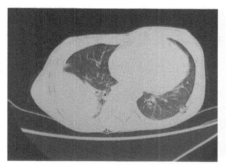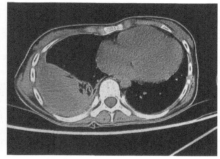

图 48 -1　胸部 CT

[**出院诊断**]　急性感染性心内膜炎，心功能Ⅲ级，双肺炎症，右侧包裹性胸腔积液，Ⅰ型呼吸功能衰竭，左肱骨急性骨髓炎，先天性心脏病，室间隔缺损、动脉导管未闭术后。

病例 2

患者，女，59 岁。主因间断气短 20 年，胸痛 3 年，加重伴发热 3 周入院。患者 1996 年干重度体力活动时出现气短，无胸憋、胸痛、头晕、黑蒙、意识障碍，短暂休息后可缓解。上述症状间断发作，未给予重视，未诊治。2013 年以来患者轻度活动后气短频繁发作，伴胸骨后疼痛及左肩背部放射痛，每次持续时间约 5 分钟，无大汗、头晕、黑蒙、意识障碍。2016 年 12 月 15 日于感冒后气短加重，伴寒战、高热、咳嗽、咳大量脓痰，无咯血、夜间憋醒。2016 年 12 月 22 日凌晨 3 点突感胸骨后疼痛伴大汗、左肩放射痛，持续半小时不缓解，气短症状较前加重，夜间不能平卧，端坐位，无血尿、泡沫尿，小便量约 500 mL/d，无腹胀、

241

无双下肢水肿。2016年12月24日患者出现胡言乱语，无肢体活动障碍，就诊于我院急诊，测血糖0.5 mmol/L，静推高糖后意识恢复。

[入院查体]　体温37.5 ℃，脉搏98次/分，可扪及水冲脉，呼吸20次/分，血压125/50 mmHg。发育正常，营养差、神志清楚、查体合作。颈软无抵抗、气管居中、甲状腺无肿大，颈动脉搏动正常，无颈静脉怒张，双肺呼吸音粗，可闻及中等量湿啰音，心率98次/分，心律齐，胸骨右缘第二肋间可闻及4/6级收缩期喷射样杂音，并向颈部传导，胸骨左缘第3~4肋间闻及舒张期叹气样杂音，心尖部、胸骨左缘第4~5肋间可闻及3/6级收缩期吹风样杂音，P_2亢进及分裂。腹软，全腹无压痛及放射痛，肝肋下未触及，脾脏肋下可触及，双下肢无水肿。

[实验室检查]　超敏肌钙蛋白0.15 ng/mL，BNP 2572.37 pg/mL。血沉33 mm/h，D-二聚体3221 ng/mL，AST 109.80 U/L，ALT 123.40 U/L，尿酸526.00 μmol/L。

[辅助检查]　心电图示窦性心律，V_2~V_3导联ST段抬高，T波倒置，V_4~V_6导联ST段压低，T波双相（图48-2）。心脏彩超示左心室舒张末期内径63 mm，EF 58%，主动脉瓣发育异常（二瓣化可能），主动脉瓣赘生物可能，主动脉瓣轻度狭窄合并重度关闭不全，肺动脉高压中度，心包积液少量，左心室松弛性减低，左心室收缩功能正常。胸部CT示双肺肺炎伴纤维条索病变、双侧胸腔积液。

[治疗经过]　2016年12月25日上午，患者气短症状较前加重，呼吸急促，不能平卧，心电监护示心房颤动，静推毛花苷C后转复。急诊给予强心、利尿等治疗，症状稍好转后转入我科，给予抗感染、强心、利尿、保肝等对症支持治疗，气短及胸憋症状较前好转，但病情仍未控制。

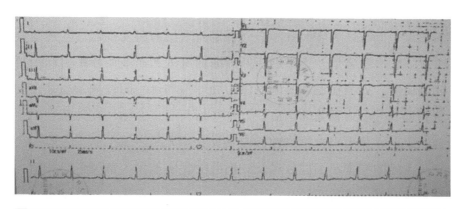

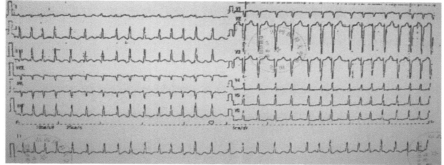

图 48 - 2　心电图

病例分析

感染性心内膜炎（infective endocarditis，IE）瓣膜为最常受累部位。链球菌和葡萄球菌是引起 IE 的主要病原微生物，急性者主要由金黄色葡萄球菌引起，亚急性者主要由草绿色链球菌引起。IE 患者的心脏内膜表面有赘生物形成，为大小不等、形状不一的血小板和纤维素团块，内含大量微生物和少量炎症细胞。

1. 发病机制。①血流动力学因素：赘生物由位于高压处通过瓣口或缺损处到达低压处，产生高速射流和湍流的下游，一方面导致心内膜灌注压下降，有利于致病微生物的生长；另一方面导致心内膜损伤，容易造成感染。②非细菌血栓性心内膜炎：血小板、纤维蛋白覆盖在大量微生物表面，形成无菌性结节赘生物，该赘生物最常见于湍流区、瘢痕处和心外因素所致的内膜受损区。③短暂性菌血症：由感染灶、皮肤创伤处的细菌可进入血液循环中引起短暂的菌血症。如消化道和泌尿道多为肠球菌和革兰阴性菌菌血症，皮肤和远心端多为葡萄球菌血症。这些细菌通过血循环在无菌性赘生物处定居，从而引发感染性心内膜炎。④无菌性赘生物：主要取决于菌血症的频率、细菌数量及致病菌的黏附能力，草绿色链球菌的黏附能力强，容易定居在心内膜上，从而促使血小板和纤维蛋白聚集。纤维蛋白覆盖在细菌表面，形成无菌性赘生物，有利于致病菌逃过机体的免疫清除功能。

2. 常见症状特征。

（1）感染症状。发热是心内膜炎最常见的症状。除了有些老年患者或心、肾衰竭重症患者外，几乎所有患者都有过不同程度的发热，可有弛张型低热，一般＜39 ℃，午后和晚上高。此外患者有疲乏、盗汗、食欲减退、体重减轻、关节痛、皮肤苍白等表现，急性者呈暴发性败血过程，有高热寒战。突发心力衰竭者常见。发热伴以下表现应考虑IE：①心脏内人工材料（如人工瓣膜、起搏器、植入式除颤器、外科修补片或导管等）；②IE病史；③瓣膜性或先天性心脏病史；④其他IE易感因素（如免疫抑制状态或静脉药瘾者等）；⑤高危患者近期曾接受导致菌血症的操作；⑥慢性心力衰竭证据；⑦新出现的传导障碍；⑧典型IE病原体血培养阳性或慢性Q热血清学检验阳性（微生物学可早于心脏表现）；⑨血管或免疫学表现，如栓塞、Roth斑、线状出血、Janeway损害或Osler结节；⑩局部或非特异性神经学症状和体征；⑪肺栓塞和（或）浸润证据（右心IE）；⑫不明原因的外周脓肿（肾、脾、脑或脊柱）。

（2）心脏体征。80%～85%的患者可闻及心脏杂音，可由基础心脏病和（或）心内膜炎导致瓣膜损伤所致。原有的心脏杂音可因心脏瓣膜的赘生物而发生改变，出现粗糙响亮、呈海鸥鸣样或音乐样杂音。原无心脏杂音者可出现音乐样杂音，约一半患儿由于心瓣膜病变、中毒性心肌炎等导致充血性心力衰竭，出现心音低钝、奔马律等。

（3）栓塞症状。视栓塞部位不同而出现不同的临床表现，一般发生于病程后期，约1/3的患者为首发症状。皮肤栓塞可见散在的小淤点，指趾屈面可有隆起的紫红色小结节，略有触痛，此即Osler结节；内脏栓塞可致脾大、腹痛、血尿、便血，有时脾大很显著；肺栓塞可有胸痛、咳嗽、咯血和肺部啰音；脑动脉栓塞则有头痛、呕吐、偏瘫、失语、抽搐甚至昏迷等。病程久者可见杵状指、趾，但无发绀。

同时具有以上三方面症状的典型患者不多，尤其2岁以下婴儿往往以全身感染症状为主，仅少数患儿有栓塞症状和（或）心脏杂音。

3. 检查。①尿液，常有显微镜下血尿和轻度蛋白尿，肉眼血尿提示肾梗死；红细胞管型和大量蛋白尿提示弥漫性肾小球肾炎。②血液，急性者常有血白细胞计数增高和明显核左移，红细胞沉降率几乎均升高。③血培养，是诊断IE的重要方法，也是药敏试验的基础。凡原因未明的发热、体温持续在1周以上，且原有心脏病者，均应积极反复多次进行血培养，以提高阳性率，若血培养阳性。尚应做药物敏感试验。④X线检查，胸部X线检查多处小片状浸润阴影提示脓毒性肺栓塞所致肺炎。⑤心电图，偶可见AMI或房室、室内传导阻滞，后者提示主动脉瓣环或室间隔脓肿。在近期未接受抗菌药物治疗的患者血培养阳性率可高达95%以上。⑥超声心动图，能够检出50%~70%的赘生物，因此对诊断IE很有帮助，此外在治疗过程中超声心动图还可动态观察赘生物大小、形态、活动和瓣膜功能状态，了解瓣膜损伤程度，对决定是否做换瓣手术具有参考价值。该检查还可发现原有的心脏病。

4. 诊断。目前，主要参照IE改良Duke诊断标准。

（1）病理学标准。赘生物或心内脓肿标本培养或组织学检查确认微生物；赘生物或心内脓肿表明活动性心内膜炎经组织学检查确定。

（2）主要标准。①2 次血培养发现符合 IE 的典型微生物（草绿色链球菌、牛链球菌、HACEK 细菌组、金黄色葡萄球菌、社区获得性肠球菌且无原发病灶）或符合 IE 的微生物持续血培养阳性［至少2 次间隔12 小时以上的血标本培养阳性；3 次血培养均阳性，或≥4 次血培养时大多数阳性（第 1 次和最后 1 次标本采取时间至少间隔 1 小时）；贝纳特氏立克次体单次培养阳性，或Ⅰ期 IgG 抗体滴度 >1 ∶ 800］。②超声心动图检查示心内膜受累的证据为阳性（存在赘生物、脓肿或人工瓣膜新发生的部分开裂）；新发瓣膜反流（原有杂音的加重或改变不是充分标准）。

（3）次要标准。①易患体质，易患 IE 的心脏病或静脉吸毒者。②发热，体温 >38 ℃。③血管现象，如大动脉栓塞、化脓性肺栓塞、真菌性动脉瘤、颅内出血、结膜出血、詹韦斑。④免疫现象，如肾小球肾炎、Osler 结节、Roth 斑和类风湿因子。⑤微生物学证据，血培养阳性但不符合上述主要标准，或活动性感染病原体血清学证据符合 IE。

综上，明确 IE 诊断需要满足：1 条病理学标准，2 条主要标准，1 条主要标准加 3 条次要标准，5 条次要标准。

5. 治疗。①抗微生物治疗，为最重要的治疗措施。用药原则：早期用药，足量用药，静脉用药为主；病原微生物不明时，急性者选用针对金黄色葡萄球菌、链球菌和革兰阴性杆菌均有效的广谱抗菌药物；已经分离出病原微生物时，应根据病原微生物对药物的敏感程度选择抗微生物药物。②外科治疗，AATS 专家共识手术指征主要有：心力衰竭；严重瓣膜功能不全；人工瓣膜出现瓣周脓肿或瘘管；再次出现系统栓塞；大的、易脱落的赘生物；超过 5～7 天

笔记

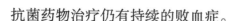

抗菌药物治疗仍有持续的败血症。

来自国际二尖瓣反流数据库注册研究的数据显示，LVEF <
60% 是原发性二尖瓣关闭不全患者死亡的独立预测因素，与随访观
察相比，早期手术可明显改善患者长期预后、降低心力衰竭的风
险。此外，另一项研究提示，为使原发性二尖瓣关闭不全患者的左
心室功能获得最大限度地保护或逆转，二尖瓣修复应当在 LVEF ≥
64% 、LVESD < 37 mm 时进行。

专家点评

1. 急性 IE 病原菌来自皮肤、肌肉、骨骼或肺等部位的活动性
感染灶，循环中细菌量大，细菌毒力强，具有高度侵袭性和黏附内
膜的能力。

病例 1 有先天性心脏病病史，发病前有明确的外伤史，病原菌
可通过皮肤进入循环。该患者主要表现为发热、乏力、咳嗽、轻度
贫血。患者卧床时间较长，嘱患者适当活动，避免下肢深静脉血
栓、肺栓塞及坠积性肺炎发生。该病例中急性 IE 症状较为典型，
初步诊断明确，积极给予抗感染治疗。在进行 IE 治疗的同时进行
并发症的治疗，防止出现一系列不良后果。在病情平稳后建议外科
手术摘除赘生物及手术清除脓性包裹性胸腔积液。在临床工作中急
性 IE 的发生不少见，应引起各科室足够重视。

2. 病例 2 为老年女性，有主动脉二瓣化畸形基础，起病前有上
呼吸道感染及 2 周以上的发热病史，夜间阵发性呼吸困难为主要临
床表现，胸痛持续 30 分钟不缓解。查体见主动脉瓣第二听诊区可
闻及舒张期吹风样杂音、主动脉瓣第一听诊区收缩期喷射样杂音，
根据患者化验及辅助检查，主要诊断为先天性心脏病，主动脉瓣二
叶瓣畸形，主动脉瓣狭窄并关闭不全，二尖瓣关闭不全，三尖瓣关

笔记

闭不全，心功能Ⅳ级，IE，AMI，双肺肺炎，双侧胸腔积液。患者病情危重，向患者及其家属交代病情，给予抗感染、强心、利尿、改善心功能等对症支持治疗。

抗菌药物的应用是治疗心内膜炎最重要的措施。选择抗菌药物要根据致病菌培养结果或对抗菌药物的敏感性。疗程亦要足够长，力求治愈，一般为 4～6 周。对临床高度怀疑该病，而血培养反复阴性者，可凭经验按肠球菌及金黄色葡萄球菌感染，选用大剂量青霉素和氨基糖苷类药物治疗 2 周，同时做血培养和血清学检查，除外真菌、支原体、立克次体引起的感染。若无效，改用其他杀菌剂药物，如万古霉素和头孢菌素。IE 复发时，应再治疗，且疗程宜适当延长。

最终是否手术、何时手术应由 IE 小组讨论决定，心力衰竭是IE 最常见和最严重的并发症，争议在于针对那些已存在严重瓣膜反流的患者，等到心力衰竭症状出现再做手术有何获益。约 50% 以上的患者迟早会出现严重并发症。早期手术能有效预防严重并发症。传统治疗方法最常见的并发症就是系统栓塞，出于这些考虑，一旦手术指征明确，手术就不应该再拖延。人工瓣膜感染仅通过抗菌药物治疗很难治愈，需要早期手术，拖延手术导致破坏加重，增加传导阻滞和栓塞风险。ESC 指南认为活动期手术的三大指征是避免心力衰竭、避免不可控的感染、防止系统栓塞。ESC 指南首先提出，赘生物的大小和活动性是新发栓塞事件的独立危险因素；长度 >10 mm 的赘生物有较高的栓塞风险，而 >15 mm 且移动性的赘生物风险更高，尤其是金黄色葡萄球菌感染的二尖瓣。ESC 指南指出，活动期手术有明确风险，有理由手术治疗对抗菌药物治疗无效的患者。

（李瑾　周华）

049　室间隔缺损修补术

📋 病历摘要

　　患者，女，2岁。2年前因上呼吸道感染就诊于当地医院，听诊发现心脏杂音，心脏彩超示室间隔膜周部缺损（多孔），左心房、左心室增大。平日患者活动不受影响，无呼吸困难、发绀等。

　　[入院查体]　可触及心前区震颤，心率130次/分（图49-1），胸骨左缘可闻及全收缩期粗糙杂音。

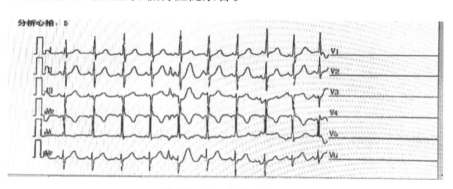

图 49 -1　术前心电图

　　[辅助检查]　心脏彩超示先天性心脏病，室间隔膜部膨出瘤（多个破口），室水平左向右分流，左心房、左心室增大，左心室收缩功能正常。

　　[治疗经过]　全面评估后于导管室在全麻下行室间隔封堵术。术后患者无不适表现，复查心脏彩超示左心室舒张末期内径34 mm，EF 72%，室缺介入封堵术后，室水平少量残余分流，左心室收缩功能正常，封堵成功。术后3天患者出院。

病例分析

　　室间隔缺损为儿童最常见的先天性心脏畸形，可单独存在，亦可与其他畸形合并发生，约占全部先天性心脏病儿童的50%，其中单纯性室间隔缺损约占20%，女性稍多于男性。与室间隔缺损有关的病因可分为染色体疾病、单基因病、多基因病3种类型。在临床上，根据室间隔产生的部位，将其分为膜周部室间隔缺损和肌部室间隔缺损两类。该病的预后与缺损的大小及肺动脉压力有关。缺损小，肺动脉压力不高者预后良好。持续性肺动脉高压可引起肺血管闭塞，从而伴发艾森曼格综合征。室间隔缺损的常见并发症是感染性心内膜炎，个别病例伴有先天性房室传导阻滞、脑脓肿、肺栓塞等。大的室间隔缺损病程后期多并发心力衰竭，所以应该选择合适的时机进行介入治疗或者外科手术，以达到良好的预后。

　　室间隔缺损的介入治疗适应证如下：①膜周型室缺，缺损上缘距主动脉瓣和三尖瓣≥2 mm。②肌部室缺，直径>5 mm。③外科手术后的残余分流，病变的适应证与膜周部室间隔缺损相同。该患者心脏超声显示为室间隔膜部膨出瘤（多个破口），室水平左向右分流，左心房、左心室增大，左心室收缩功能正常，未见肺血管阻力增加，平日无心力衰竭表现，故选择室间隔缺损封堵术。考虑该患者年龄小，采取静脉复合麻醉。麻醉后穿刺右侧股静脉、右侧股动脉，植入5F鞘管，注入肝素800 U。经股动脉放入猪尾导管，造影显示室缺位置及大小，将泥鳅导丝通过导管进入右心室系统，经静脉送入MPAI导管及圈套器，抓捕左心室系统的导丝并导出至体外，再次经股静脉将输送系统越过左心室缺口并与猪尾导管汇合，沿输送系统将7 mm封堵器送至左心室。造影后室缺无残留，释放封堵器。术毕再次造影验证封堵良好，清醒后安返病房。术后观察3天，患者无不适表现，无并发症出现。院外定期随访，至今未见房室传导阻滞、瓣膜损伤等并发症出现，提示疗效良好。

专家点评

　　影响室间隔缺损血流动力学的因素有室间隔缺损的大小、左右心室间的压力和肺血管的阻力。按室间隔缺损血流动力学的变化，分为低流低阻、高流低阻、高流轻度高阻、高流高阻、低流高阻、高阻反向流6种。因此临床医师应该严格评估患者情况，选择合适的治疗方法。室间隔封堵术在国内已成为室间隔缺损的首选治疗方法。根据目前经验，临床上需要外科治疗，解剖上也适合行介入治疗的适应证患者，可首选介入治疗。但是介入治疗与外科治疗一样，有一定的并发症，要警惕出现封堵器脱落、动脉夹层等状况，同时术后仍应长期随访观察，以便客观评价长期的疗效。

（高东来）

050　先天性心脏病－单心室、动脉导管未闭

病历摘要

　　患者，男，21岁。自幼体质较弱，半岁时于北京市某医院诊断为先天性心脏病－单心室、动脉导管未闭，未行手术治疗，未服药，可胜任日常体力活动。2003年出现爬楼梯后气紧，爬3层楼后症状明显，走平路时无明显气紧。2013年6月因心悸、剑突下疼

痛，就诊于我院，完善相关检查，诊断为先天性心脏病-单心室、大动脉异位、三尖瓣前叶脱垂并关闭不全、心功能Ⅲ级。给予营养心肌、扩血管、利尿、强心等对症支持治疗，症状好转后出院。后上述症状间断出现，活动耐量逐年下降，多次于我科门诊就诊，规律口服地高辛 0.25 mg/d，螺内酯 20 mg/d，托拉塞米 60 mg（隔日 1 次），布美他尼 3 mg（隔日 1 次），渐不能胜任日常活动，平地行走 50 米即感气短。2018 年 1 月 16 日下午感心悸，自觉心脏跳动，伴全身抖动，端坐呼吸，夜间不能平卧入睡，无胸憋、胸痛、头晕、头痛、恶心、呕吐等不适，遂就诊于我院急诊。心电图示心房颤动，给予扩血管、强心、控制心室率等对症支持治疗，为求进一步诊治入住我科。

[实验室检查]　心肺功能：肌钙蛋白 0.11 ng/mL，NT-proBNP > 10 000 pg/mL。生化：总胆红素 141.80 μmol/L，直接胆红素 47.90 μmol/L，间接胆红素 93.80 μmol/L，乳酸脱氢酶 317.00 U/L，羟丁酸脱氢酶 249.00 U/L，尿酸 855.00 μmol/L。血常规：白细胞数 6.26×10^9/L，血红蛋白浓度 206.0 g/L，血小板数 90.00×10^9/L；凝血功能：凝血酶原时间测定 25.90 秒，INR 2.13 R，部分凝血活酶时间 43.30 秒。

[辅助检查]　心电图示心房颤动。心脏彩超示复杂先天性心脏病，单心室（右心室为优势心室），室壁肌小梁丰富（NVM？窦状间隙开放？），室壁运动稍减低，大动脉异位，三尖瓣重度关闭不全，右心房明显增大，下腔静脉明显增宽。

[初步诊断]　先天性心脏病-单心室、动脉导管未闭，大动脉异位，三尖瓣前叶脱垂并关闭不全，心功能Ⅳ级，心律失常，心房颤动。

[治疗经过]　给予左西孟旦强心，托拉塞米、布美他尼利尿，地高辛、卡维地洛控制心室率、营养心肌等对症支持处理。

[出院诊断]　先天性心脏病-单心室、动脉导管未闭，大动脉

异位，三尖瓣重度关闭不全，心功能Ⅳ级，心律失常，心房颤动，痛风。

📖 病例分析

1. 单心室是一种较少见的复杂性先天性心脏畸形，其发病率约占先天性心脏病的 1.5%。绝大部分单心室并非仅有一个心室腔，而是由一个解剖结构完整的主心室腔和解剖结构不完整的残余心室组成。临床上一般将心室双入口、二尖瓣闭锁或三尖瓣闭锁、不均衡型完全性心内膜垫缺损、内脏异位综合征合并单心室等定义为单心室。

单心室可合并大血管起源和位置异常及多种心内畸形，如房间隔缺损、动脉导管未闭、房室瓣畸形、主动脉弓中断、主动脉瓣狭窄、肺动脉瓣狭窄、肺动脉发育不良甚至肺动脉闭锁等。单心室同时接受来自左、右心房的血液，其病理生理改变主要取决于合并心内畸形的种类、肺血管的发育状况、肺血管阻力的大小、体循环血流是否存在梗阻。当单心室合并有肺动脉瓣狭窄或闭锁、肺动脉发育不良，可表现为不同程度的缺氧；当肺动脉瓣无狭窄，由于心内分流量增加，肺内血流增多，可产生严重的肺动脉高压和肺血管病变。

大多数单心室患者早年即有明显的先天性心脏病表现，如发绀、心动过速或体重增加缓慢等，在新生儿或婴儿早期即引起人们注意。呼吸急促、发绀、心脏杂音为其主要临床表现。

胸部 X 线片检查显示肺血流的改变，超声心动图检查可明确诊断，发现心内异常结构，评估心脏功能和房室瓣反流程度。心脏 CTA、MRI 和心导管检查及造影，可以判断肺血管发育状况。测量肺动脉压和心室舒张末期压等对手术方式选择具有重要参考价值的指标，但对于肺血减少型的单心室患者，所测得的肺动脉直径往往

笔记

偏低，难以真实地反映肺血管发育情况。

根据单心室各亚型的具体病理解剖和病理生理情况，分别选择姑息性手术、心室排外手术（Fontan 手术）、心室分隔术。

2. 动脉导管未闭。动脉导管是胎儿时期降主动脉和肺动脉之间的正常通道，正常新生儿的动脉导管在出生后即开始收缩，在 24~48 小时实现功能性闭合。动脉导管是胎儿期特殊血液循环方式必需的血流通道，若其持续开放就会引起一系列病理生理学改变，称为动脉导管未闭。影响动脉导管闭合的主要危险因素包括感染、低氧血症、低胎龄及低出生体重等。

最初杂音可能只在收缩期听到，性质为喷射性，这是由于出生后肺血管阻力较高，主动脉压力只在收缩期大于肺动脉压力；随着病情的发展，杂音变为连续性，收缩期舒张期都能听到。杂音在左锁骨下和左上胸骨边缘最明显。新生儿肺动脉压力相对较高，主动脉和肺动脉压力差不是很大，因此典型的连续性双期杂音不多见，听不到典型心脏杂音的患儿不能排除动脉导管未闭，要做进一步的检查。多伦多大学的一项研究报道，24% 动脉导管未闭很小的新生儿反而有更响亮的杂音。因此不能只根据杂音的响亮程度就诊断动脉导管未闭的大小。少数动脉导管未闭在临床上没有杂音，尤其是在出生后的前 3 天。在这种情况下，虽然有肺表面活性物质的治疗，仍有呼吸状态的恶化，同时还有循环不稳定的症状，如胸部 X 片上心脏扩大。此外还有其他心血管发现：心前区搏动增加；血压下降；脉压差大于 25 mmHg（1 mmHg = 0.133 kPa），或收缩压舒张压差超过收缩压的一半。

症状性动脉导管未闭没有一个特定的临床表现，类似的症状可以出现在其他疾病中。①呼吸系统症状：呼吸急促、呛咳、明显三凹症、呼吸暂停、发绀、肺部干湿啰音、二氧化碳潴留、需要机械通气及氧依赖。②循环系统症状：左向右分流大者脉压增宽，脉压差变大，足背动脉可触及水冲脉；右向左分流可见差异性青紫，即青紫见于下肢。③消化系统症状：胃肠道症状，如腹胀、呕吐、腹泻或便血，常常考虑坏死性小肠结肠炎。④泌尿系统症状：体循环血供减少时可出现尿量减少。⑤神经系统症状：动脉导管未闭患儿大脑血流量和氧合的变化可能增加脑室内出血的风险。脑室内出血临床上有 3 种类型：临床无症状型，多在早产儿生后常规头颅 B 超中发现；间断进展型，首先表现为兴奋性增高（如烦躁不安、易激惹、脑性尖叫、肌震颤、惊厥、呕吐），继而出现皮质抑制症状（如神志异常、四肢肌张力低下、运动减少、呼吸异常）；急剧恶化型，数分钟至数小时内病情急剧恶化，很快出现意识障碍、眼球固定、凝视、光反射消失，前囟紧张、隆起，可有强直性惊厥、中枢性呼吸抑制、肌张力低下、肢体松软。

美国纽约心脏病学标准委员会制定动脉导管未闭的诊断标准：①心导管从左肺动脉进入降主动脉；②在选择性逆行主动脉造影时，通过未闭的动脉导管使肺动脉显影。结合临床症状及超声指标，有韩国学者定义症状性动脉导管未闭的诊断标准如下：①临床及胸部 X 线检查指标：a. 呼吸状况恶化（气促和吸入氧浓度增加或需要机械通气）；b. 胸骨左缘上方连续性或收缩期杂音；c. 水冲脉或心前区明显搏动；d. 血压难以维持正常水平；e. 胸部 X 线检查影像学显示肺血增加引起的肺充血或者心脏扩大（心胸比大于60%）。②超声指标：a. 舒张期动脉导管存在左向右分流；b. 导管直径≥1.5 及左心房直径/升主动脉直径（LA/Ao）≥1.4。

符合 2 条或 2 条以上临床及胸部 X 线检查指标，并符合超声指标者诊断为症状性动脉导管未闭。

动脉导管未闭的治疗方式主要包括保守治疗、药物治疗、手术治疗及对症治疗。①保守治疗：通常是在出生后即进行评估，可通过体格检查及超声心动图结果判断患儿是否已发展为血流动力学改变的动脉导管未闭，对未发展至血流动力学改变的动脉导管未闭的患儿可再借助血清生物标志物浓度综合判断发生的风险程度，对于那些评估后预测血流动力学改变的动脉导管未闭发生率较低或动脉导管自闭率较高的患儿，不给予任何治疗而等待其自然闭合。在此期间，需定期复查超声心动图以监测动脉导管闭合情况，若出现导管持续未闭或严重血流动力学改变，则应采取干预措施促进其闭合。②药物治疗：常用的治疗药物包括布洛芬、吲哚美辛和对乙酰氨基酚。③手术治疗：主要方式有外科手术和介入封堵治疗。④对症治疗：其他支持对症治疗。

专家点评

该患者半岁时于北京市某医院诊断为先天性心脏病－单心室、动脉导管未闭，后未行手术治疗、未服药。早期未予以手术干预，心内分流量增加，肺内血流增多，现疾病进展为严重的肺动脉高压、心律失常、心力衰竭。目前通过利尿、扩血管、强心、控制心室率、营养心肌等对症支持治疗缓解症状。患者病情稳定后出院，应反复叮嘱患者及其家属密切观察病情，不适随诊。

单心室不仅会造成循环系统功能障碍，严重者还会因为心力衰竭、心律失常致死，所以对于早期诊断为单心室的患儿，应积极采取手术干预。①姑息性手术：以增加（体－肺动脉分流术）或减少（肺动脉环束术）肺血流改善其症状。但姑息性手术亦有其缺点，如体－肺动脉分流术后肺动脉常扭曲变形，使日后纠正手术时发生困难；肺血流增加太多会因增加心室容量负荷而促成心力衰竭；上腔静脉－肺动脉吻合术（Glenn 手术）不增加心室容量负荷，但有时晚期会发生同侧肺动脉瘘；肺动脉束带向远侧移位会造成肺动脉扭曲等。②心室排外手术（Fonton 手术）：使肺循环与心室直接从心房进入肺动脉（缝闭该侧房室瓣孔和肺动脉根部），而遗下的单心室专供体循环使用。③心室分隔术：以大块人造纤维织物将心室腔一隔为二，各接受一侧房室瓣的血液，分别供应肺动脉和主动脉。其手术复杂而困难，虽经不断改进操作技术，早期和晚期死亡率仍不能令人满意。

动脉导管未闭会影响心血管、呼吸等系统功能，严重者可引起全身缺氧。该患者因缺氧出现发绀、杵状指、高血红蛋白，嘱患者积极吸氧。动脉导管闭合手术一般在学龄前施行为宜，如分流量较大，症状较严重，则应提早手术；年龄过大、发生肺动脉高压后，手术危险性增大且疗效差。目前，大多数动脉导管未闭的患者可用经心导管介入方法得到根治，对于过于粗大或早产儿的动脉导管未闭可考虑开胸缝扎的方法。在尚未发生肺血管病变之前接受手术的患者可完全康复，肺血管病变严重呈不可逆转者，术后肺血管阻力仍高，右心负荷仍重，效果较差。

这样的病例在临床上屡见不鲜，应早期积极手术干预，后期积极对症支持处理，希望得到心内科医师的高度重视。

（李瑾）

051 Loeffler 心内膜炎

📋 病历摘要

患者，男，40 岁。以乏力、纳差为主要临床症状就诊于当地医院。化验提示白细胞升高、血小板减少，3 天后就诊于我院血液科门诊，化验血常规：白细胞 6.30×10^9/L，血红蛋白 123.0 g/L，血小板 77.0×10^9/L，中性粒细胞绝对值 3.99×10^9/L，嗜酸性粒细胞绝对值 9.63×10^9/L，嗜酸性粒细胞百分比 59.1%，遂于 2018 年

9 月 3 日收入血液科病房。病程中间断出现双膝关节痛、双手晨僵。

[既往史]　体健，无过敏史、特殊药物史及感染性疾病等。

[家族史]　母亲有强直性脊柱炎病史。

[入院查体]　心率 90 次/分，心律齐，各瓣膜听诊区心音正常，未闻及病理性杂音，未闻及心包摩擦音。

[治疗经过]　入院给予地塞米松注射液、碳酸氢钠注射液、谷氨酰胺颗粒剂、泮托拉唑肠溶片等治疗，同时完善相关化验、骨髓检查及风湿系统疾病检查等，帮助寻找嗜酸性粒细胞增多的病因。骨髓象初步结果示骨髓、外周血嗜酸比例明显增高，分别占 38.0%、62.0%，排除急性白血病可能，继续逐一排除病因。心电图：窦性心律，心电轴左偏，左前分支阻滞，ST-T 段异常。心肌酶：肌酸激酶 26 U/L、乳酸脱氢酶 374 U/L、羟丁酸脱氢酶 271 U/L。心肌 4 项：肌钙蛋白 0.31 ng/mL、NT-proBNP 4112 pg/mL。结合患者胸闷、气短的表现，考虑嗜酸性粒细胞升高造成的心脏损伤可能，第 3 天行心脏彩超示左心室舒张末期内径 50 mm，EF 66%，左、右心室壁中间段至心尖段不均质高回声。结合病史考虑心内膜增厚可能，心尖段室壁运动减弱，二、三尖瓣关闭不全（轻度），心包积液（微量），左心室舒张功能减低，左心室收缩功能正常。当前诊断为白细胞升高原因待查，反应性嗜酸性粒细胞增多症？慢性嗜酸性粒细胞白血病？心脏疾病性质待查。积极给予对症、对因治疗，患者乏力症状仍无明显改善，考虑到患者心脏受累情况重，与家属沟通病情后于第 4 天转入心内科治疗。

给予注射用二丁酰环磷腺苷钙改善心功能治疗，第 8 天复查心脏彩超示左心室舒张末期内径 55 mm，EF 78%，左、右心室心内膜明显增厚。结合病史考虑嗜酸性粒细胞增多性心内膜炎可能，右心房增大，左心房稍大，三尖瓣关闭不全（重度），心包积液（微量），左心室收缩功能正常，较前无明显进展。风湿系统疾病筛查结果、胸部 CT 均未见明显异常，血液科结合免疫分型和融合基因

笔记

结果会诊，诊断为原发性高嗜酸粒细胞增多症、慢性嗜酸性粒细胞白血病伴血小板源性生长因子受体（PDGFRA）重排。治疗上加服伊马替尼。第9天行心脏MRI检查：左心室心尖部异常信号影，考虑：附壁血栓？NVM？二尖瓣、三尖瓣关闭不全，左心房、右心房扩大，双侧胸腔积液。胸部彩超：双侧胸腔积液。当前患者一般情况尚可，间断腹胀，仍有活动后胸憋，查体可见剑突下压痛，考虑腹胀与心力衰竭所致胃肠道淤血有关，加予呋塞米及螺内酯减轻心脏负荷治疗。为进一步明确诊断，应行心内膜下心肌活检明确诊断，由于本院无条件行此检查，建议患者转上级医院进一步诊治。入院以来给予碱化尿液、利尿、抗感染及针对白血病治疗等对因、对症治疗后，患者乏力、纳差明显好转，外周血嗜酸性粒细胞绝对值及百分比均明显下降，于2018年9月13日出院。

2018年10月12日患者于北京市某医院住院，心电图示窦性心律，右心房扩大，左心室肥大伴继发性复极异常，前壁ST段抬高。可能因为左心室肥大（图51-1），心脏彩超示左心室舒张末期内径32 mm，EF 69%，嗜酸性粒细胞心肌病心内膜受累，双心房增大，轻度二尖瓣关闭不全，中度三尖瓣关闭不全，左心室限制性舒

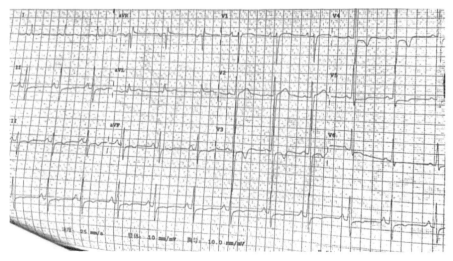

图51-1 北京某医院心电图

张功能减低，下腔静脉增宽，少量心包积液，主动脉瓣增厚，轻度主动脉瓣关闭不全，肺功能检查示最大呼气流速肺容积及弥散功能均正常，舒张试验阴性。

2018 年 11 月 9 日患者于我院复查心脏彩超示左心室舒张末期内径 50 mm，EF 72%，左、右心室心内膜明显增厚，结合病史考虑嗜酸性粒细胞增多性心内膜炎可能，右心房增大，三尖瓣关闭不全（轻度），心包积液（微量），左心室收缩功能正常。血常规：白细胞 8.97×10^9/L，血小板 106.1×10^9/L，嗜酸性粒细胞 0.08×10^9/L，嗜酸性粒细胞百分比 0.86%。心肌酶：肌酸激酶 38 U/L、乳酸脱氢酶 318 U/L、羟丁酸脱氢酶 302 U/L。心肌 4 项未见异常。院外患者规律服药，随访未见异常。

病例分析

Loeffler 心内膜炎又称嗜酸性粒细胞增多性心内膜炎或弹力纤维壁性心内膜炎，此病病因不明，1932 年由 Loeffler 最早报道并因此得名。嗜酸性粒细胞增多的有 3 种：①特发性的高嗜酸性粒细胞综合征；②继发性嗜酸性粒细胞增多，可由感染、自身免疫性疾病等因素引起；③无性系的混乱，可由急性白血病等血液系统疾病引起。嗜酸性粒细胞增多可浸润全身各个组织及器官，当外周血中嗜酸性粒细胞持续升高一段时间可引起血液系统、呼吸系统、心血管系统、皮肤及消化系统等全身器官的损伤，其中心脏受累最多见，主要累及心内膜及瓣膜等。Loeffler 心内膜炎的病理特点可分为 3 期：①坏死期，主要表现为心肌嗜酸粒细胞浸润及炎性改变引发的心内膜下局部心肌损伤甚至坏死；②血栓形成期，在心内膜及心内膜下心肌炎症消退的同时心腔内逐渐形成了附壁血栓；③纤维化期，嗜酸性粒细胞等相关炎症细胞完全消失的同时在心肌内膜和心内膜下出现广泛增生的胶原纤维，引起心脏充盈受阻的舒张功能障碍。另外，高嗜酸性粒细胞可出现血液高凝状态，引起动静脉血栓形成的风险。

该病在临床上罕见，为明确诊断，应结合临床病史、实验室检查及影像学手段等综合判定，其中心脏彩超是一种非常重要的诊断。Loeffler 心内膜炎患者在影像学检查中的主要表现为心内膜明显增厚、附壁血栓、心尖闭塞、瓣膜关闭不全、双心房增大、心包积液等。本病例患者多次化验血常规提示嗜酸性粒细胞持续增高。心脏彩超示左、右心室心内膜明显增厚、心尖段室壁运动减弱、左心室舒张功能减低、少量心包积液。心脏 MRI 示左心房、右心房扩大、附壁血栓可能、NVM 可能。入院经过综合判定，最终诊断为原发性高嗜酸性粒细胞增多症，慢性嗜酸性粒细胞白血病伴PDGFRA 重排，嗜酸性粒细胞增多性心内膜炎，心功能 Ⅱ ~ Ⅲ 级，多浆膜腔积液（胸腔、腹腔、心包），三尖瓣关闭不全（重度）。在院期间在针对嗜酸性粒细胞心内膜炎、慢性嗜酸性粒细胞白血病及嗜酸性粒细胞升高危害等方面综合治疗，患者病情好转出院，出院后随访，治疗效果好。

专家点评

该患者发病初化验血常规示白细胞 16.1×10^9/L、血小板 76×10^9/L。腹部彩超示脾厚约 5.04 cm。入院积极完善实验室化验及心脏彩超等相关检查，治疗上给予抗感染、碱化尿液等对症治疗，预防白细胞升高引起的并发症，并及时完善骨髓检查、风湿系统疾病筛查等寻找病因。结合患者影像学检查结果得知疾病已进展到晚期。对于外周血嗜酸性粒细胞增多的患者，如能常规行心脏彩超对早期诊断并及时制定正确的治疗方案具有重要意义。这样的病例在临床上少见，希望得到心内科医师的高度重视。出院 1 个月后患者

笔记

就诊于北京市某医院，诊断同我院，治疗方面加用华法林抗凝治疗，考虑与高嗜酸粒细胞时血液高凝状态易引起动静脉血栓形成的风险有关。出院 2 个月后患者于我院复查化验及心脏彩超均示病情好转。针对此病例，我科在诊断、治疗及院外随访三方面均表现出专业素养，有利于我们对临床疑难病例更进一步的学习。

（黄淑田）

052 高血压、心房颤动伴胸憋、气紧

病历摘要

　　患者，男，77 岁。主因发现血压升高 24 年，间断心悸 11 年，频繁发作 5 天入院。发现深的倒置 T 波 30 余年，无任何不适，可从事体力活动。1991 年发现血压升高，最高 180/110 mmHg，口服药物治疗，血压波动在 120～150/80～90 mmHg。1994 年中度以上体力活动时出胸憋症状，长期规律口服正规冠心病治疗药物。2004 年开始间断出现心悸伴胸憋，与活动无明显关系，持续数分钟及数小时不等，经心电图、动态心电图证实为阵发性心房颤动，不规律口服胺碘酮治疗。2015 年 1 月 3 日始间断出现显著心悸，伴胸憋，无胸痛、肩背部不适、出汗、气紧，自摸脉搏不齐，持续 10 余分钟自行缓解。1 月 8 日心悸持续，动态心电图示持续心房颤动，1 月 10 日住院诊治。

　　[既往史]　高脂血症病史 26 年。2 型糖尿病病史 12 年，口服药物血糖控制在空腹 6～7 mmol/L，餐后 9～10 mmol/L。2006 年行

前列腺电切术。

[**家族史**]　高血压和糖尿病家族史。

[**入院检查**]　脉搏 50 次/分，血压 120/78 mmHg，唇无发绀，颈静脉无怒张。甲状腺不大。双肺呼吸音清，未闻及干、湿啰音。心界不大，心率 57 次/分，心律绝对不齐，第一心音强弱不等，各瓣膜听诊区未闻及杂音。腹平软，无压痛，肝脾肋下未触及，肝颈反流征阴性。双下肢无水肿。

[**辅助检查**]　心电图示心房颤动，左心室肥厚，$V_4 \sim V_6$ 导联 T 波深倒置（图 52 - 1）。入院第 2 天自行转复为窦性心律。心脏多普勒超声示左心房内径 38 mm，右心房四腔径 59 mm × 38 mm，左心室舒张末内径 51 mm，EF 74%，三尖瓣轻度关闭不全，二尖瓣口少量反流，少量心包积液。颈动脉超声示颈动脉内膜增厚，右侧锁骨下动脉起始处混合硬化斑块。冠状动脉造影示前降支近端肌桥，左主干、对角支、回旋支、钝圆支、右冠状动脉正常。甲状腺功能：FT3 3.78 pg/mL，FT4 12.5 pg/mL，TSH 4.92 IU/mL。

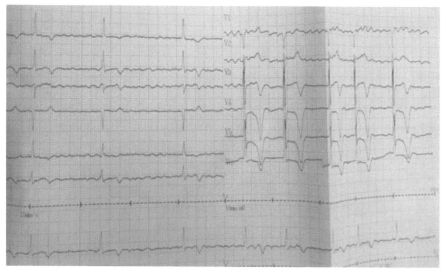

图 52 - 1　第 1 次入院（2015 年 1 月 10 日）时 18 导联心电图

[诊断] 高血压3级（很高危），阵发性心房颤动，冠心病，前降支肌桥伴稳定型劳力性心绞痛，深而倒置的T波原因待查，心尖肥厚型心肌病？2型糖尿病，高脂血症，右侧锁骨下动脉硬化斑块形成，前列腺电切术后。

[治疗经过] 予阿司匹林（100 mg/d）、阿托伐他汀（20 mg/d）、氨氯地平（5 mg/d）、氯沙坦（100 mg/d）、二甲双胍（0.25 mg，3次/日）、阿卡波糖（50 mg，3次/日）和非那雄胺（5 mg/d）治疗，入院第2天未加特殊治疗转复为窦性心律，平时心率偏慢，给予口服胺碘酮0.2 mg/d治疗，经CHADS2-VASc评分4分，HAS-BLED评分2分，阵发性心房颤动又极易复发，建议华法林治疗，患者及某家属因前列腺电切术后仍偶有血尿拒绝使用，仅使用璜达肝葵钠1周。2017年2月始心房颤动为持续性，停用胺碘酮，开始口服华法林治疗，逐渐调整剂量为6 mg/d，监测INR长期波动在1.7以下。因担心血尿发生无对抗药物，患者及其家属暂不同意使用NOAC抗凝治疗。

2017年6月初赴国外旅游约1个月，后半个月逐渐出现活动时胸憋、气紧和乏力，以气紧为著，休息10～20分钟后逐渐缓解，可平卧，无夜间阵发性呼吸困难，无发热、咳嗽、咳痰、喘息等。2017年6月30日在山西省某医院行心脏彩超示心尖肥厚型心肌病，加用地尔硫䓬疗效不佳。2017年7月中旬出现双下肢对称性水肿、少尿，可平卧位休息。2017年8月1日再次住院。

查体：双肺无干、湿啰音，第一心音强弱不等，心律绝对不齐，心率69次/分，各瓣膜听诊区未闻及杂音。双下肢中度对称性水肿。心脏多普勒超声示左心房前后径40 mm，右心房四腔径63 mm×44 mm，左心室舒张末内径47 mm，右心室内径19 mm，EF 57%，室间隔厚度9 mm，左心室后壁厚度11 mm，左心室心尖段各壁及心尖帽肥厚，最厚处2.0 cm，运动减弱，考虑心尖肥厚型心肌病，左心房、右心房扩大，二、三尖瓣轻度关闭不全，肺动脉压力

42 mmHg，主动脉硬化，主动脉瓣退行性变伴关闭不全（轻度），左心室松弛性减低，心包积液（少量）。腹部超声提示肝淤血，慢性胆囊炎。胸部 X 线正位片（图 52 - 2）、胸部 CT 示双肺轻度肺气肿，右肺中叶内侧段陈旧病变；心影大，心包少量积液；双肺门不大，肺动脉主干增宽（约 3.4 cm），肺动脉高压，扫描所及双肾周渗出性改变。脑钠肽测定 269 pg/mL，D-二聚体 65 ng/mL，INR 1.48 pg/mL。血气分析氧分压 69.8 mmHg，PCO_2 38.6 mmHg，氧饱和度 94.7%，肺泡 - 动脉氧分压差 20.9 mmHg。双下肢血管彩色多普勒超声示双下肢动脉硬化伴多发斑块形成，双下肢深静脉未见异常。肺通气灌注扫描：左肺尖后段灌注减低，考虑肺栓塞。肺动脉 CTA 未见异常。住院后主要加用呋塞米静脉给药，水肿消退，气紧缓解不明显。出院后口服螺内酯、托拉塞米，停华法林，改用达比加群 110 mg，每日 2 次，水肿无复发，气紧逐渐改善。

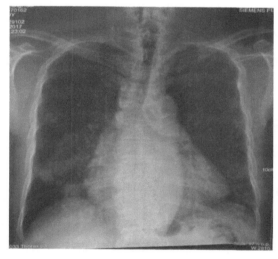

图 52 - 2　2017 年 8 月 30 日胸部 X 线正位片

病例分析

患者为老年男性，有高血压、糖尿病病史多年，心电图深倒置

T波30余年，前期主要表现为间断心悸，心电图和动态心电图证实为阵发性心房颤动，未进行有效抗凝治疗。后出现胸憋，与活动无明显关系，冠状动脉造影示前降支近段肌桥。

　　结合病史及辅助检查诊断考虑肺栓塞，支持肺栓塞诊断条件：①赴国外旅游约1个月（长时间乘车乘坐飞机），后半个月逐渐出现活动时胸憋、气紧和乏力，以气紧为著；②可平卧、无夜间阵发性呼吸困难、胸部X线检查无肺淤血（非左心衰竭症状）；③无发热、咳嗽、咳痰、喘息（不考虑肺部感染及哮喘致气紧）；④之后出现双下肢对称性水肿、少尿（右心衰竭表现）；⑤辅助检查UCG提示右心房、右心室近期内增大（2017年6月30日RA 63 mm×44 mm，RV 19 mm；2017年8月2日：RA 65 mm×58 mm；RV 22 mm）；胸部X线检查和胸部CT均提示肺动脉高压、右心室大，且系近期发生；⑥腹部超声提示肝淤血（右心衰竭表现）；⑦血气分析见氧分压降低；⑧肺通气+灌注显像提示肺栓塞；⑨NOAC治疗后气紧症状改善。不支持肺栓塞诊断的条件：①双下肢深静脉未见血栓；②D-二聚体正常范围；③肺动脉CTA未见异常。

✚ 专家点评

　　《中国急性肺栓塞诊断和治疗指南（2015）》指出，急性肺栓塞可无症状，经偶然发现确诊，部分患者首发表现为猝死。急性肺栓塞的发生风险与年龄相关，40岁以上人群，每增龄10岁发生风险增加1倍。我国急性肺栓塞防治项目对60家三甲医院的急性肺栓塞患者进行登记注册，16 792 182例住院患者中有18 206例确诊为急性肺栓塞，发生率为0.1%。

　　肺栓塞除常见易患因素外，还包括久坐不动（如长时间乘车或乘飞机旅行）、老龄等，随着研究的深入，不断发现新的易患因素：

深静脉血栓与动脉粥样硬化性疾病有共同危险因素，如吸烟、肥胖、高血压、高脂血症、糖尿病等；3 个月内发生过心房颤动或房扑的患者静脉血栓栓塞症风险显著增加。

肺栓塞病理生理：①血流动力学改变，肺循环阻力增高，肺动脉压升高；②右心功能改变，右心室压力和容积增加；③呼吸功能改变，低氧血症。

肺栓塞的动脉血气分析可表现为低氧血症、低碳酸血症、肺泡–动脉血氧梯度 $P(A-a)O_2$ 增大及呼吸性碱中毒，但约 40% 患者动脉血氧饱和度正常，20% $P(A-a)O_2$ 正常。D-二聚体检测的主要价值在于排除急性肺栓塞，因急性血栓形成时，凝血和纤溶同时激活，可导致 D-二聚体升高，慢性肺栓塞 D-二聚体可正常。

CT 肺动脉造影是诊断急性肺栓塞重要的无创检查技术，敏感度为 83%，特异度 78%～100%。主要缺陷是对亚段或亚段以下肺动脉内的血栓敏感度较差。对临床高危患者，CT 肺动脉造影阴性不能除外亚段肺栓塞。对可疑亚段或亚段以下血栓，需进一步结合下肢静脉超声、肺通气灌注扫描或肺动脉造影等检查明确。放射性核素肺通气灌注扫描诊断肺栓塞敏感性 92%，特异性 87%，且不受肺动脉直径的影响，尤其在诊断亚段以下急性肺栓塞中具有特殊意义，与胸部 X 线平片、CT 肺动脉造影相结合，可显著提高诊断的特异度和敏感度。

结合该病例，支持肺栓塞的诊断依据为：①老年男性；②长时间乘车或飞机旅行；③高血压、糖尿病、高脂血症、心房颤动；④抗凝剂长期不达标；⑤20% 肺栓塞患者 $P(A-a)O_2$ 正常，D-二聚体仅对急性肺栓塞价值大，阴性不能排除肺栓塞；⑥胸部 X 线片示近期肺动脉段突出、心尖上翘，提示肺高压、右心室增大；心脏超声示肺动脉压力升高、右心房右心室近期有增大，CT 肺动脉造影结果阴性并不能排除单发的亚段肺栓塞；肺通气灌注扫描提示肺栓塞；⑦虽然有左心衰竭的基础心脏疾病，但无肺淤血及左心衰竭的临床表现，且肺高压和右心衰竭发生较快，排除左心衰竭继发的右心衰竭；⑧用达比加群抗凝治疗后气紧症状好转。

（李彦红）

053 成人特发性巨大右心房

病历摘要

患者，男，76岁，主因活动后气短4年余，加重1个月，于2014年2月13日入院。2009年活动后出现气短，无咳嗽、咳痰，无心悸、胸憋等不适，多于劳累后出现，休息后可缓解。上述症状呈进行性加重，2014年1月始出现轻微活动后气短、双下肢轻度水肿，无晕厥、心悸，无胸憋、胸痛、夜间阵发性呼吸困难。2014年2月8日就诊于山西省某医院，行心脏彩超示双心房、右心室增大，心包少量积液，主动脉退行性变，肺动脉轻度高压（43 mmHg）。行胸部X线检查，心影呈巨大球形，右心缘重度增大，心胸比0.9∶1（图53－1）。为求进一步诊

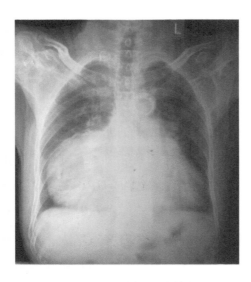

图 53 – 1 胸部 X 线检查

治来我院就诊。

[既往史]　脑梗死、高血压病史 15 年，否认风湿性心脏病、冠心病、结缔组织疾病等病史，无家族遗传倾向疾病。

[辅助检查]　心脏彩超示右心房 85 mm × 84 mm，左心房 77 mm × 35 mm，右心室增大内径为 33 mm，左心室舒张末期内径 54 mm，冠状静脉窦扩张内径为 26 mm，三尖瓣重度关闭不全，三尖瓣收缩期可见重度反流，量约 119 mL，反流速度为 285 cm/s，压差约 33 mmHg，肺动脉压增高约 43 mmHg，二尖瓣、主动脉瓣轻度关闭不全、心包微量积液，左心室收缩功能正常，EF 61%（图 53 - 2）。心电图特点：三度房室传导阻滞，室性逸搏心律。化验 NT-proBNP 6509.35 ng/mL。肝肾离、心肌酶、血沉、尿微量白蛋白、血脂、风湿系列等未见明显异常。

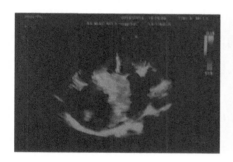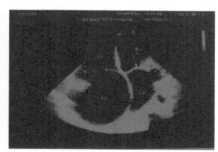

图 53 - 2　心脏彩超

[诊断]　特发性巨大右心房，心律失常，三度房室传导阻滞，室性逸搏心律，心功能Ⅲ级，高血压病 3 级（极高危）。

[治疗经过]　入院后给予利尿、提升心率、营养心肌等支持对症治疗，因经济状况未进一步行冠状动脉造影术、起搏器植入术及外科治疗。

病例分析

相关资料显示以右心房增大为主的疾病主要包括 Ebstein 畸形

（三尖瓣下移畸形）、房间隔缺损、主动脉导管未闭、风湿性心脏瓣膜病、肺动脉高压、右心房肿瘤、主动脉窦瘤破裂至右心房等疾病，将上述疾病特点一一总结，方便诊断与鉴别诊断。

1. 三尖瓣下移畸形是一种罕见的先天性心脏畸形，是部分或全部三尖瓣没有附着于正常的三尖瓣环，而是附着于右心室壁的一种畸形。1866 年 Ebstein 首先报道，亦称为 Ebstein 畸形。临床表现：心悸、气促、发绀、颈静脉怒张、双下肢水肿、反复室上速。

心前区可闻及收缩期杂音。心电图检查典型表现为右心房肥大，房室传导阻滞，不完全性或完全性右束支传导阻滞，部分患者有 B 型预激综合征。X 线检查表现：典型病例可见右心房增大和右心室流出道移向上外方，上纵隔变窄，肺血管纹理正常或减少。超声心动图示三尖瓣隔瓣叶和后瓣叶明显下移，发育不良，活动度差，三尖瓣隔叶附着点与二尖瓣前叶附着点之间的距离大于 4 mm；右心房及房化右心室共同显示巨大的右心房腔，功能性右心室腔纵径缩短，三尖瓣重度关闭不全。

2. 房间隔缺损是成人常见的先天性心脏病，以左向右分流为主，儿童时期一般无症状，随着年龄的增长，劳力性呼吸困难为主要表现，有些患者右心室容量负荷过重而发生右心衰竭。查体时肺动脉瓣区第二心音亢进呈固定分裂，并可闻及收缩期杂音。心电图常表现为房扑、心房颤动。胸部 X 线检查示右心房、右心室增大、肺动脉段突出。心脏彩超示房间隔不连续。

3. 主动脉导管未闭是一种以左向右分流的先天性心脏病，主要表现为乏力、劳累后心悸、气喘、胸闷等，查体：胸骨左缘第二肋间及左锁骨下方可闻及连续性机械样杂音。心电图常见左心室、左心房增大的改变，肺动脉压增高时可出现右心房大、右心室肥大。X 线表现：透视下肺门舞蹈症为其特征，胸部 X 线检查肺动脉段凸出，肺循环血流量增多，左心房、左心室增大，严重者晚期右向左分流时反而出现心影较前减小、右心室肥大的表现。超声心动图可见未闭的动脉导管。

4. 风湿性心脏病。三尖瓣关闭不全多由肺动脉高压及三尖瓣扩张引起，右心室多扩大。心电图检查可见右心室肥厚劳损、右心房肥大，常合并右束支传导阻滞。X 线检查可见右心室、右心房增大，右心房压增大者可见脐静脉扩张和胸腔积液；有腹水者，横膈上抬。超声心电图可见右心室、右心房增大，上下腔静脉增宽及搏动，连枷样三尖瓣。

5. 先天性主动脉窦瘤破裂进入右心房，导致右心房压力容量增加，但主动脉内舒张压减低，冠状动脉供血差，心肌损伤，左右心室增大。X 线示右心房明显增大，伴右心室、左心室扩大，肺动脉段轻度突出。心电图多无变化，少数可能有心肌缺血表现或见左心室或右心室肥大。超声心动图可见主动脉窦瘤呈囊样或瘤样扩张突向右心房，并显示破口。

6. 心脏肿瘤。以右心房黏液瘤或脂肪瘤多见，右心房肿瘤阻碍右心房血流进入右心室，右心房压力增大引起右心房扩大。心电图有房扑、心房颤动等表现；胸部 X 线检查示右心缘向右扩大。心脏彩超可见右心房异常回声。

7. 其他需注意的疾病还有原发性肺动脉高压、房间隔膨出瘤合并风湿性心脏病，先天性三尖瓣发育不良，Uhl 畸形，ARVC、部分性肺静脉畸形引流、左心室 – 右心房沟通、心脏外伤等。

⊞ 专家点评

特发性右心房扩张表现为特发性右心房巨大，未合并房缺，动脉导管未闭，三尖瓣无明显反流，其余三心腔大致正常。病理检查可表现为右心房心肌萎缩变性、变薄，间质纤维增生，部分心肌纤维透明变性。超声心动图及心导管造影是确诊该病的主要手段，该病患者三尖瓣位置正常，可排除三尖瓣下移畸形，右心房病变及右心室受压可影响传导系统。根据该患者的临床表现、心电图、胸部X线检查、心脏彩超等特点，虽未行心血管造影、病理检查，但在排除上述疾病的同时可诊断此病。该患者心脏彩超冠状静脉窦大于4 mm，诊断冠状静脉窦扩张，考虑以下原因：①右心房压力增高或容量增加，使冠状窦功能性扩张；②静脉异位引流入冠状静脉窦，合并永存性左上腔静脉，肺静脉畸形引流；③冠状动脉静脉主干回流量显著增加。该患者冠状窦扩张，主要考虑右心房压力增高或容量增加，致冠状窦功能性扩张。在治疗方面以手术部分切除右心房或右心房折叠术为主，患者高龄，巨大右心房及存在严重房室传导阻滞，因经济原因未能进一步行心脏造影术、心脏 CT 等检查和可能需要的外科手术及心脏起搏治疗，给予提升心率、营养心肌等治疗，好转后出院。

（柴婵娟）

054 急性非特异性心包炎

病历摘要

　　患者，男，64 岁。主因持续胸痛 3 天，于 2019 年 4 月 24 日急诊入院。2019 年 4 月 22 日晚进食油腻食物后出现胸痛，剑突下明显，呈针刺样，伴有肩背部放射痛及大汗，无恶心、呕吐，无咳嗽、咳痰，就诊于村诊所输注青霉素后无缓解。次日先后就诊于山西两医院行心电图提示 AMI，建议上级医院治疗，遂就诊于我院急诊,行冠状动脉造影示冠状动脉未见斑块及有意义狭窄。

[入院查体]　4月24日体温36.3℃,脉搏107次/分,呼吸20次/分,血压107/79 mmHg。急性病容,肺部听诊呼吸音清,未闻及干、湿啰音。心率107次/分,心律齐,心脏各瓣膜听诊区未闻及杂音。剑突下压痛明显,无反跳痛及肌紧张。

[实验室检查]　心肌4项、血尿淀粉酶、生化、离子大致正常,血常规白细胞$13.78 \times 10^9/L$,中性粒细胞$12.85 \times 10^9/L$,CRP 191.71 mg/L。

[辅助检查]　Ⅰ、Ⅱ、Ⅲ、aVF导联ST段抬高0.1~0.2 mV,$V_1 \sim V_6$导联抬高0.2~0.4 mV。

[治疗经过]　转入我科后给予地尔硫草舌下含服,吗啡3 mg静脉推注,胸痛无缓解,请普外科急会诊,予以禁饮食、胃肠减压处理,急查血尿淀粉酶,床旁腹部彩超、胸部X线平片、腹部立位X线平片、腹部CT均未见明显异常,胸部CT血管成像显示胸主动脉未见明显异常,提示有少量心包积液(图54-1)。4月25日胸痛持续未缓解,体温36.4℃,脉搏102次/分,呼吸20次/分,血压109/77 mmHg,胸骨左缘第3~4肋间及剑突下至左肋缘可闻及心包摩擦音,呈搔抓样,前倾位增强,剑突下压痛明显,无反跳痛及肌紧张。考虑急性心包炎,予以经验性抗感染治疗。复查心脏彩超示

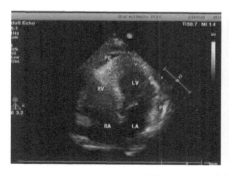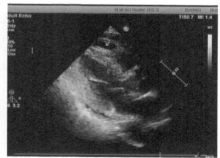

图54-1　胸部CT血管成像

心包积液（少量），三尖瓣关闭不全（轻度），左心室舒张功能减低，确诊为急性心包炎，复查心电图示Ⅰ、Ⅱ、Ⅲ、aVF 导联 ST 段抬高 0.1 ~ 0.2 mV，V_1 ~ V_6 导联抬高 0.2 ~ 0.4 mV，且各抬高导联 ST 段为弓背向下型抬高，与前日比较无明显变化。予地塞米松抗炎、莫西沙星抗感染治疗（头孢曲松皮试阳性）。4 月 26 日患者胸痛较前缓解，体温 36.4 ℃，脉搏 100 次/分，呼吸 20 次/分，血压 105/76 mmHg，胸骨左缘第 3 ~ 4 肋间及剑突下至左肋缘仍可闻及心包摩擦音，但较前减轻，剑突下压痛较前减轻。复查心电图显示各抬高导联 ST 段开始回落，复查血常规示中性粒细胞 7.75×10^9/L，心肌 4 项未见异常，降钙素原及 C-反应蛋白未见异常，血沉 61 mm/h，肿瘤学标志物未见异常，继续予莫西沙星、地塞米松治疗。4 月 27 日胸痛较前明显缓解，查体：心包摩擦音、剑突下压痛均较前减轻。复查心电图示各抬高导联 ST 段抬高范围在 0.1 ~ 0.3 mV，患者症状明显好转，予以停用地塞米松，继续静脉输注莫西沙星维持治疗。4 月 28 日患者胸痛完全缓解，查体：心包摩擦音明显减轻，仅前倾位可闻及，剑突下压痛明显好转。复查心电图示各抬高导联 ST 段抬高范围在 0.1 ~ 0.2 mV，继续予以莫西沙星维持治疗。4 月 30 日患者无胸痛症状发作，查体：心包摩擦音及剑突下压痛完全消失。复查心电图：ST 段基本回落至基线水平，化验回报白细胞、中性粒细胞数基本正常，风湿筛查实验（－），结核杆菌特异性免疫检测（－），T-spot 实验（－）。继续予莫西沙星维持治疗。5 月 2 日患者无不适体征，复查心电图示大致正常心电图，复查血常规大致正常。5 月 7 日患者一般状况可，无不适体征，复查心脏彩超示左心室舒张功能减低，左心室收缩功能正常，未见心包积液。5 月 8 日患者好转出院。

病例分析

　　急性心包炎是心包脏层和壁层的急性炎症性疾病。可单独存在，也可以是某种全身疾病累及心包的表现。最常见的病因是病毒感染，也可以是肿瘤侵犯心包、结核感染、自身免疫病、AMI 后综合征等，还有一部分是无法明确病因的，称为特发性急性心包炎或者急性非特异性心包炎。临床表现多是心前区或胸骨后疼痛，呈针刺样，疼痛可放射到颈部、左肩、左臂甚至上腹部，与呼吸活动有关，常因活动、深呼吸、咳嗽加重，其最有意义的体征是于胸骨左缘第 3～4 肋间闻及搔抓样的心包摩擦音。心电图可表现为广泛 ST 段弓背向下抬高，心脏彩超可了解心包积液的情况。

🏥 专家点评

患者持续性胸痛，剑突下为著，首诊当日主要阳性体征为剑突下压痛，疼痛剧烈且持续不缓解，围绕胸痛进行一系列的鉴别诊疗，排除了 AMI、主动脉夹层、急腹症等引起胸痛。第 2 日胸痛仍持续存在，心电图 ST 段抬高未见动态演变，结合仔细的查体，发现有意义的阳性体征：胸骨左缘第 3～4 肋间及剑突下至左肋缘可闻及搔抓样心包摩擦音，结合胸部 CT 血管成像提示的少量心包积液，诊断急性心包炎。围绕心包炎的病因学进一步检查，结合发病前无发热、咽痛等症状，考虑急性非特异性心包炎。

治疗：①嘱患者卧床休息，避免加重病情；②予以抗菌药物及激素治疗炎症减少渗出，避免心包积液的增加引起心脏压塞；③对于渗出较多的可予以心包穿刺缓解症状；④反复发作的顽固性心包炎可予以外科心包切除治疗。

（刘改珍）

参 考 文 献

1. 曾令锋，陈森荣，贾义和，等. 以室颤为首发症状的急性下壁心梗 2 例救治体会. 中国社区医师（医学专业），2012，14（16）：67.

2. 刘胜全，王满庆，邢丽娜，等. 急诊 PCI 术中心室电风暴 10 例分析. 中国急救医学，2013，33（8）：702 - 703.

3. 葛均波，徐永健. 内科学. 8 版. 北京：人民卫生出版社，2013.

4. 袁玉梅，汪荣华，杨水新，等. 临床药师在他汀类药物引起的横纹肌溶解症中的药学服务. 中国临床药理学与治疗学，2018，23（6）：704 - 708.

5. 施文，吴东，司锷，等. 第 463 例：横纹肌溶解、急性肾衰竭、急性肝衰竭. 中华内科杂志，2018，57（5）：381 - 384.

6. 张治，鄢华，刘成伟，等. 急性心肌梗死后室壁瘤形成与左室附壁血栓的关系. 实用医学杂志，2011，27（24）：4480 - 4481.

7. 薛羽，高秉仁，王石雄，等. 心肌梗死后冠状动脉自发再通并左室附壁血栓一例探讨. 临床误诊误治，2017，30（3）：3 - 5.

8. 李艳丽，刘娟. 心肌梗死后左室附壁血栓华法林、阿司匹林与氯吡格雷联合治疗随访. 临床医药文献电子杂志，2017，4（4）：752.

9. 王卫庆. 嗜铬细胞瘤的临床诊治规范进展. 上海医学，2009，32（2）：90 - 91.

10. 李翠柳，王光亚. 恶性嗜铬细胞瘤的诊治进展. 东南大学学报（医学版），2016，35（1）：120 - 124.

11. 王卫庆. 嗜铬细胞瘤的诊治策略. 国际内分泌代谢杂志，2010，30（4）：217 - 220.

12. 陈彦，陈刚. 嗜铬细胞瘤危象. 福建医药杂志，2017，39（2）：15 - 19.

13. 陈瑛毅，晋红中. 大疱性类天疱疮常合并的疾病. 中国麻风皮肤病杂志，2012，28（7）：493 - 496.

14. KWA M C, SILVERBERG J I. Association between inflammatory skin disease and cardiovascular and cerebrovascular co-morbidities in US adults: analysis of nationwide inpatient sample data. Am J Clin Dermatol, 2017, 18（6）：813 - 823.

15. BOUNHOURE J P, GALINIER M, CURNIER D, et al. Influence of depression on the prognosis of cardiovascular diseases. Bull Acad Natl Med, 2006, 190 (8): 1723 - 1731.

16. 李禹兵，高凌. 垂体危象的诊治总结与回顾. 内科急危重症杂志, 2017, 23 (4): 265 - 268.

17. 赵文姣，梁继兴. 英国成年人患者垂体卒中的紧急处置. 福建医药杂志, 2017, 39 (4): 16 - 17.

18. 张雪莲，张伟赫，王丽，等. 不典型垂体危象 6 例临床特点分析. 中日友好医院学报, 2018, 32 (3): 155 - 158.

19. LIANG L, LIU J B, CHEN F Q, et al. Refractory hypotension induced by Sheehan syndrome with pituitary crisis: a case report. Exp Ther Med, 2017, 13 (5): 2097 - 2101.

20. 孙小力. 腺垂体功能减退症 20 例临床分析. 中国当代医药, 2018, 25 (20): 37 - 39.

21. 强亚平，栾红，席少静，等. 变异型心绞痛的临床分析. 临床合理用药杂志, 2018, 11 (10): 14 - 17.

22. 贾秋蕾，师帅，胡元会，等. 扩张型心肌病患者收缩压与左心功能的相关性. 中国医药, 2016, 11 (1): 5 - 9.

23. 中华医学会心血管病分会，中华心血管病杂志储辑委员会，中国循环杂志编辑委员会. 2015 年急性 ST 段抬高型心肌便死诊断和治疗指南. 中华心血管病杂志, 2015, 43 (5): 380 - 393.

24. FIHN S D, BLANKENSHIP J C, ALEXANDER K P, et al. 2014 ACC/AHA/ AATS/PCNA/SCAI/STS focused update of the guideline for the diagnosis and management of patients with stable ischemic heart disease: a report of the American College of Cardiology/American Heart Association Task Force on Practice Guidelines, and the American Association for Thoracic Surgery, Preventive Cardiovascular Nurses Association, Society for Cardiovascular Angiography and Interventions, and Society of Thoracic Surgeons. Circulation, 2014, 130 (19): 1749 - 1767.

25. 中华医学会神经病学分会，中华医学会神经病学分会脑血管病学组. 中国脑小血管病诊治共识. 中华神经科杂志, 2015, 48（10）: 838 - 844.

26. 林果为, 王吉耀, 葛均波. 实用内科学. 15 版. 北京: 人民卫生出版社, 2017.

27. 黄从新, 张澍, 黄德嘉, 等. 心房颤动: 目前的认识和治疗的建议—2018. 中国心脏起搏与心电生理杂志, 2018, 32（4）: 315 - 368.

28. 李亮, 王梅. 急性冠状动脉综合征部分特殊人群抗血小板治疗研究进展. 临床荟萃, 2018, 33（9）: 767 - 770.

29. KARACA O, CAKAL B, OMAYGENC M O, et al. Native electrocardiographic QRS duration after cardiac resynchronization therapy: the impact on clinical outcomes and prognosis. J Cardiac Failure, 2016, 22（10）: 772 - 780.

30. PONIKOWSKI P, VOORS A A, ANKER S D, et al. 2016 ESC guidelines for the diagnosis and treatment of acute and chronic heart failure: the task force for the diagnosis and treatment of acute and chronic heart failure of the European Society of Cardiology（ESC）. Developed with the special contribution of the Heart Failure Association（HFA）of the ESC. Eur J Heart Fail, 2016, 18（8）: 891 - 975.

31. 中华医学会心血管病学分会心力衰竭学组, 中国医师协会心力衰竭专业委员会, 中华心血管病杂志编辑委员会. 中国心力衰竭诊断和治疗指南2018. 中华心血管病杂志, 2018, 46（10）: 760 - 789.

32. GADRE S, KOTLOFF R M. noninfectious pulmonary complications of liver, heart, and kidney transplantation: an update. Clin Chest Med, 2017, 38（4）: 741 - 749.

33. CAMMA J, KIRCHHOF P, LIP G Y, et al. Guidelines for the management of atrial fibrillation: The task force for the management of atrial fibrillation of the european society of cardiology（ESC）. Europace, 2010, 12（10）: 1360 - 1420.

34. MABROUK B, ANIS C, HASSEN D, et al. Pulmonary thromboembolism: incidence, physiopathology, diagnosis and treatment. Tunis Med, 2014, 92（7）: 435 - 447.

35. GOPALAN D, DELCROIX M, HELD M. Diagnosis of chronic thromboembolic pulmonary hypertension. European Respiratory Review, 2017, 26（143）: 1601 - 1608.

36. BOTTO G L, BORIANI G, FAVALE S, et al. Treatment of atrial fibrillation with a dual defibrillator in heart failure patients（TRADE HF）: protocol for a randomized clinical trial. Trials, 2011, 12（1）: 44.

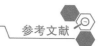
37. FERRIN P C, MCCREATH L, NAVANKASATTUSAS S, et al. Recovery versus remission: clinical insights. Heart Failure Clinics, 2016, 12 (3): 449 - 459.

38. 常宇, 石悦, 杨佳, 等. 不同破口位置对主动脉夹层真假腔内压力及肾肠灌注的影响. 北京工业大学学报, 2017, 43 (4): 502 - 508.

39. 朱洁楠, 沈霞, 花放, 等. 表现为急性脊髓炎、肾功能衰竭及肌肉坏死的胸腹主动脉夹层一例. 中华神经科杂志, 2015, 48 (3): 216 - 217.

40. 陈明菊. 1 例主动脉夹层患者因并发急性左心衰竭再入院的护理. 中国继续医学教育, 2018, 10 (8): 192 - 194.

41. 郑先杰, 张双林, 张庄, 等. De Bakey I 型主动脉夹层的杂交手术治疗. 中国医师进修杂志, 2010, 33 (29): 13 - 15.

42. 贾艳红, 李晓燕. De Bakey I 型主动脉夹层无深低温停循环杂交手术的护理. 实用临床医药杂志, 2011, 15 (10): 37 - 39.

43. 叶仕高, 刘永春. 主动脉夹层的治疗研究进展. 中国医学创新, 2019, 16 (12): 169 - 172.

44. 唐海峰, 黄杨, 赵威, 等. 82 例急性主动脉夹层的临床特征分析. 临床急诊杂志, 2019, 20 (6): 488 - 491.

45. 孙立忠, 朱俊明, 刘永民, 等. 主动脉夹层诊断与治疗规范中国专家共识. 中华胸心血管外科杂志, 2017, 33 (11): 641 - 654.

46. 吴进林, 于存涛. 主动脉夹层全弓置换的开放手术策略. 中华胸心血管外科杂志, 2016, 32 (12): 736 - 739.

47. 张明明, 伊力哈木江·克尤木, 吴元元, 等. Stanford A 型主动脉夹层急诊行外科手术治疗的临床探讨. 中华急诊医学杂志, 2016, 25 (1): 79 - 82.

48. 王华芬, 陈林招, 余珍玲, 等. 肺保护性通气结合肺复张治疗急性 A 型主动脉夹层术后并发急性呼吸功能不全患者的监测与护理. 中国实用护理杂志, 2016, 32 (7): 517 - 519.

49. 范海静, 刘玮, 孙吉峰, 等. 覆膜支架治疗 Stanford B 型主动脉夹层的临床效果以及对心肺功能的影响. 中国综合临床, 2018, 34 (5): 390 - 393.

50. BERGMAN G, SKOG A, TINGSTRÖM J, et al. Late development of complete atrioventricular block may be immune mediated and congenital in origin. Acta Paediatr, 2014, 103 (3): 275 - 281.

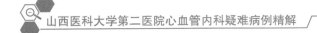

51. 汪希珂，赵鹏军，李筠，等. 完全性房室传导阻滞的临床特点及治疗效果. 实用儿科临床杂志，2012，27（1）：36 – 37，40.

52. 郭玲，叶君明，李晓梅. 18 例尖端扭转型室性心动过速的临床分析. 江西医药，2013，48（6）：520 – 521.

53. 曹冠红. 尖端扭转型室性心动过速 11 例临床分析. 基层医学论坛，2012，16（4）：478 – 479.

54. 史正山. 尖端扭转型室性心动过速临床分析. 当代医学，2014（26）：96.

55. 李素姣. 低钾血症诱发尖端扭转型室性心动过速 50 例临床分析. 中华实用诊断与治疗杂志，2014，28（12）：1245 – 1246.

56. 梁瑞娟，胡大一，李翠兰，等. 尖端扭转型室性心动过速的院内预防. 心血管病学进展，2011，32（2）：266 – 271.

57. 沈陈娟. 尖端扭转型室速 6 例的观察及护理. 医药前沿，2013（8）：218 – 219.

58. 陈晓丽. 起搏器植入术后并发房颤的危险因素研究进展. 中华老年多器官疾病杂志，2018，17（11）：68 – 71.

59. CHEN Y C, LU Y Y, CHENG C C, et al. Sinoatrial node electrical activity modulates pulmonary vein arrhythmogenesis. Int J Cardiol, 2014, 173（3）：447 – 452.

60. 林若薇. 双腔起搏器术后房性心律失常发生率及相关因素分析. 南京：南京大学，2015.

61. 关畅. 心房起搏位点与起搏器术后心房颤动的关系. 心血管病学进展，2018，39（3）：147 – 150.

62. 顾迎春，弓芳艳，陈菲菲，等. 病态窦房结综合征患者起搏器植入术后发生心力衰竭的随访研究. 国际心血管病杂志，2018，45（4）：48 – 54.

63. 张舒珊，陈菲菲，常栋，等. 快慢综合征的消融治疗：一箭双雕？临床心血管病杂志，2017（6）：17 – 20.

64. 杨晓凌，柳永华，许之民，等. 扩张型心肌病的诊断和治疗研究进展. 中西医结合心血管病电子杂志，2018，6（7）：25.

65. 王一伟. 扩张型心肌病患者肌钙蛋白 I 和心功能的关系. 中国社区医师，2014，30（32）：74 – 76.

66. 龚金龙. 胺碘酮治疗扩张型心肌病心力衰竭并发室性心动过速的疗效和安全

性. 临床合理用药杂志, 2009, 2 (23): 44 – 45.

67. 弓旭东, 蒋峻. 24 例扩张型心肌病应用埋藏式心脏复律除颤器一级预防心脏性猝死的临床应用. 中国循环杂志, 2016, 31 (11): 1102 – 1105.

68. 王学胜, 肖小强, 龚福汉. β 受体阻滞剂治疗扩张型心肌病的临床疗效观察. 实用心脑肺血管病杂志, 2015, 23 (6): 138 – 140.

69. 中华医学会神经病学分会, 中华医学会神经病学分会脑血管病学组. 中国缺血性脑卒中和短暂性脑缺血发作二级预防指南 2014. 中华神经科杂志, 2015, 48 (4): 258 – 272.

70. OGAWA T, OGATA S, KAGAMI K, et al. Left ventricular noncompaction with pulmonary capillary hemangiomatosis-like lesions: case report. Cardiovasc Pathol, 2019, 42: 41 – 43.

71. RIGOPOULOS A G, NOUTSIAS M. Prognostic risk stratification in left ventricular noncompaction: still a long way to go. Cardiology, 2019, 142 (4): 220 – 222.

72. KLEM I, GOYAL A. Left Ventricular Noncompaction: Meglio solo che mal accompagnati: Italian proverb: "Better Alone Than in Bad Company". JACC Cardiovasc Imaging, 2019, 12 (11 Pt 1): 2152 – 2154.

73. OECHSLIN E, KLAASSEN S. Left ventricular noncompaction: phenotype in an integrated model of cardiomyopathy? J Am Coll Cardiol, 2019, 73 (13): 1612 – 1615.

74. ARUNAMATA A, STRINGER J, BALASUBRAMANIAN S, et al. Cardiac segmental strain analysis in pediatric left ventricular noncompaction cardiomyopathy. J Am Soc Echocardiogr, 2019, 32 (6): 763 – 773.

75. KERNAN W N, OVBIAGELE B, BLACK H R, et al. Guidelines for the prevention of stroke in patients with stroke and transient ischemic attack: a guideline for healthcare professionals from the American Heart Association/American Stroke Association. Stroke, 2014, 45 (7): 2160 – 2236.

76. MISCHIE A N, CHIONCEL V, DROC I, et al. Anticoagulation in patients with dilated cardiomyopathy low ejection fraction, and sinus rhythm; back to the drawing board. Cardiovasc Ther, 2013, 31 (5): 298 – 302.

77. FINSTERER J, WAHBI K. CNS disease triggering Takotsubo stress cardiomyopathy.

Int J Cardiol, 2014, 177 (2): 322 - 329.

78. YOSHIKAWA T. Takotsubo cardiomyopathy, a new concept of cardiomyopathy: clinical features and pathophysiology. Int J Cardiol, 2015, 182: 297 - 303.

79. VAN OPSTAL J M, CHERIEX E C. Stress-induced cardiomyopathy. Neth Heart J, 2015, 43 (3): 686.

80. FIBBI V, BALLO P, NANNINI M, et al. Nightmare-induced atypical midventricular tako-tsubo cardiomyopathy. Case Rep Med, 2015: 292658.

81. 张瑞雪, 延峰. 大动脉炎致继发性高血压研究进展. 山西医科大学学报, 2017, 48 (12): 1301 - 1304.

82. 党爱民, 吕纳强. 大动脉炎与继发性高血压. 医学与哲学, 2011, 32 (14): 17 - 18.

83. 中华医学会风湿病学分会. 大动脉炎诊断及治疗指南. 中华风湿病学杂志, 2011, 15 (2): 119 - 120.

84. Koster M J, Matteson E L, Warrington K J. Recent advances in the clinical management of giant cell arteritis and Takayasu arteritis. Curr Opin Rheumatol, 2016, 28 (3): 211 - 217.

85. 戈海延, 李小梅, 江河, 等. 儿童先天性长 QT 综合征 58 例临床特征及治疗分析. 中华儿科杂志, 2019, 57 (4): 272 - 276.

86. PRIORI S G, BLOMSTRÖM-LUNDQVIST C, MAZZANTI A, et al. 2015 ESC Guidelines for the management of patients with ventricular arrhythmias and the prevention of sudden cardiac Death. The Task Force for the Management of Patients with Ventricular Arrhythmias and the Prevention of Sudden Cardiac Death of the European Society of Cardiology. G Ital Cardiol (Rome), 2016, 17 (2): 108 - 170.

87. BAALMAN S W E, QUAST A B E, BROUWER T F, et al. An overview of clinical outcomes in transvenous and subcutaneous ICD patients. Curr Cardiol Rep, 2018, 20 (9): 72.

88. VIANI S, MIGLIORE F, TOLA G, et al. Use and outcomes of subcutaneous implantable cardioverter-defibrillator (ICD) after transvenous ICD extraction: an analysis of current clinical practice and a comparison with transvenous ICD

reimplantation. Heart Rhythm, 2019, 16 (4): 564 – 571.

89. EL-HAYEK G, BANGALORE S, CASSO DOMINGUEZ A, et al. Meta-analysis of randomized clinical trials comparing biodegradable polymer drug-eluting stent to second-generation durable polymer drug-eluting stents. JACC Cardiovasc Interv, 2017, 10 (5): 462 – 473.

90. 黄震华. 生物可降解支架在经皮冠状动脉介入治疗中的应用. 中国新药与临床杂志, 2015, 34 (12): 913 – 917.

91. KOBAYASHI N, ITO Y, YAMAWAKI M, et al. Very early neointimal coverage of new biodegradable polymer drug-eluting stent compared with durable polymer everolimus-eluting stent evaluated by optical frequency domain imaging. Int J Cardiovasc Imaging, 2018, 34 (4): 515 – 522.

92. STEFANINI G G, BYRNE R A, SERRUYS P W, et al. Biodegradable polymer drug-eluting stents reduce the risk of stent thrombosis at 4 years in patients undergoing percutaneous coronary intervention: a pooled analysis of individual patient data from the ISAR-TEST 3, ISAR-TEST 4, and LEADERS randomized trials. Eur Heart J, 2012, 33 (10): 1214 – 1222.

93. LEFEVRE T, Haude M, Neumann F J, et al. Comparison of a novel biodegradable polymer sirolimus-eluting stent with a durable polymer everolimus-eluting stent: 5-year outcomes of the randomized BIOFLOW – Ⅱ trial. JACC Cardiovasc Intervent, 2018, 11 (10): 995 – 1002.

94. HERNANDEZ A F, GREEN J B, JANMOHAMED S, et al. Albiglutide and cardiovascular outcomes in patients with type 2 diabetes and cardiovascular disease (Harmony Outcomes): a double-blind, randomised placebo-controlled trial. Lancet, 2018, 392 (10157): 1519 – 1529.

95. 沈雳, 葛均波. 生物可吸收支架的利弊之争. 实用医院临床杂志, 2017, 14 (1): 1 – 5.

96. 韩雅玲. 生物可降解支架: 曙光就在前方. 中华心血管病杂志, 2019, 47 (4): 261 – 264.

97. LEIBOWITZ D, STESSMAN J, JACOBS J M, et al. Prevalence and prognosis of aortic valve disease in subjects older than 85 years of age. Am J Cardiol, 2013, 112

（3）：395 - 399.

98. 李喆，叶蕴青，王墨扬，等. 75 岁以上钙化性主动脉瓣狭窄患者影响其预后的危险因素分析. 中国循环杂志，2016，31（8）：780 - 784.

99. 中国医师协会心血管内科医师分会结构性心脏病专业委员会，中华医学会心血管病学分会结构性心脏病学组. 经导管主动脉瓣置换术中国专家共识. 中国介入心脏病学杂志，2015，23（12）：661 - 665.

100. JØRGENSEN T H, THYGESEN J B, THYREGOD H G, et al. New-onset atrial fibrillation after surgical aortic valve replacement and transcatheter aortic valve implantation：a concise review. J Invasive Cardiol, 2015, 27（1）：41 - 47.

101. 朱灏，任晓敏，蔡金赞，等. 经导管主动脉瓣置换术后新发心房颤动的系统评价. 中国循环杂志，2016，31（11）：1106 - 1110.

102. MOTLOCH L J, REDA S, ROTTLAENDER D, et al. Postprocedural atrial fibrillation after transcatheter aortic valve implantation versus surgical aortic valve replacement. Ann Thorac Surg, 2012, 93（1）：124 - 131.

103. TANAWUTTIWAT T, O'NEILL B P, COHEN M G, et al. New-onset atrial fibrillation after aortic valve replacement：comparison of transfemoral, transapical, transaortic, and surgical approaches. J Am Coll Cardiol, 2014, 63（15）：1510 - 1519.

104. STORTECKY S, WINDECKER S, PILGRIM T, et al. Cerebrovascular accidents complicating transcatheter aortic valve implantation：frequency, timing and impact on outcomes. EuroIntervention, 2012, 8（1）：62 - 70.

105. OTTO C M, KUMBHANI D J, ALEXANDER K P, et al. 2017 ACC expert consensus decision pathway for transcatheter aortic valve replacement in the management of adults with aortic stenosis：a report of the American College of Cardiology Task Force on clinical expert consensus documents. J Am Coll Cardiol, 2017, 69（10）：1313 - 1346.

106. DOUKETIS J D, SPYROPOULOS A C, KAATZ S, et al. Perioperative bridging anticoagulation in patients with atrial fibrillation. N Engl J Med, 2015, 373（9）：823 - 831.

107. 陈姝花，周德兴，陈泽伦，等. 风湿性心脏病二尖瓣狭窄并发房颤的相关因素研究. 医学影像学杂志, 2019, 29 (2): 229 – 232.

108. 汪宇鹏, 崔鸣. 急性心肌梗死合并心源性休克的现代治疗策略. 山东医药, 2019, 59 (16): 110 – 113.

109. 朱冬梅, 万翔, 张博. 急性心肌梗死患者出院后健康教育探讨. 医学与社会, 2014, 27 (9): 65 – 68.

110. 万艺, 王群山. 预激综合征合并心房颤动的临床诊治进展. 国际心血管病杂志, 2018, 45 (4): 200 – 203.

111. 杜心灵. 单心室的外科治疗. 临床外科杂志, 2015, 23 (9): 663 – 665.

112. 陈笑征, 杜忠东. 早产儿动脉导管未闭的诊断及治疗. 中国医刊, 2018, 53 (4): 365 – 369.

113. 程端, 孙宝, 杨明川. 成人动脉导管未闭伴重度肺动脉高压介入治疗. 现代临床医学, 2018, 44 (4): 285 – 286.

114. 陈禹治. 感染性心内膜炎 – 2016 年 AATS 专家共识与 2015 年 ESC 指南对比阅读. 吉林医学, 2018, 39 (7): 1353 – 1356.

115. HUBERT S, THUNY F, RESSEGUIER N, et al. Prediction of symptomatic embolism in infective endocarditis: construction and validation of a risk calculator in a multicenter cohort. J Am Coll Cardiol, 2013, 62 (15): 1384 – 1392.

116. KOCATURK H, YILMAZ M. Idiopathic hypereosinophilic syndrome associated with multiple intracardiac thrombi. Echocardiography, 2005, 22 (8): 675 – 676.

117. KLEINFELDT T, NIENABER CA, KISCHE S, et al. Cardiac manifestation of the hypereosinophilic syndrome: new insights. Clin Res Cardiol, 2010, 99 (7): 419 – 427.

118. MANKAD R, BONNICHSEN C, MANKAD S. Hypereosinophilic syndrome: cardiac diagnosis and management. Heart, 2016, 102 (2): 100 – 106.

119. WRIGHT B L, LEIFERMAN K M, GLEICH G J. Eosinophil granule protein localization in eosinophilic endomyocardial disease. N Engl J Med, 2011, 365 (2): 187 – 188.

120. WEIJS B, VAN PAASSEN P, BEKKERS S C. Giant atria in a patient with systemic lupus erythematosus. Neth J Med, 2010, 68 (11): 378.

121. UPPU S C, SACHDEVA R, IMAMURA M. Idiopathic giant right atrial aneurysm.

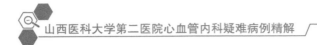

Ann Pediatr Cardiol, 2013, 6 (1): 68 - 70.

122. SALEHI N, SAMIEI N, POURALIAKBAR H, et al. Giant aneurysmal fistula of the left main coronary artery to the right atrium. Heart Surg Forum, 2012, 15 (5): 292 - 293.

123. SHANKARAPPA R K, PAPAIAH S, KARUR S, et al. Giant right atrium due to congenital dysplastic tricuspid valve in an elderly female patient. Echocardiography, 2013, 30 (5): 128 - 131.

124. 李卉. 超声心动图诊断先天性巨大右房 1 例. 临床超声医学杂志, 2012, 14 (6): 422.